Christoph Delp

Krafttraining ab 40

22 Perfekte Work-outs um jünger, fitter und stärker zu werden

pietsch

Dieses Buch widme ich Johannes, Leo, Anna und Marie.

Titelbild: Shutterstock/Kostiantyn Voitenko

Bildnachweis Innenteil:
Alle Fotos von Christoph Delp.

Ausnahmen:
Getty Images:
174 o. r.: Nikola Stojadinovic

Shutterstock:
6: LightField Studios; 7, 15: Ground Picture; 8, 19: Prostock-studio; 10, 28, 56: stockfour; 12, 13: Kostiantyn Voitenko; 17: Pressmaster; 18, 24: Andriiii; 22: Juice Dash; 26: Anatoliy Karlyuk; 29: Inside Creative House; 36: fizkes; 45: FXQuadro; 47: evrymmnt; 58: voronaman; 84: New Africa

Darsteller der Übungen:
Doretta (Fitnessmodel)
Anton Quiring (Fitnessmodel)

Mein Dank gilt der Firma Blackroll® für das Produktsponsoring.

BLACKROLL AG
Hauptstraße 17, CH-8598 Bottighofen
www.blackroll.com

ISBN 978-3-613-50955-9

1. Auflage 2023

Sie finden uns im Internet unter www.pietsch-verlag.de

Lektorat: Niko Schmidt
Einbandgestaltung: Kornelia Erlewein
Innengestaltung: Sabine Ufer
Druck und Bindung: Graspo CZ, 76302 Zlín
Printed in Czech Republic

Inhalt

TEIL 1:
Der Einstieg

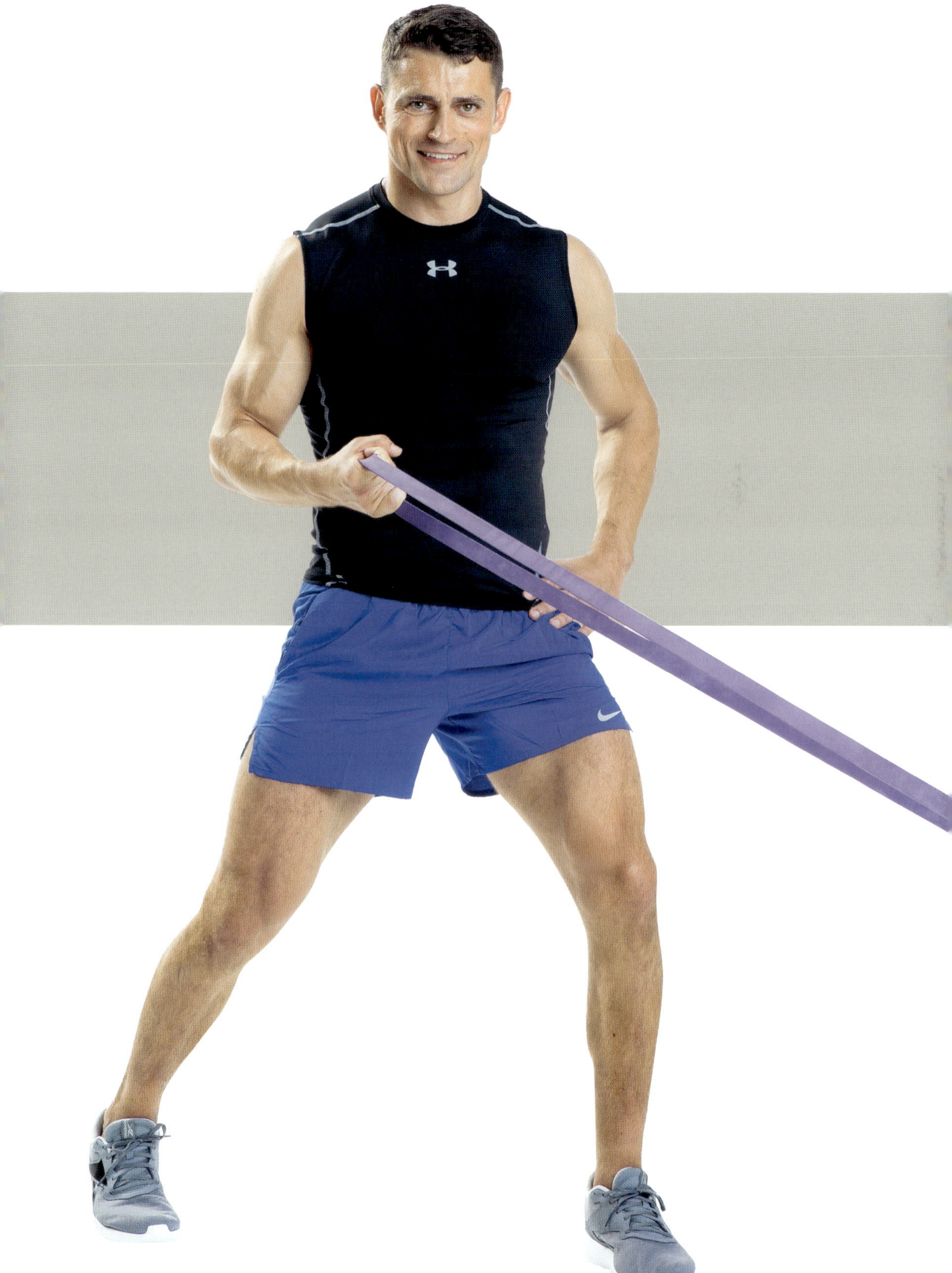

Über Krafttraining ab 40

Ein gesunder und kräftiger Körper ist wichtig für ein erfülltes Leben. Wenn man mit zunehmendem Alter nicht regelmäßig seinen Körper fordert, dann nehmen Kraft und Muskelmasse ab und leicht steigt der Körperfettanteil an.
Beim Krafttraining stellt das Alter nicht das Limit dar. Auch mit 40 Jahren und deutlich älter kannst du herausragende Trainingsergebnisse erzielen und deinen Wunschkörper entwickeln und bewahren. Um dabei zielgerichtet und effektiv zu trainieren, sind individuelle Besonderheiten wie körperliche Einschränkungen und frühere Verletzungen bei der Trainingsgestaltung zu berücksichtigen.

Dieses Buch liefert die Grundlagen für das Krafttraining der Generation 40+ und erklärt die Trainingsprinzipien. Du lernst die wichtigsten Grundübungen für Frauen und Männer kennen und zahlreiche Varianten und Intensivierungsmöglichkeiten. Die Übungen werden vorrangig mit Körpergewicht und Fitnessbändern ausgeführt, ergänzt um Gewichte und weitere Trainings-Tools. Hast du ein Tool nicht verfügbar, dann findest du Übungsoptionen.
Es sind zahlreiche Work-outs für das selbstständige Üben enthalten. Die Work-outs werden als Zirkeltraining durchgeführt und du kannst damit in circa 30–50 Minuten deine

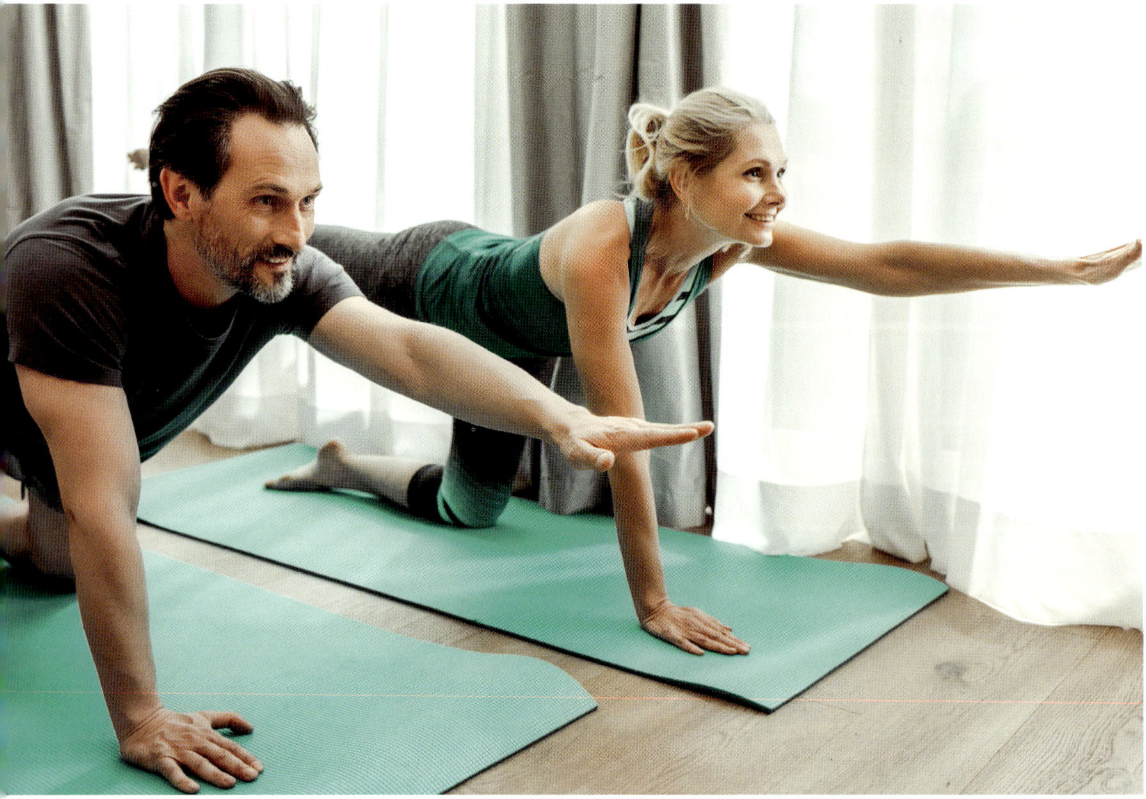

Das Training lässt sich effektiv daheim durchführen.

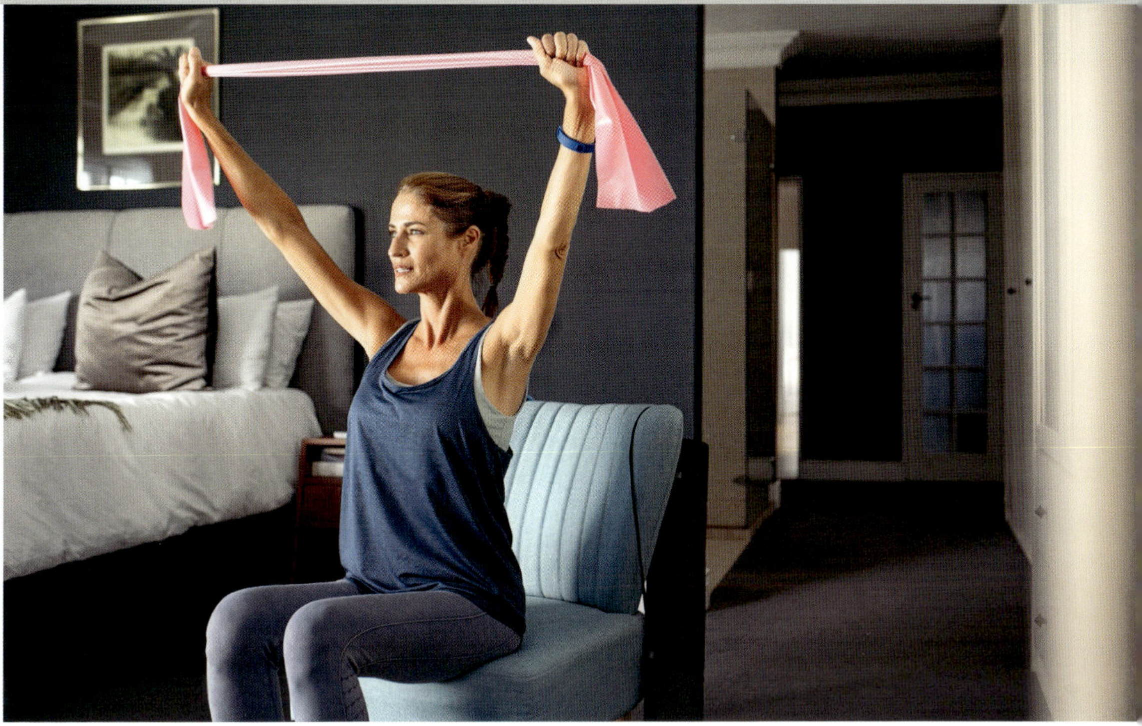

Fitnessbänder lassen sich gut für das Training einsetzen.

gesamte Muskulatur kräftigen. Das Training ist so geplant, dass du es daheim ebenso wie auf Reisen durchführen kannst.

Die Work-outs dienen dir als Trainingsgrundlage; passe sie mit fortschreitender Erfahrung an deine individuellen Bedürfnisse an. Fortlaufendes Training mit diesem Programm lässt dich jung und fit fühlen. Nutze das Buch als dein Personaltrainer für langfristig erfolgreiches Krafttraining.

INFO: Bevor du mit dem Training beginnst

Wenn du gesund und regelmäßig sportlich aktiv bist, kannst du umgehend mit deinem Krafttraining beginnen und die im Buch vorgestellten Übungen und Work-outs durchführen.

Falls du lange Zeit keinen Sport gemacht hast, solltest du dich vor dem Start des Krafttrainings mit deinem Arzt absprechen.

Liegt bei dir eine Erkrankung und/oder Verletzung vor, dann musst du mit dem behandelnden Arzt abklären, ob du das Training durchführen kannst, beziehungsweise welche Übungen möglich sind.

Gehe beim Training behutsam vor und beginne mit leichten Übungen, mit der Zeit kannst du zu den anspruchsvollen Übungen übergehen. Vermeide es deinen Körper zu überfordern und versuche nicht, mit Gewalt und unter Schmerzen Übungen durchzuführen und hohe Anstrengungen zu bewerkstelligen. Andernfalls entwickelst du deine Körperkraft nicht ausgewogen, sondern du riskierst vielmehr Verletzungen durch Ausweichbewegungen und Überlastung. Den gewünschten Erfolg im Krafttraining erreichst du, indem du bewusst trainierst und die Anforderungen kontinuierlich steigerst.

Gute Gründe

Das Krafttraining für die Generation 40+ hat zahlreiche positive Effekte für die Gesundheit und das Wohlbefinden. Mit fortschreitendem Alter wird regelmäßige Kräftigung der Muskulatur immer wichtiger, um weiterhin an Alltags- und Freizeitaktivitäten uneingeschränkt teilnehmen zu können. Mit den im Buch vorgestellten Methoden erreichst du die gewünschten Trainingseffekte.

• Körperkräftigung und Krafterhalt

Mit dem Programm 40+ kräftigst du effektiv deinen Körper. Regelmäßige Trainingseinheiten bewirken eine deutliche Kraftsteigerung, was du bei einer Vielzahl von Alltagstätigkeiten feststellen wirst, wie bei Treppensteigen und Tragen von Getränkekisten, ebenso bei Fahrrad- und Wanderausflügen. Mit dem Training vergrößerst du dein Kraftpotenzial und förderst darüber hinaus durch die komplexen Übungen dein Muskelzusammenspiel – du lernst dein Kraftpotenzial besser einzusetzen.
Das Training kann von Einsteigern ebenso wie von gut trainierten Fitnesssportlern durchgeführt werden, da es immer weitere Möglichkeiten gibt, um die Beanspruchungen zu steigern. Durch das Training verhinderst du eine altersbedingte Kraftabnahme. Untersuchungen haben sogar gezeigt, dass Senioren mit ausgewogenem Krafttraining ihre Muskelkraft noch deutlich steigern können.

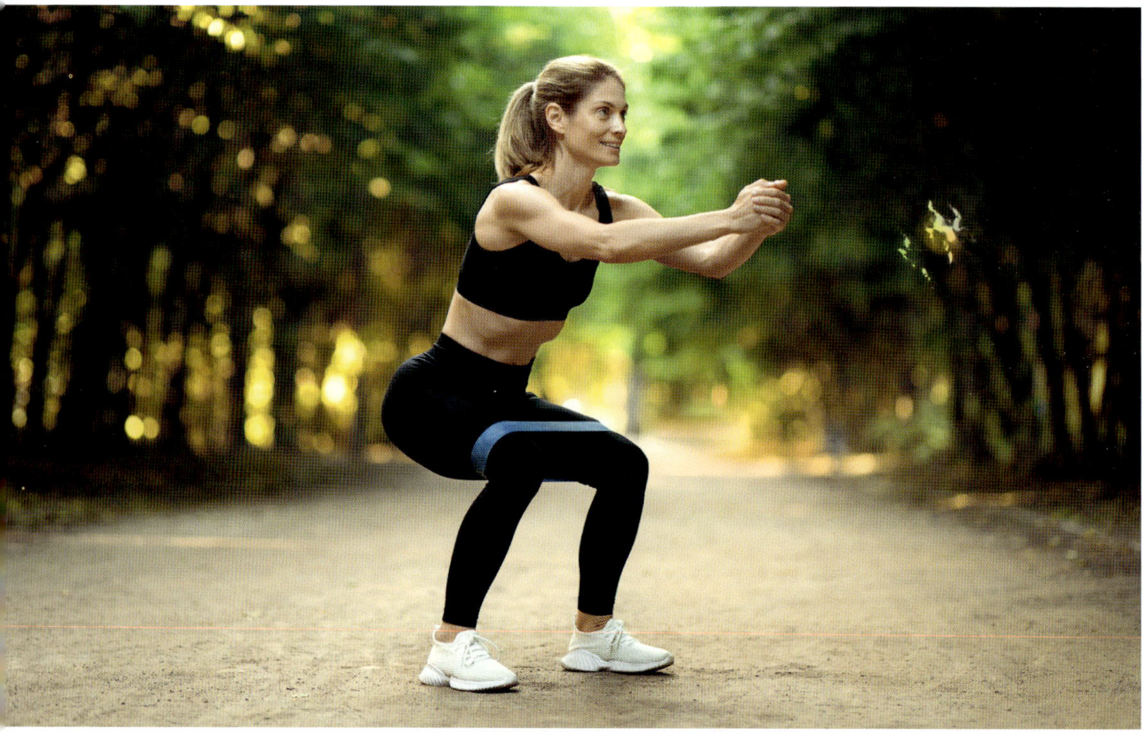

Das Training kannst du überall durchführen.

Körperformung

Mit dem Krafttraining gestaltest du deine Körperproportionen, denn mit der richtigen Intensität ausgeführt, regst du damit intensives Muskelwachstum an. Durch die Auswahl des Trainingsprogramms und der -methode kannst du auf den gewünschten Körperbau hintrainieren.

Das Krafttraining verbrennt zahlreiche Kalorien während und nach der sportlichen Aktivität. Auch vergrößert sich durch regelmäßiges Training die Muskelmasse, was den Energiegrundumsatz des Körpers steigert und dazu führt, dass du an trainingsfreien Tagen mehr Kalorien verbrennst. Du kannst dein Körperfett abbauen, wenn du eine negative Tageskalorienbilanz erreichst – was bedeutet, dass du weniger Kalorien aufnimmst, als du verbrauchst.

Du entwickelst mit dem Training einen vitalen und sportlichen Körper, förderst aufrechte Körperhaltung und dynamischen Gang und somit eine attraktive Erscheinung.

Flexibles Training

Das im Buch vorgestellte Programm mit zahlreichen Übungsvarianten kannst du unabhängig von Ort und Zeit durchführen. So kannst du dein Training das ganze Jahr über kontinuierlich machen. Du bestimmst, wann und wo du trainierst: in der Wohnung, im Gym oder an der frischen Luft. Die Bodyweight-Übungen kannst du überall machen und zumindest die Fitnessbänder lassen sich leicht transportieren – es besteht kein Grund, dein Training bei Urlaubs- oder Geschäftsreisen zu unterbrechen.

Den Rücken beispielsweise kannst du u.a. mit »Zug nach hinten« kräftigen, wozu sich der Einsatz von Fitnessband und Kurzhanteln anbieten. Du kannst dich alternativ an einer tiefen Stange heranziehen, wie du diese an einem Klettergerüst oder auf einem Trimm-Dich-Pfad findest. Oder du nutzt eine hohe Stange und hängst ein Handtuch daran, wodurch du die passende Trainingsposition bestimmen kannst.

Du benötigst nicht viel Vorbereitung für das Training. Suche dir einen Platz, an dem du genügend Bewegungsfreiheit hast und dich auf das Work-out konzentrieren kannst. Es empfiehlt sich, deinen Körper zumindest kurz vorzubereiten (Seite 32–33), und schon kannst du das Krafttraining starten.

Das Training ermöglicht vielfältige Optionen, sodass du ganz nach deinen Präferenzen üben kannst. Du kannst öfters pro Woche kurze Workouts mit unterschiedlichen Schwerpunkten machen; schon mit kurzen Trainingszeiten kannst du gute Effekte für deinen Körper erzielen,

Ausgleich muskulöser Ungleichgewichte

Aus einseitigen Belastungen in Beruf und Freizeit können Muskelungleichgewichte entstehen. Wenn sich Muskelgruppen nicht in einem ausgeglichenen Kräfteverhältnis zueinander befinden, führt dies zu Verspannungen und Fehlhaltungen, und daraus resultieren anhaltende Beschwerden. Gezieltes Krafttraining hilft gegen solche Problematiken und beseitigt die Beschwerden. Hiefür lassen sich Fitnessbänder besonders gut einsetzen, z.B. kann bei einer Schulterproblematik das Kräftigen der Rotatoren helfen, was mit Fitnessbändern hervorragend gelingt.

Nach schweren Verletzungen, wie z.B. einem Kreuzbandriss, muss die Muskulatur der geschwächten Körperseite wieder aufgebaut werden. Ansonsten gewöhnt sich der Körper Fehlstellungen an, weil er versucht, die schwächere Körperpartie zu schützen. Das Krafttraining ermöglicht den Aufbau der geschwächten Muskulatur mit einer Vielzahl von Übungen.

Worauf es ankommt

Jeder körperlich gesunde Mensch, gleich welchen Alters, kann mit dem richtigen Trainingsplan, passenden Übungen und darauf abgestimmter Ernährung einen leistungsstarken und attraktiven Körper entwickeln. Dazu brauchst du keine neuen und angeblich noch bessere Trainings- und Ernährungsempfehlungen, wie diese immer wieder in den Medien propagiert werden. Nutze die Erkenntnisse, die sich vielfach bewährt haben.

Plane dein Trainingsprogramm entsprechend deiner Zielsetzung. Übe mit passenden Intensitäten, Bändern und Gewichten, pflege deinen Körper mit Mobility- und Dehnübungen und ernähre dich zudem angemessen. Wenn du verstehst, was gut für deinen Körper ist, wirst du ansprechende Erfolge im Krafttraining erreichen und diese auch langfristig sicherstellen können.

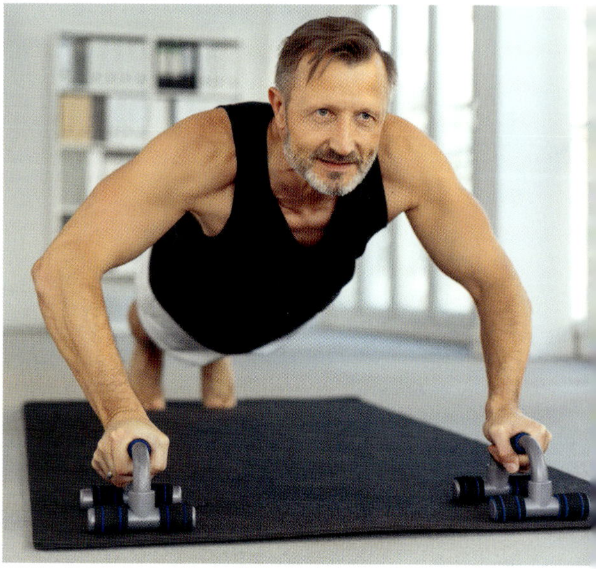

Strenge dich beim Training an, ohne den Körper zu überfordern.

• Trainingsbuch

Ich empfehle dir, für dein Krafttraining ein Trainingsbuch anzulegen. In diesem Buch kannst du Infos zu Zielen, Plänen und Trainingseinheiten sammeln und hast so einen Überblick über deine sportliche Entwicklung.

Bei der Gestaltung des Buches kannst du frei nach deinen Präferenzen vorgehen, beispielsweise ein Ringbuch nutzen oder eine Computerdatei. Im Buchhandel findest du auch kostengünstige Trainingsbücher.

Notiere zu deinen Trainingseinheiten die ausgeführten Übungen, Übungssätze und Intervalldauern beziehungsweise Wiederholungszahlen. Ergänzend kannst du die Entwicklung von Gewicht und Körperproportionen festhalten.

So kannst du den Erfolg deines Trainings überwachen und nachvollziehen. Ist die Trainingsgestaltung erfolgreich oder musst du Umstellungen am Training und der Ernährung vornehmen? Ohne Trainingsnotizen ist ein erfolgreiches Vorgehen schwierig, da man seine sportliche und körperliche Entwicklung leicht falsch einschätzt. Durch die Aufzeichnungen zum Krafttraining wird deutlich, wie sich deine Leistungsfähigkeit steigert, beispielsweise die Anzahl der ausgeführten Liegestütze.

Das Trainingsbuch dient auch der Motivation. Denn wenn du mal wenig Lust auf Training hast, dann kannst du dir ansehen, was du bereits mit deinem Training erreicht hast, was dich motivieren wird, es fortzuführen.

• Klare Zielsetzung

Mache dir vor Planung und Beginn eines Trainingsprogramms zuerst den Ist-Zustand deines

Körpers und deiner Leistungsfähigkeit bewusst. Frage dich: Was willst du erreichen und was kannst du erreichen? Kriterien können beispielsweise sein: Körperproportionen, Kraftleistung, Gewicht und Körperfettanteil. Darauf aufbauend bestimmst du die Trainingsziele.
Eine klare Zielsetzung ist die Voraussetzung, um mit dem Training zu starten und es kontinuierlich fortzuführen. Wenn du dir der Ziele bewusst bist und dich auf die Umsetzung konzentrierst, wirst du bald deutliche Erfolge erreichen. Du kannst beispielsweise innerhalb von 3 Monaten umfangreich deine Leistungsfähigkeit und dein Erscheinungsbild verbessern.

• Leistungsgerechtes Trainingsprogramm

Es gibt die verschiedensten Trainingsprogramme, die zum Erfolg führen können. Es ist grundlegend, dass du mit einem Wochenplan und Intensitäten trainierst, die deinem Leistungsstand angemessen sind. Geplantes Training führt zu den besten Ergebnissen.
Du kannst bestimmen, wie oft du wöchentlich Krafttraining machst und wie oft du zusätzliche Sporteinheiten ausführst. Im vierten Teil des Buches werden Pläne und Work-outs vorgestellt. Nutze sie und passe sie mit fortschreitender Trainingserfahrung an deine individuellen Bedürfnisse an.

• Regelmäßiges Training

Beim Krafttraining ist regelmäßiges Training grundlegend für den Erfolg, um kontinuierlich Leistungsfähigkeit und Körperform zu verbessern. Du solltest mindestens 2-mal, besser 3-mal pro Woche deine Kraft fördern.
Trainiere hingegen nicht einige Wochen intensiv und dann wieder einige Wochen nahezu gar nicht. Kurzfristig intensives Training ist nicht zielgerichtet und vergrößert die Verletzungsgefahr. Wenn du allerdings krank oder verletzt bist, dann ist eine Trainingspause notwendig.

• Konzentriertes Training

Führe jede Trainingseinheit konzentriert aus, um optimale Ergebnisse zu erzielen. Lass dich nicht von Telefonaten, Nachrichten und anderen Personen ablenken. Mache dir klar, welche Muskelgruppen die jeweilige Übung trainiert. Führe die Bewegungen technisch korrekt aus und nimm die Muskelbeanspruchung beim Üben wahr.

• Genügend Regeneration

Du erreichst Leistungsfortschritte, indem du den Körper mit steigenden Trainingsreizen forderst. Nach einer Belastung benötigst du eine Pause von 1–3 Tagen (Seite 27), damit sich dein Körper regenerieren kann und im nächsten Training eine größere Leistung bereitstellt.
Für eine zügige Regeneration ist ausreichend Schlaf notwendig. Als Faustregel gilt, dass man eine Stunde mehr schlafen sollte, als man ohne Training benötigt.

• Gesunde und bedarfsgerechte Ernährung

Grundsätzlich ist es nicht notwendig, dass du der Ernährung große Aufmerksamkeit widmest. Vorausgesetzt, dass du die wichtigsten Ernährungsprinzipien beachtest und dabei sicherstellst, dass du genügend Protein zu dir nimmst und deinen Körper nicht übersäuerst. Hast du hingegen Mängel in der Ernährung, wirst du verletzungsanfälliger sein und kannst kein optimales Leistungsvermögen abrufen.

INFO: Ernährungsprinzipien

Orientiere dich an diesen Ernährungsprinzipien:

- Achte auf regelmäßige Mahlzeiten, besser sind 3 als 2 Mahlzeiten am Tag.
- Nimm über den Tag verteilt 1,5–2 Gramm Eiweiß pro Kilo Körpergewicht zu dir. Bei intensivem Krafttraining sowie einer Diät orientiere dich eher an 2 Gramm, ansonsten genügen circa 1,5 Gramm.
- Iss viel Gemüse und Salat und ergänze etwas frisches Obst.
- Wähle Nahrungsmittel mit geringem Fettanteil. Verzichte jedoch nicht auf hochwertige Fette.
- Iss nicht zu viel Kohlenhydrate und wähle möglichst oft vollwertige.
- Trinke viel mineralhaltiges Wasser. An Trainingstagen benötigst du etwa 2,5–3,0 Liter; bei hohem Flüssigkeitsverlust sogar noch mehr.

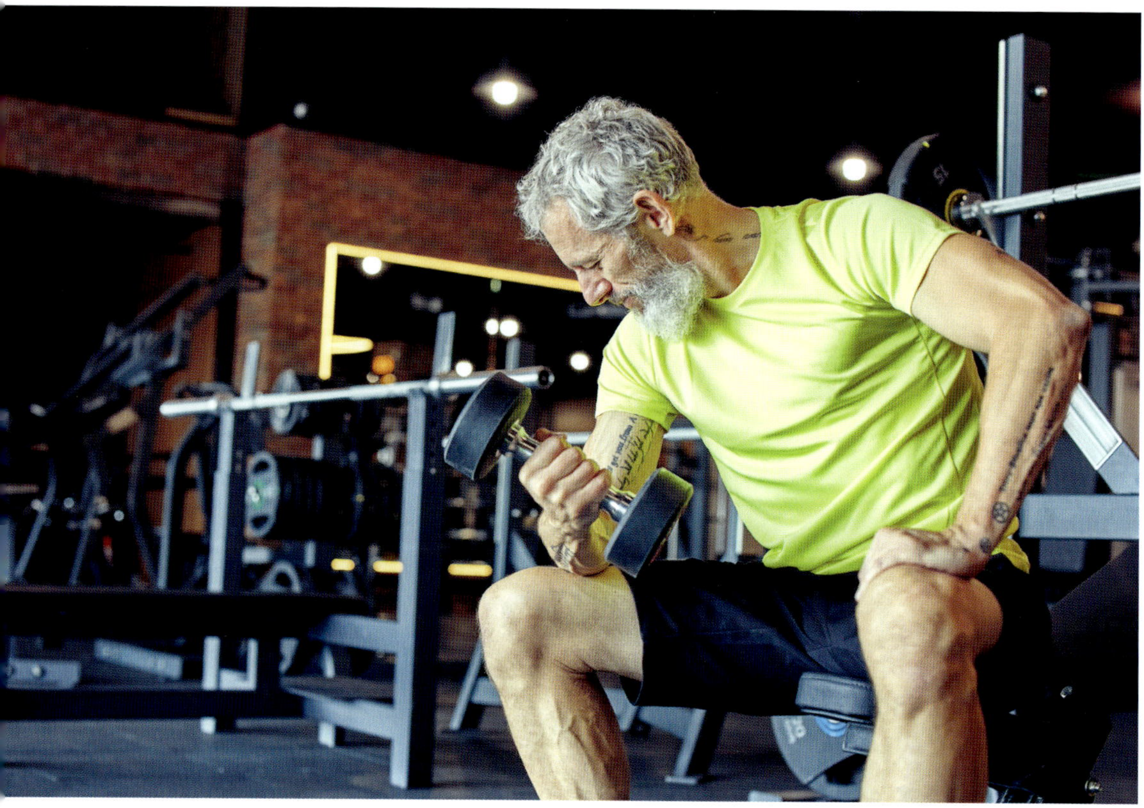

Eine ausgewogene Ernährung ist grundlegend für den Erfolg im Krafttraining.

Deine Trainingsgeräte

Für das selbstständige Krafttraining musst du keine teuren Anschaffungen tätigen. Du kannst bereits mit dem eigenen **Körpergewicht** wirkungsvoll deinen Körper kräftigen. In diesem Buch sind vorrangig Übungen ergänzt, die mit **Fitnessband** oder **Kurzhanteln** ausgeführt werden, da diese Tools sehr effektiv sind und sich relativ kostengünstig erwerben lassen. Einige weitere Tools sind beispielhaft hinzugefügt. Mit den vorgestellten Übungen kannst du deinen Körper genauso gut wie in einem Fitnessstudio trainieren.

Es ist Voraussetzung für ein ausgewogenes Körpertraining, dass du eine Möglichkeit hast, die Bewegung »Zug von oben« auszuführen. Du kannst dies sehr gut mit dem Fitnessband machen, das du dazu an einer hohen Befestigung anbringst. Zudem empfiehlt sich eine Stange, an die du dich hängen und hochziehen kannst. Hast du keine solche Möglichkeit, dann kannst du eine **Klimmzug-Stange** kaufen.

Für zahlreiche Übungen mit Fitnessband benötigst du einen Befestigungspunkt (**Anker**). Er muss stabil sein und darf nicht wegrutschen und umfallen. Es gibt viele Ankermöglichkeiten, und es hängt davon ab, was du verfügbar hast. Wenn du beispielsweise eine Sprossenwand besitzt, dann ist die Bandfixierung in allen Höhen sehr einfach möglich. Alternativ kannst du für eine untere Befestigung einen Bettkasten

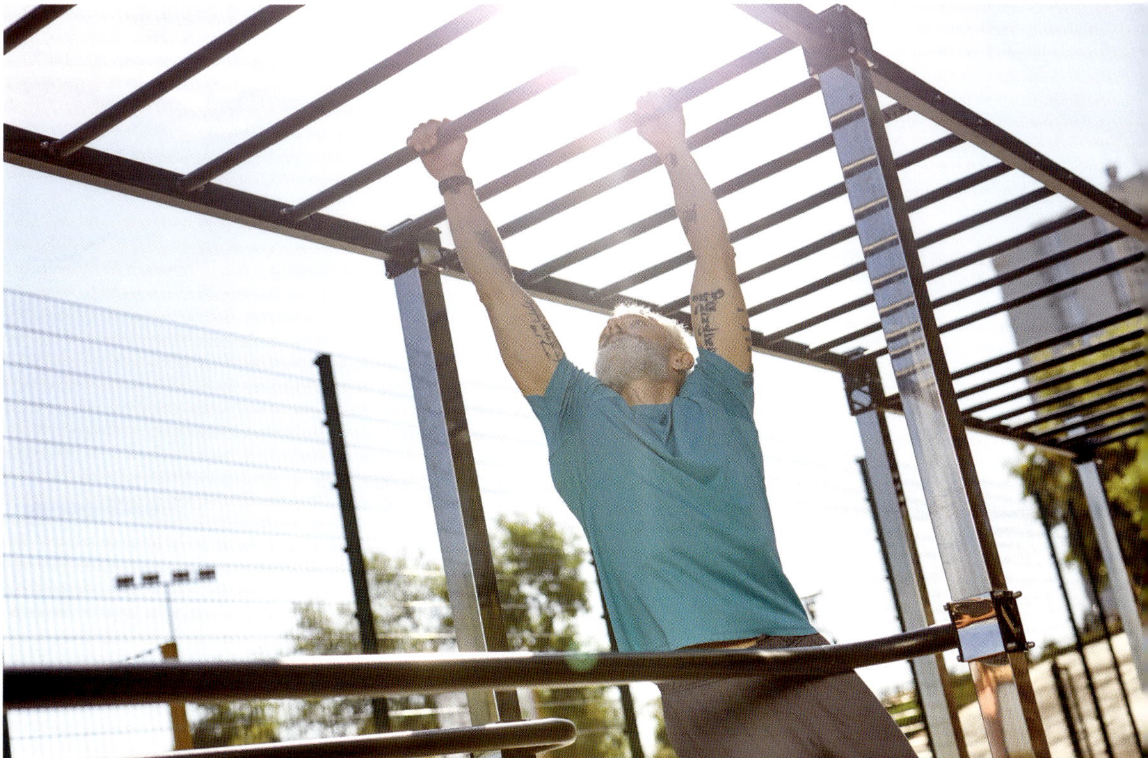

Das Training im Sportpark.

wählen, für einen mittleren und hohen Befestigungspunkt kannst du eine fixierte Stange verwenden. Ebenso kannst du den Türrahmen nutzen, wenn du ein Anker am Band anbringst und diesen zwischen Tür und Rahmen einklemmst. Wähle aus deinen Möglichkeiten, und falls das Training einiger Übungen daheim im Haus oder Garten nicht möglich sein sollte, dann kannst du eine Stange auf einem Calisthenics-Park, Trimm-Dich-Pfad oder Spielplatz nutzen und dazu deine Work-outs zeitlich aufteilen.

• Fitnessband

Ein Fitnessband ist ein elastisches Band, das als Widerstand eingesetzt wird. Das Band kannst du überall mitführen, es gewährleistet somit, dass du auch auf einer Reise die Übungen ausführen kannst. Du kannst einen Türanker (z. B. Hook von Blackroll®, circa 30 EUR) davor binden und es an einer Tür im Hotelzimmer nutzen.
Du hast eine Vielzahl von Fitnessbändern zur Auswahl, mit unterschiedlichen Farben, Größen, Formen, Widerständen/Stärkegraden und Herstellungsmaterialien wie Gummi, Kautschuk und Textilien. Die Bandbezeichnungen sind bei den Herstellern jedoch nicht einheitlich. Hier werden solche Hersteller aufgelistet, mit denen recht viele Kunden gute Erfahrung gemacht haben. Es sind immer günstigere Produkte erhältlich, doch ist das Risiko größer, ein minderwertiges Produkt zu erhalten, das z. B. schnell reißt und/oder stark riecht.
Du solltest zum Start zumindest 2 Bänder mit unterschiedlichen Widerständen besitzen: leichten und mittleren Widerstand. Beginne besser mit eher zu leichten Widerstandsbändern. Wenn du mit fortlaufender Zeit stärker wirst, dann ergänze weitere Bänder.
Die **klassischen Fitnessbänder** sind an beiden Enden geöffnet und sind in unterschiedlichen Härten und Herstellungsmaterialen verfügbar. Die Bänder lassen sich bei Bedarf als Schlaufe binden. Weit verbreitet sind die Therabänder®, die schon lange in der Physiotherapie und im Reha-Training eingesetzt werden. Ein solches Band wird bei »3 Fliegende« eingesetzt und kostet circa 7–15 EUR.
Ein **Loop-Band** ist ein Schlaufenband. Diese Bänder sind an beiden Enden miteinander verbunden und so hast du eine dehnbare Schlaufe für dein Training. Sie werden aus Naturkautschuk, Kunststoff oder hautfreundlichen Textilien gefertigt. Es gibt große und kleine Schlaufenbänder.
Die großen Schlaufenbänder lassen sich für eine Vielzahl an Übungen einsetzen, wie z. B. für Druckübungen wie die »2 Einarmige Brustpresse«. Auch als Unterstützung bei Klimmzug werden sie gern genutzt (»9 Klimmzug«), dort als Pull-up-Band bezeichnet. Die Preise sind sehr unterschiedlich und von der Banddicke abhängig. Gern genutzt wird auch das aus Textilien gefertigte Superband von Blackroll® (»35 Trizeps-Strecken in Vorbeuge«).
Die kleinen Loop-Bänder, oft als **Minibänder** bezeichnet, sind dünn und bilden eine kleine Schlaufe, mit einer Länge von zirka 20–32 cm. Sie sind für einige Übungen (z. B. »26 Uhrzeiger-Wand-Walk«) besser geeignet als die anderen Bänder, doch lassen sich damit nicht alle Übungen durchführen. Die dünnen Bänder mit 1–2 cm Breite gibt es für 5–10 EUR. Beliebt sind auch die aus Textilien gefertigte Minibänder von Blackroll® (»44 Knieanziehen im Frontstütz«). Auch sie bilden eine kleine Schlaufe, werden 5–6 cm breit hergestellt und für circa 15 EUR verkauft.
Fitness-Tubes sind schlauchartige Bänder mit befestigten Griffen. Dies ermöglicht einen sicheren Griff, weniger Druck auf den Handinnenseiten bei intensivem Training und somit mehr Trainingskomfort. Auch diese Bänder sind in verschiedenen Ausführungsvarianten verfügbar.

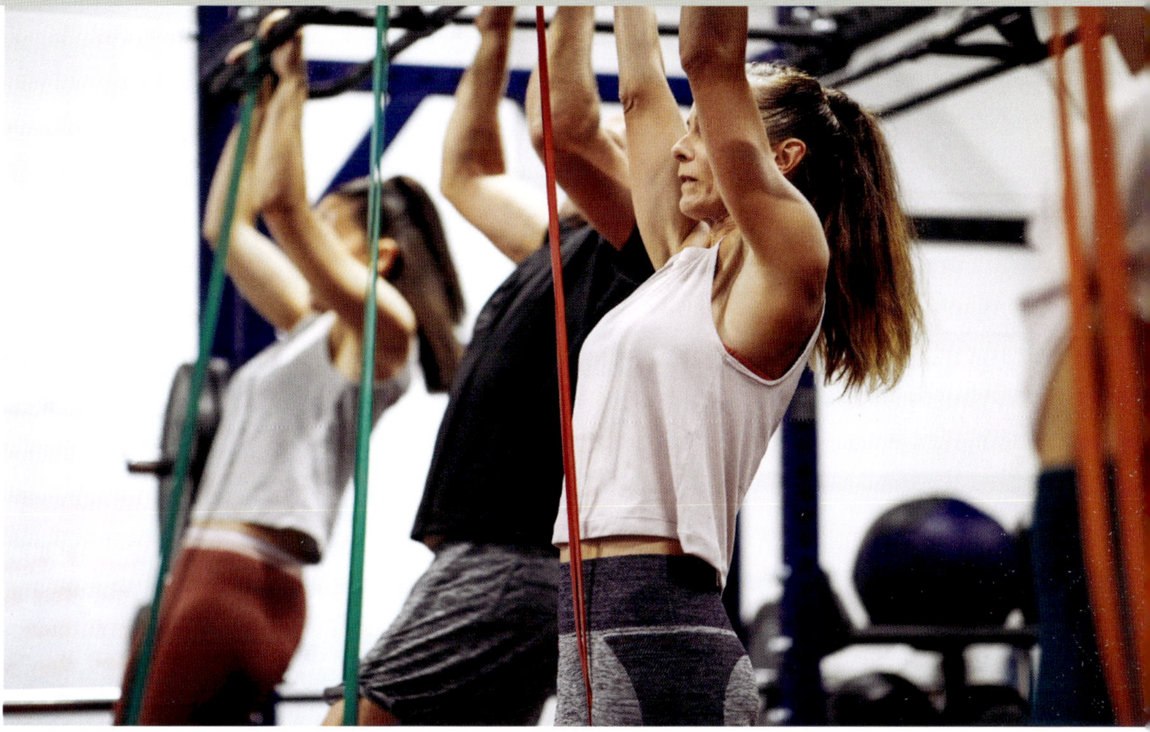

»9 Klimmzug« unterstützt mit Pull-up-Band.

Im Buch findest du diese eingesetzt u.a. bei »4 Beidarmige Fliegende von unten«. Erhältlich ist ein Fitness-Tube für circa 10–25 EUR. Auch im Set mit mehreren Stärken kannst du Tubes erwerben.

• Klimmzug-Stange

Eine Klimmzug-Stange kannst du für »Zug von oben« und »46 Knieheben im Hang« und als Befestigungsanker für die Bandübungen einsetzen. Außerdem ist daran der »Zug von vorn« möglich, wenn du die Stange in mittlerer Position befestigst oder dich aus der Rücklage heranziehst.
Ein einfaches Modell einer Klimmzug-Stange lässt sich in den Türrahmen drehen und kostet circa 20–40 EUR. Ein anderes Modell lässt sich auf den Türrahmen einhängen und leicht wieder abnehmen; dieses Gerät ist in guter Qualität ab circa 40 EUR erhältlich. Eine Vorrichtung mit fester Wand- oder Deckenbefestigung kostet ab 30 EUR, hochwertig mit unterschiedlichen Griffmöglichkeiten erheblich mehr.

• Kurzhanteln

Empfehlenswert sind Kurzhanteln mit Sternverschluss und unterschiedlichen Gewichtsscheiben, denn so lässt sich das Hantelgewicht schnell verändern. Für einen männlichen Fitnesssportler können zum Einstieg 2 Kurzhanteln mit variablem Gewicht von 10–15 Kilogramm pro Hantel genügen. Bei mittlerer Statur und regelmäßigem Training sollten zumindest 2 Kurzhanteln inklusive Gewichtsscheiben von jeweils 20–25 Kilogramm Gewicht verfügbar sein. Wenn ein Mann langfristig trainiert und eher kräftig ist, dann sind 2 Kurzhanteln inklusive Gewichtsscheiben von jeweils 30–40 Kilogramm sinnvoll.

Für eine Fitnesssportlerin empfehlen sich 2 Kurzhanteln mit variablem Gewicht von 5–10 Kilogramm; bei regelmäßigem Training und abhängig vom Körperbau 10–30 Kilogramm.
Die Preise sind abhängig von Hersteller und Verarbeitung sehr unterschiedlich; ein Set mit 2 Kurzhanteln von je 15 Kilogramm Gewicht kostet circa 60–80 EUR.
Wenn du ein Hantelsortiment mit festen Gewichten und Ständer erwerben möchtest, dann sind die im Buch verwendeten Hexagon-Hanteln empfehlenswert, die jedoch teuer sind.

Ergänzende Trainings-Tools

Mit den folgenden Trainings-Tools kannst du dein Gym schrittweise erweitern. Zudem kannst du Tools einsetzen, die du bereits verfügbar hat. Überlege dir, was du wirklich benötigst – keinesfalls benötigst du alle Tools. Das Fehlen von Tools darf nicht als Ausrede dienen, um auf das Training zu verzichten.

• Faszienrolle

Mit einer Hartschaumrolle, auch bekannt als Faszienrolle, Foamroller, Pilatesrolle oder Massagerolle, kannst du gegen Verspannungen vorgehen und die Regeneration beschleunigen. Der Durchmesser sollte 15 cm sein und die Länge 30 cm, alternativ 45 cm. Im Handel werden gut verarbeitete Rollen, beispielsweise die von Blackroll®, für circa 30 EUR angeboten. Wähle als Einsteiger keine harte Rolle. Wenn du keine Rolle verfügbar hast, dann kannst du ein Handtuch festzusammenrollen und mit Tapes fixieren.

• Gliding Discs / Slide Pads

Für gleitende Übungen mit Füßen (z. B. »67 Gleitender Rückwärts-Ausfallschritt«) oder Händen kannst du Disc-Scheiben einsetzen. Die Scheiben ermöglicht dynamische Übungsbewegungen, wodurch eine intensive Aktivierung der stabilisierenden Muskulatur erzielt wird. Du findest Slide-Scheiben im Handel für circa 10–35 EUR. Du kannst alternativ ein zusammengefaltetes Handtuch nutzen.

• Gymball

Den Gymball, auch als Physio-Ball, Pezziball, Fitnessball oder Stability-Ball bezeichnet, kannst du als instabilen Untergrund nutzen, indem du Hände, Füße, Rumpf oder Gesäß darauf positionierst. Der Körper muss die Übungsbewegung auf dem Ball ausbalancieren, wodurch die stützende Muskulatur und die Core-Muskulatur gekräftigt werden. Zudem wird das Muskelzusammenspiel gefördert. Nutze eine Ballgröße, bei der im Sitz deine Kniegelenkswinkel etwas mehr als 90 Grad betragen. Für Übungen, bei denen du die Füße darauf positionierst, kannst du eine kleinere Größe wählen. Ein Gymball ist für circa 15–25 EUR erhältlich.

• Intervall-Timer

Das Training mit Zeitintervallen erfordert einen Timer. Du kannst einen Online-Timer nutzen, der sich leicht finden lässt, indem du in eine Suchmaschine »Online Intervall Timer« oder »Online Tabata Clock« eingibst. Du kannst auch eine kostenfreie App mit Timer-Funktion auf dein Handy laden. Oder du kaufst einen Timer, beispielsweise von der Firma Gymboss, der ab circa 20 EUR angeboten wird.

• Kettlebell (Kugelhantel)

Die Kettlebell, auch als Kugelhantel bezeichnet, kannst du für Schwungübungen oder alternativ bei vielen Kurzhantelübungen einsetzen. Die

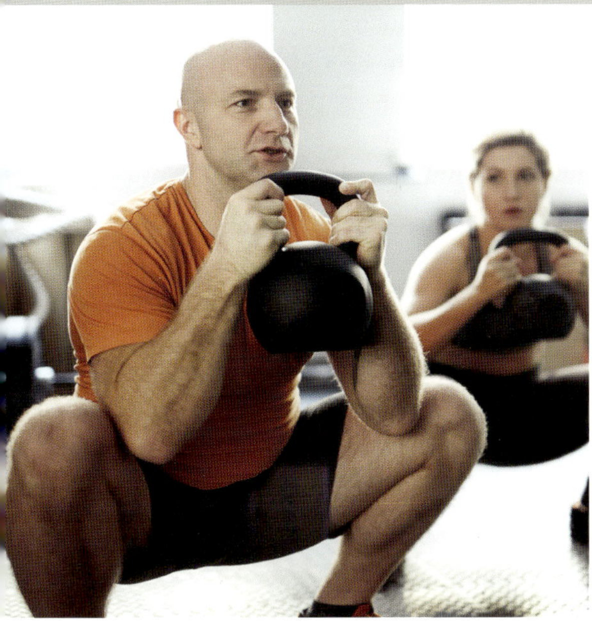

Das Training mit der Kettlebell.

Preise sind abhängig von Verarbeitung und Gewicht. Ein ordentlich verarbeitetes Modell mit einem Gewicht von 6 Kilogramm ist ab circa 25 EUR erhältlich.

- ## Medizinball

Der Medizinball ist nicht nur zum Werfen und Stoßen ein hervorragendes Trainingsgerät, sondern er eignet sich auch als Zusatzgewicht und instabiler Untergrund. Es sind mittlerweile viele Bälle verfügbar, die unterschiedliche Trainingsaspekte hervorheben. Für das Training daheim eignet sich der Gummiball, abhängig von Verarbeitung und Gewicht ab 20 EUR erhältlich, sowie die teureren Lederbälle.

- ## Sprungseil

Ein Sprungseil eignet sich für das Aufwärmen vor dem Krafttraining. Zudem kannst du im Anschluss an das Bandtraining noch Seilspringen, um deine Ausdauer zu fördern, oder du machst eine reine Konditionseinheit mit ausführlichem Seilspringen von mindestens 20 Minuten. Ein einfaches Sprungseil kannst du ab circa 10 EUR erwerben, Profiseile kosten deutlich mehr.

- ## Stepper

Ein Stepper kannst du nutzen, um die Füße bei der Übung »79 Fersenheben« oder die Hände darauf zu stützen und so die Übungsintensität zu verändern. Auch kann er helfen, die geeignete Hangposition bei »9 Klimmzug« einzunehmen. Einen guten Stepper kannst du ab circa 55 EUR erwerben.

- ## Trainingsbank

Als Einsteiger benötigst du keine Trainingsbank. Die Übungen im Sitz kannst du auf einem Stuhl machen, die Übungen in Bauch- oder Rückenlage kannst du auch am Boden ausführen. Bei langfristigem Training sowie der Nutzung von hohen Gewichten ist jedoch der Einsatz einer Hantelbank vorzuziehen, da du dann bei »7 Bankdrücken« mit größerem Bewegungsspielraum üben kannst. Beim Kauf einer Hantelbank musst du sie auf stabilen Stand und gute Verarbeitung prüfen. Eine einfache Hantelbank ist in akzeptabler Qualität ab circa 70 EUR erhältlich.

- ## Trainingsmatte

Eine Trainingsmatte, z. B. eine Yogamatte, eignet sich für Übungen in Bodenlage sowie im Kniestand. Als Alternative kannst du die Übungen auf einem Teppich oder einem großen Handtuch ausführen.
Wähle eine Matte aus rutschfestem Material, damit du beim Üben auf glattem Boden sicher bist. Eine qualitativ gute Trainingsmatte bekommst du für circa 25–100 EUR.

Training und Sicherheit

Das Körpergewichtstraining ermöglicht ebenso wie das Training mit Fitnessbändern und Zusatzgewichten sehr effektive Work-outs. Dabei ist grundlegend, dass du dein Work-out in sicherer Art und Weise durchführst. Im zweiten Abschnitt erfährst du die grundlegenden Trainingsprinzipien und im fünften Teil die korrekte Technikbeschreibung der Übungen. Zudem gibt es für das Training mit Fitnessbändern und Zusatzgewichten noch spezielle Sicherheitshinweise. Beachtest du die Prinzipien und Sicherheitshinweise und übst zudem mit korrekter Technik, dann besteht geringe Verletzungsgefahr.

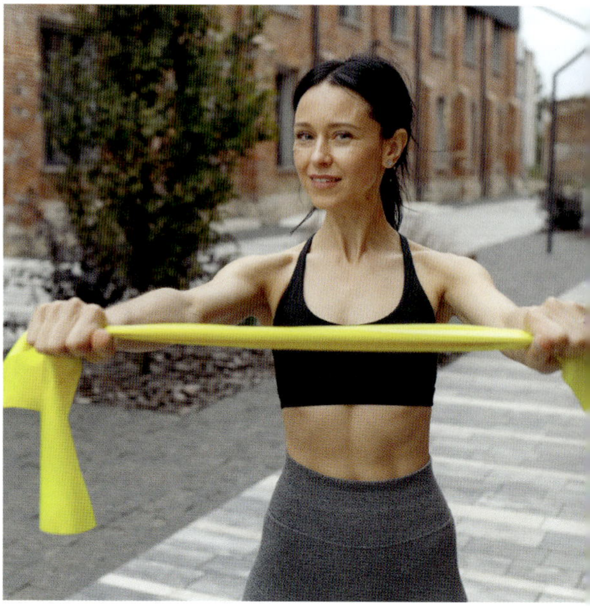

Achte auf die Lagerung des Bandes, damit es nicht reißt und du es lange nutzen kannst.

Sicherheit beim Training mit Fitnessbändern

- Achte auf die passende Lagerung des Bandes. Vermeide starke Sonneneinstrahlung, Hitze, Staub und sehr kalte Umgebung, ansonsten kann das Band spröde werden. Halte das Band trocken und löse Knoten auf, bevor du es lagerst.
- Prüfe vor jedem Training, ob das Band verklebt ist, Risse oder Löcher besitzt. Ist das Band beschädigt, dann gehört es entsorgt. Nutzt du es trotzdem, wird es irgendwann reißen und du kannst dich verletzen. Überprüfe auch ein Band, das im Fitnessstudio zum Training angeboten wird.
- Wenn du ein Band an einem Gegenstand befestigst, dann stelle sicher, dass er stabil steht und sich der Anker nicht ablösen oder abbrechen kann. Lehne dich nicht mit zu viel Körpergewicht von der Befestigung weg.
- Wenn du dich auf das Band stellst, dann zentral mit der Fußsohle darauf, damit es nicht herausrutscht.
- Befestige und ziehe das Band nicht über scharfe Kanten. Nutzt du eine raue Oberfläche zur Bandbefestigung wie einen Baumstamm, dann lege ein Tuch unter das Band. Achte darauf, dass du das Band nicht mit Fingernägeln oder scharfkantigen Gegenständen wie Ring, Kette und Uhr zu beschädigst.
- Überdehne das Band nicht. Nimmst du ein leichtes Band für schwere Zugübungen und überdehnst es erheblich, wird es irgendwann reißen.
- Lass ein Band niemals unter Spannung los, damit es nicht zurückschnalzt.
- Du musst immer mit Muskelkraft das Band kontrollieren und darfst dich nicht vom Band in die Position zurückziehen lassen. Sonst kann dein Körper in eine schlechte Position gezogen werden und du kannst dich verletzen.

INFO: Zug in Kopfrichtung vermeiden?

Es gibt Diskussionen darüber, ob man das Band in Richtung Gesicht ziehen soll, denn reißt ein Band und schnalzt es zurück, kann es dich verletzen (z. B. das Auge). Allerdings ermöglicht diese Zugrichtung sehr effektive Übungen für die Schultern wie »28 Hoher Facepull«. Möchtest du solche Übungen nutzen, dann gilt es, das Verletzungsrisiko zu reduzieren. Generell ist das Risiko geringer bei Übungen, die der Stabilitätsentwicklung dienen und deshalb nicht mit starken Bändern und hohen Zugwiderständen durchgeführt werden.

Nutze nur Bänder von bekannten Firmen, die hochwertige Bänder herstellen. Beachte alle vorherigen Punkte wie Bandbeschaffenheit, Anker, keine scharfen Kanten und kein Überdehnen. Zudem kannst du ein Theraband® statt einem dünnen Gummiband nutzen, da es weniger hart schnalzt. Oder du nutzt Bänder aus Textilien, die nur sehr selten reißen.

Sicherheit beim Kurzhantel-Training

- Wenn du Hanteln mit austauschbaren Hantelscheiben nutzt, dann musst du vor jeder Übung sicherstellen, dass der Verschluss fixiert ist, insbesondere wenn du Kurzhanteln für Bewegungen über Kopf und Körper nutzt.
- Falls du noch nicht sicher bist, welches Übungsgewicht geeignet ist, dann musst du dich an das Gewicht herantasten; nimm am Anfang nicht zu viel Gewicht.
- Greife die Hanteln mit festem Griff; das Verhindern des Herausgleitens muss sichergestellt sein.
- Korrekte Übungstechnik ist grundlegend. Achte immer darauf, dass der Rumpf in Spannung ist sowie auf geraden Rücken. Du musst die Bewegungen durchgehend kontrollieren können. Lerne deshalb die Bewegungen mit leichtem Gewicht und übe dabei, die Muskulatur in Spannung zu bringen und zu halten.
- Beim Hanteltraining können die Gewichte anhand der Scheiben kontinuierlich und schnell gesteigert werden. Es besteht die Gefahr, dass man den Körper überlastet. Erhöhe deshalb zuerst die Intervalldauern beziehungsweise die Wiederholungszahlen, anstatt so schnell wie möglich die Gewichte zu steigern.
- Im Trainingsraum muss sichergestellt sein, dass niemand hereinplatzt und dich beim Training überrascht, was zu einer falschen Körperhaltung und Verletzungen führen kann.
- Nach dem Training lege die Hanteln wieder geordnet ab. Hanteln sollen nicht unaufgeräumt im Trainingsraum herumliegen und sollten für Kinder unzugänglich sein.

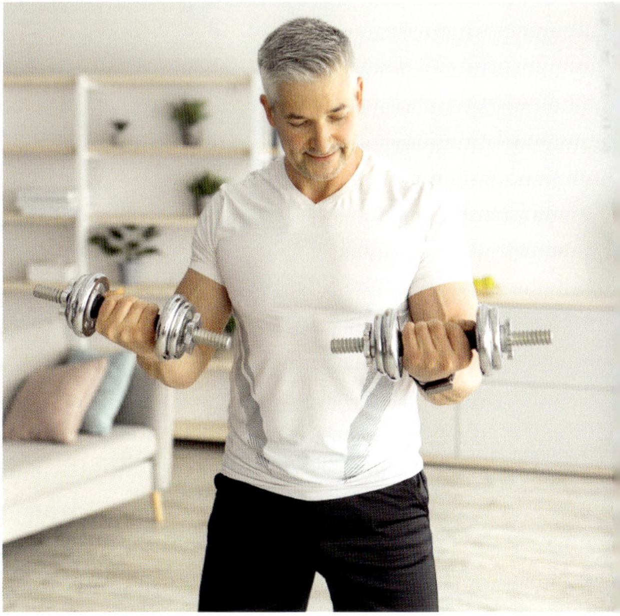

Prüfe immer die Verschlüsse, bevor du das Hanteltraining startest.

TEIL 2:
Zur Trainingslehre

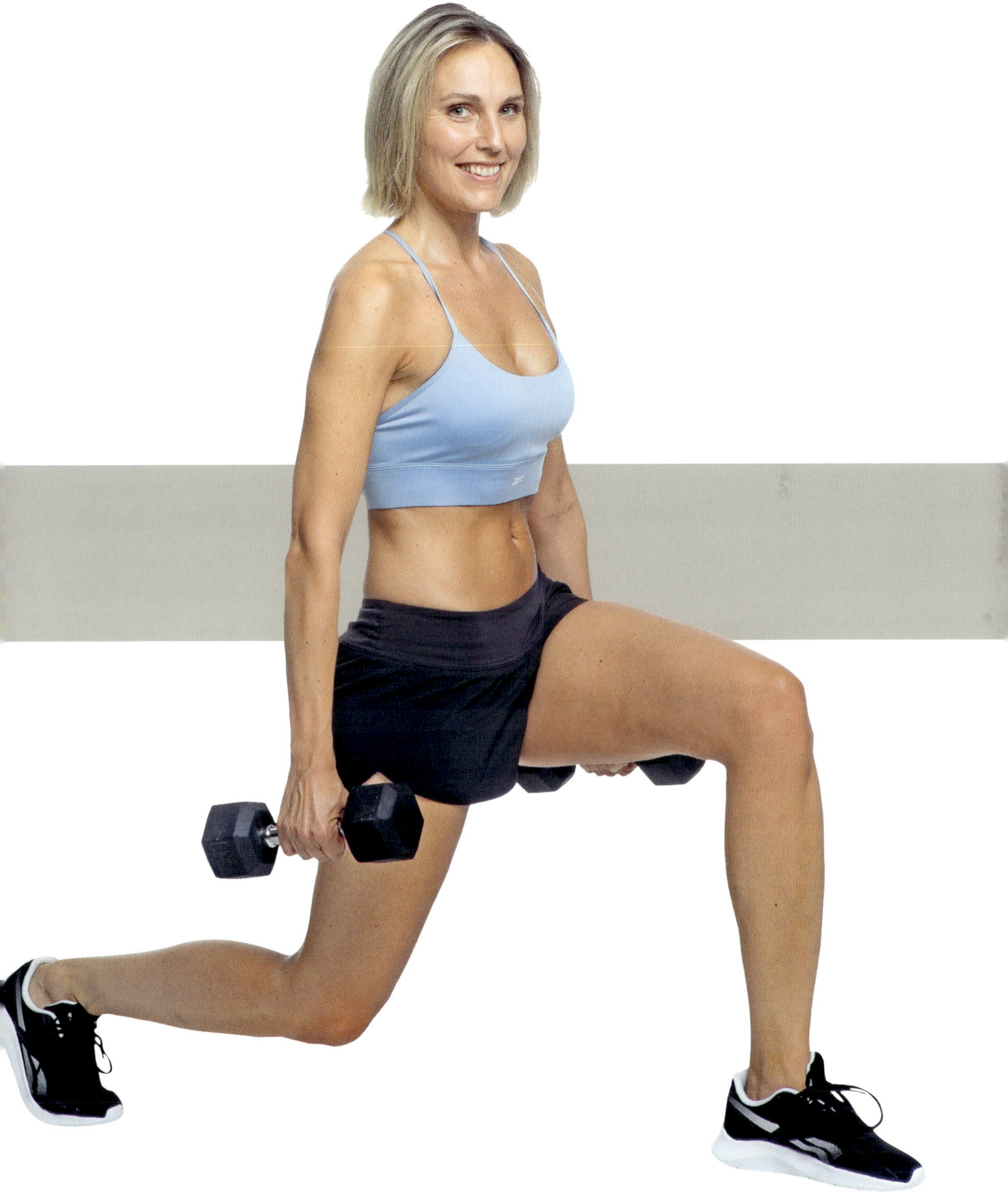

Grundlagen

Das Krafttraining hat zahlreiche positive Effekte für unsere Gesundheit und unser Wohlbefinden. Dazu musst du deine Muskeln ausgewogen trainieren – nicht nur einige Muskeln aus optischen Gründen. Wichtig ist zudem regelmäßiges Training und dass die Trainingsreize kontinuierlich etwas vergrößert werden.

In diesem Buch findest du funktionelle Kraftübungen, mit denen du deinen Körper effektiv trainierst und deine Kraftleistungsfähigkeit deutlich steigerst. Es sind Übungen ausgewählt, die im selbstständigen Training daheim ausführbar sind. Ist eine Übung mit einem Trainings-Tool vorgestellt, welches du nicht verfügbar hast, dann überlege dir, wie du die Übung anpassen kannst. Oder nutze eine andere Übung für dieselbe Bewegungsrichtung (Muskelgruppe).

Es werden zuerst die Übungen vorgestellt, die vorrangig den Oberkörper aktivieren, dann den Rumpf und schließlich das Gesäß und die Beine. Mit den Übungen werden alle wichtigen Muskeln effektiv trainiert. Es werden zahlreiche Varianten angeboten, damit du das Training entsprechend deinem Leistungsniveau anpassen und ortsunabhängig sein kannst.

Es ist auf ein ausgeglichenes Körpertraining geachtet sowie auf ein intensives Training der Core-Muskeln, der sogenannten tieferliegenden Muskulatur von Bauch und Rücken. Denn diese Muskeln sind sehr wichtig zur Leistungserbringung und zum Schutz der Wirbelsäule.

Beim Krafttraining gilt immer als erste Priorität: Vermeide Verletzungen! Überlaste und verletze nicht deinen Bewegungsapparat durch zu hohe Intensitäten und fehlerhafte Übungsausführungen. Nutze die im Buch vorgestellten Methoden und Übungen und sorge somit für ein effektives, erfolgreiches und sicheres Training.

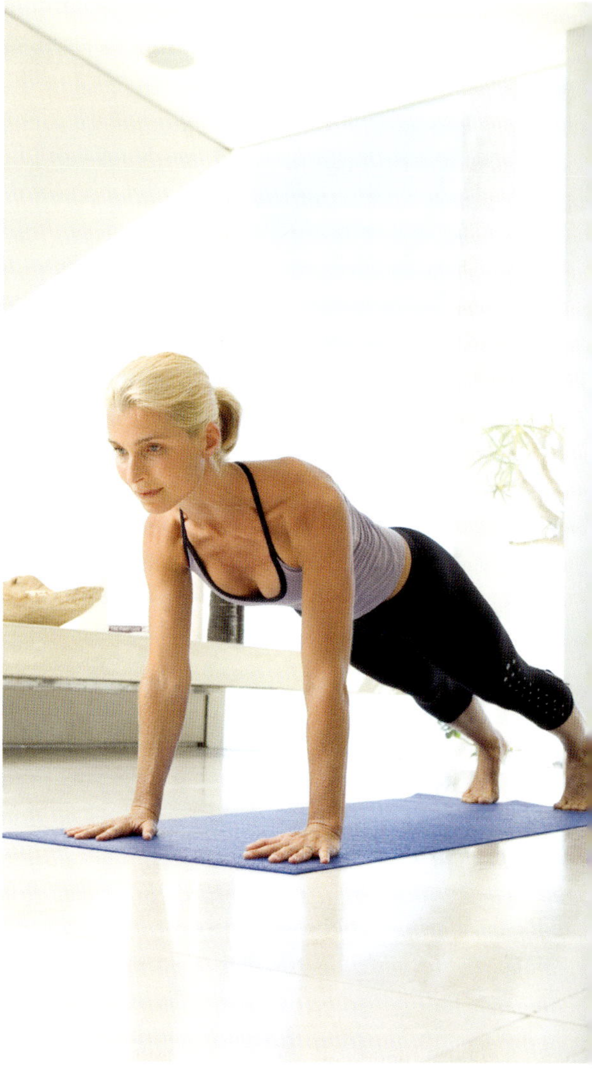

Nutze die folgenden Prinzipien, damit du deine Fitnessziele erreichst.

Trainingsprinzipien

PRINZIP 1: Trainiere den Körper ausgeglichen

Achte bei der Zusammenstellung deines Trainingsprogramms darauf, dass du den Körper ausgeglichen trainierst. So entwickelst du das Kraftpotenzial optimal und schützt den Körper bestmöglich vor Verschleiß und Verletzungen. Es gilt Oberkörper, Rumpf und Unterkörper zu trainieren, und zwar so, dass du für eine Bewegung auch deren Gegenbewegung kräftigst. Bei der Zusammenstellung der Work-outs ist nicht entscheidend, den Körper an einem Tag ausgeglichen zu trainieren, sondern dies über den Wochentrainingsplan hinweg verteilt, da die Möglichkeit besteht, die Work-outs aufzuteilen.
Einige Fitnesssportler hingegen trainieren einseitig, d.h. sie konzentrieren sich beispielsweise auf die Bewegung »Druck nach vorn«. Es ist jedoch zu beachten, dass die entgegengesetzte Bewegung »Zug nach hinten« mit der gleichen Intensität trainiert werden muss.
Dies lässt sich an einem geraden Boxschlag gut nachvollziehen: Durch das Training der vordrückenden Muskulatur wird das mögliche Kraftpotenzial vergrößert, die Schlagbewegung muss aber ausgeglichen und stabilisiert werden. Nur mit einer kräftigen Rückenmuskulatur lässt sich der gerade Boxschlag im optimalen Bewegungsumfang und somit mit großer Wirkung ausführen.
Weitere häufig auftretende Schwachstellen aufgrund von einseitigem Training sind der hintere Anteil der Schultermuskulatur, die Außenrotatoren, die seitliche Rumpf-, die hintere Oberschenkel- und die Gesäßmuskulatur. In den entsprechenden Buchabschnitten wird verdeutlicht, wie du diese Körperpartien effektiv trainierst.

PRINZIP 2: Wähle den richtigen Schwierigkeitsgrad

Wähle die Übung und deren Intensität so, dass die Anforderung deinem Leistungsstand entspricht. Es ist grundlegend, dass du jede Übung technisch korrekt ausführst. Ausweichbewegungen und Fehlstellungen gilt es zu vermeiden, denn die machen dich nicht stärker, sondern führen nur zu Verletzungen und vorzeitigem Verschleiß.
Bist du noch Einsteiger im Krafttraining, dann gilt es, dass du die Übungen zuerst mit geringer Belastung ausführst. Wähle also die Belastungen eher mit zu niedriger als zu hoher Intensität, da sich dein Körper noch an das Training gewöhnen muss. Auch ist zu beachten, dass sich Muskeln schneller an die Anforderungen anpassen als Sehnen und Bänder.
Du findest bei den Übungen Möglichkeiten, sie zu vereinfachen und zu intensivieren, damit du mit dem für dich geeigneten Schwierigkeitsgrad trainieren kannst. Wähle die Übungsvariante und die Intensität immer so, dass dir die Ausführung technisch korrekt gelingt.
Schaffst du eine Übung länger als die Satzdauer (beziehungsweise häufiger als die geplante Wiederholungszahl) auszuführen, dann kannst du die Belastung steigern, indem du eine intensivere Variante, ein stärkeres Band oder höheres Übungsgewicht nutzt. Steigere die Intensität jedoch nur so weit, dass du noch mindestens circa 30 Sekunden beziehungsweise 8 Wiederholungen lang die Belastung korrekt ausführen kannst.

PRINZIP 3: Intensiviere die Trainingseinheiten

Training hat das Ziel, die körperliche Leistungsfähigkeit zu steigern. Dazu musst du deinen Körper beim Krafttraining ebenso wie bei jeder anderen Sportart fordern, um Leistung zu erbringen. Durch die Belastungen in der Trainingseinheit ermüdet dein Körper, sodass seine Leistungsfähigkeit abnimmt. In der Regenerationsphase, die unmittelbar nach dem Training beginnt, reagiert dein Körper auf die Anstrengung mit Anpassungsprozessen.
Übst du in der Trainingseinheit mit einer größeren Intensität als in der vorherigen Trainingseinheit, dann setzt du einen überschwelligen Reiz. Durch diesen Reiz wird dein Organismus veranlasst, in der Regenerationsphase ein größeres Leistungsniveau zu entwickeln. Trainingsziel ist es, kontinuierlich die Anforderungen zu steigern.
Allerdings stellt der Organismus das größere Leistungsvermögen nur für eine bestimmte Zeit zur Verfügung; wird es nicht genutzt, dann verringert sich die Leistungsfähigkeit wieder. Zudem ist anzumerken, dass die möglichen Leistungssteigerungen mit fortlaufendem Training immer geringer werden. Achte darauf, dass du spätestens nach 12 Wochen zumindest einige Änderungen am Training vornimmst, da sich dein Körper ansonsten an die Anforderungen anpasst.

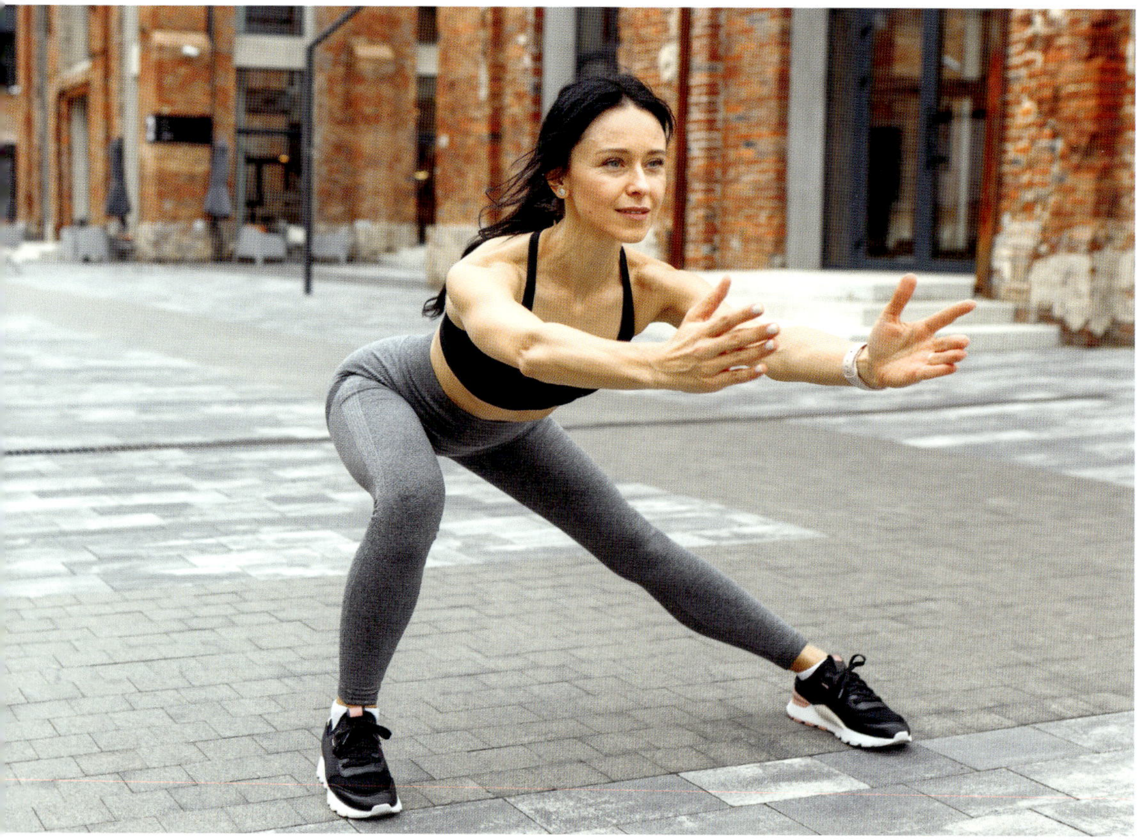

Trainiere kurz und intensiv.

PRINZIP 4: Intensiviere die Übungsbelastungen

Die erste Option, um die Belastung in einem Übungssatz zu intensivieren ist, die Satzlänge zu verlängern beziehungsweise mehr Wiederholungen auszuführen. Wenn du regelmäßig übst, wirst du feststellen, dass du nach 1–2 Trainingseinheiten um einige Sekunden Belastungszeit beziehungsweise um 1 Wiederholung erhöhen kannst (viele Übungen in diesem Buch werden so ausgeführt, dass eine Übungswiederholung mit kurzem Halten der Endposition etwa 4 Sekunden dauert), vorausgesetzt, du regenerierst ausreichend und ernährst dich angemessen.

Erreichst du die Obergrenze für eine Satzleistung gemäß der gewählten Trainingsmethode, dann nutze eine andere Intensivierungsoption. Bei Bandübungen erhöhst du die Vorspannung des Bandes in der Ausgangsposition, oder du wählst ein stärkeres Band, bei Hantelübungen kannst du das Gewicht erhöhen. Alternativ kannst du die Belastung bei der gleichen Übungsvariante erhöhen, indem du die Erholungszeit während der Übungssätze reduzierst sowie Übungssätze ergänzt.

Du kannst die Übungsintensität verändern, indem du die Position der abstützenden Kontaktpunkte variierst. Bringst du beispielsweise bei der Übung »6 Liegestütz« die Füße eng zusammen, dann wird die Übung intensiver. Oder du positionierst die Füße auf einem kleinen Kasten, um die Übung zu erschweren. Zudem intensivierst du die Übung umfassend, indem du ein abstützendes Körperteil anhebst.

Du erreichst eine intensivere Muskelbeanspruchung bei einer Übung, wenn du dynamische und statische Durchführung miteinander kombinierst. Dazu verbleibst du während der Übungsbewegung in einer oder mehreren Positionen für einige Sekunden, beispielsweise in der Endposition mit maximaler Kontraktion, was in diesem Buch bei vielen Übungen empfohlen wird.

Außerdem kannst du Teilbewegungen in der Endposition ausführen. Dazu bewegst du dich in die Endposition und führst dann kleine, langsame Bewegungen nach unten und oben aus. Wiederholungen im Bereich höchster Muskelaktivität bewirken ein besseres Trainingsergebnis. Achte bei allen Haltepositionen darauf, dass du gleichmäßig atmest.

Als Fortgeschrittener kannst du instabile Untergründe wie Gymball, Therapiekreisel und Kissen einsetzen.

Erhöhe generell Intensität, Bandspannung oder Zusatzgewicht nur so weit, dass du die Übung noch technisch korrekt in der beabsichtigen Zeitdauer beziehungsweise mit der geplanten Wiederholungszahl ausführen kannst.

PRINZIP 5: Trainiere regelmäßig

Regelmäßiges Krafttraining ist grundlegend, damit du kontinuierlich die Leistungsfähigkeit steigern kannst. Seltenes, sehr intensives Training ist hingegen nicht empfehlenswert, da dies, wenn überhaupt, das Leistungsvermögen kaum verbessert, sondern vielmehr den Bewegungsapparat intensiv belastet.

Es empfiehlt sich, dass du jede wichtige Bewegungsrichtung beziehungsweise Muskelgruppe 2-3-mal pro Woche kräftigst. Die optimale Häufigkeit ist davon abhängig, wie intensiv du trainierst und wie gut dein entwickeltes Leistungsvermögen bereits ist. Umso besser du trainiert bist, desto detaillierter muss der Trainingsplan für Leistungssteigerungen ausgearbeitet werden. Damit du das erreichte Leistungsvermögen halten kannst, gilt die Regel, dass du wöchentlich mindestens 1-mal Krafttraining für alle wichtigen Muskelgruppen beziehungsweise

Bewegungsrichtungen ausführen musst. Pausierst du hingegen länger, dann baut der Körper seine Leistungsfähigkeit wieder langsam ab. Wenn du verletzt bist, musst du diese Körperpartie schonen. Du kannst dann andere Körperpartien trainieren. Bei einer Krankheit allerdings musst du vom Training pausieren, um keine Verzögerung des Heilungsprozesses zu riskieren.

PRINZIP 6: Trainiere kurz und intensiv

Es hat sich in den vergangenen Jahren herausgestellt, dass mit kurzen, intensiven Trainingseinheiten die besten Ergebnisse erzielt werden. Oftmals wird eine Dauer von 30–60 Minuten für den Hauptteil des Work-outs empfohlen; zuzüglich der Auf- und Abwärmphasen. Das Training wird in Übungen, Sätzen und Wiederholungen beziehungsweise Zeitintervallen beschrieben. Ein Satz beschreibt die Ausführung einer Übung ohne Unterbrechung. Die sinnvolle Satzanzahl hängt von der Gesamtzahl der Übungen ab sowie von der Trainingsplanung und vom Leistungsniveau des Fitnesssportlers.
Für das Krafttraining in diesem Buch bietet sich das effektive Zirkeltraining an, da sich die Übungspositionen schnell anpassen lassen.
Beim Zirkeltraining machst du einen Satz für eine Übung und folgst direkt mit einem Satz für

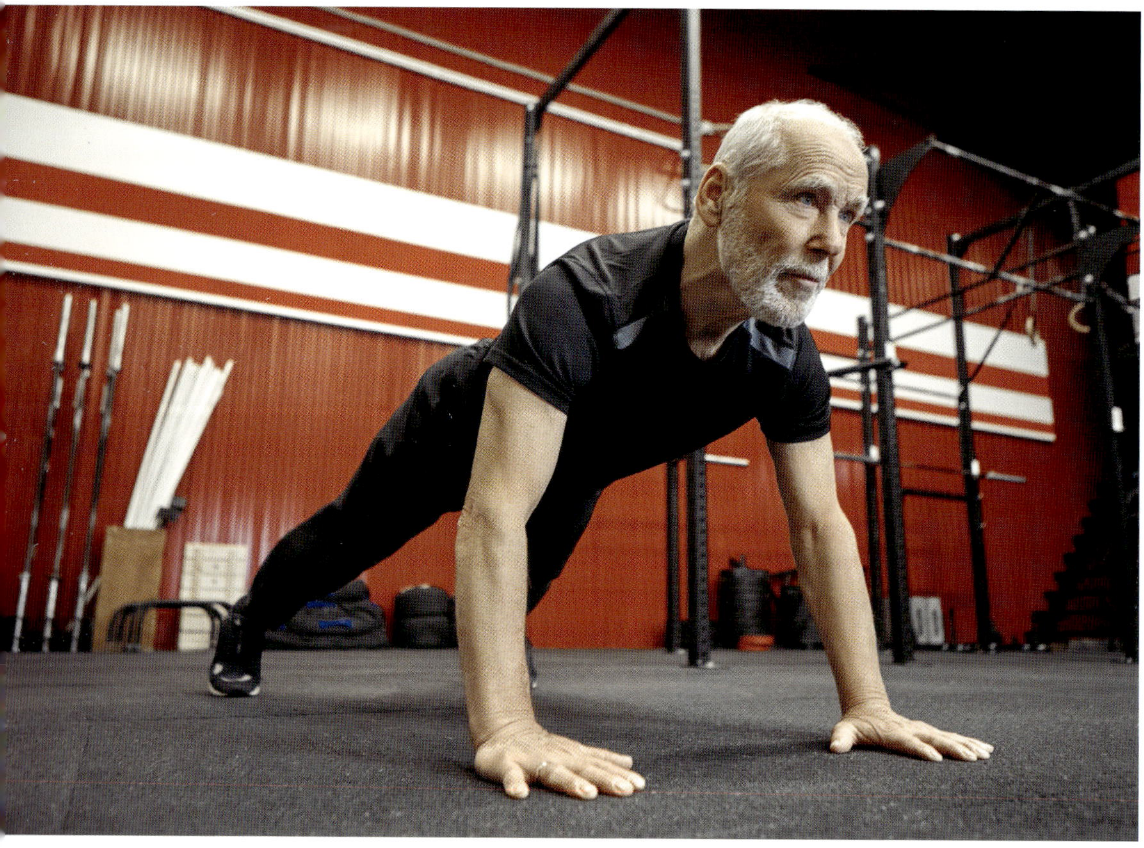

Achte auf korrekte Körperhaltung sowie auf Rumpf- und Schulterspannung.

die nächste Übung. Dann machst du eine Pause und wiederholst schließlich den Zirkel. Ein Zirkel wird meistens mit 5–10 Übungen und 2–3 Durchgängen gestaltet, je nachdem wie intensiv die Übungen sind und wie viele Sätze du in der Trainingseinheit geplant hast.
Wenn du einen Intervall-Timer nutzt, dann gibst du die geplante Übungszeit in Sekunden pro Satz ein, die abhängig von der gewählten Trainingsmethode (Muskelaufbau oder Kraftausdauer) und der vorherigen Trainingsleistung ist und zwischen 30 und 120 Sekunden liegen kann. Als Pausenzeit zwischen den einzelnen Übungen bieten sich 15–20 Sekunden an. Nachdem du für alle Übungen einen Satz ausgeführt hast, machst du eine Pause von 2–3 Minuten und beginnst schließlich wieder mit der ersten Übung.
Du kannst auch mit Wiederholungszahlen trainieren, wenn du diese Form des Trainings bevorzugst. Dazu empfehlen sich 8–12 Wiederholungen pro Satz einer Übung bei vorrangigem Ziel Muskelaufbau und 15–20 (20–30) Wiederholungen, wenn dein Training auf die Verbesserung der Kraftausdauer ausgerichtet ist.
Alternativ kannst du so trainieren, dass du zuerst eine Bewegungsrichtung (Muskelgruppe) trainierst und dann deren Gegenbewegung (Gegenspieler), was sich beispielsweise für »Druck nach vorn« (z. B. »1 Brustpresse) und »Zug nach hinten« (z. B. »11 Bandzug von vorn«) anbietet. Dann führst du wieder die erste Übung aus und fährst so fort, bis du alle Sätze gemacht hast. Danach beginnst du mit dem nächsten Übungspaar.
Als weitere Option kannst du so vorgehen, dass du zuerst alle Sätze einer Übung machst, bevor du mit der nächsten Übung beginnst. Dieses Vorgehen erfordert allerdings, dass du 1–3 Minuten zwischen 2 Übungssätzen pausierst, wodurch sich die gesamte Trainingszeit für das Work-out deutlich verlängert.

PRINZIP 7: Regeneriere angemessen

Nach einer Trainingseinheit benötigt die aktivierte Muskulatur eine Pause, um sich zu erholen und ein größeres Leistungsvermögen zu entwickeln. Dabei gilt, dass du weder zu kurz noch zu lange pausieren solltest. Denn wenn du zu lange vom Training pausierst, baut dein Körper sein Leistungsvermögen wieder ab. Pausierst du hingegen zu kurz, kann sich dein Körper nicht erholen und ein erhöhtes Leistungsvermögen entwickeln. Es kann sich sogar ein Zustand von Übertraining einstellen.
Wenn du deinen Körper zusätzlich zum Krafttraining mit intensivem Ausdauertraining und/oder anderen Sportarten belastest, dann musst du bei der Trainingsplanung die Gesamtbelastungen im Wochenplan berücksichtigen, also die Krafteinheiten ebenso wie alle anderen intensiven körperlichen Belastungen.
Üblicherweise wird eine Erholungsdauer von 1–3 Tagen zwischen 2 Krafteinheiten für dieselbe Bewegungsrichtung, also der daran vorrangig beteiligten Muskelgruppen, empfohlen. Die optimale Zeitdauer ist abhängig von Trainingsintensität, Trainingsmethode, Leistungsstand und Regenerationsmaßnahmen. Achte auf deinen Körper: Fühlst du dich kräftig und leistungsbereit, kannst du trainieren. Fühlst du dich hingegen müde und schlapp, trainierst du andere Körperpartien oder verzichtest auf eine Trainingseinheit. In »Teil 4« findest du Pläne, die zeigen, wie du die Trainingswoche effektiv gestalten kannst.
Du kannst auf die Regenerationsphase einwirken, indem du auf ausreichend Schlaf- und Erholungsphasen achtest. Zudem kannst du die Regenerationsphase durch eine Massage mit der Faszienrolle und einen Saunabesuch etwas verkürzen. Entscheidend ist außerdem, wie du dich ernährst. Wähle gesunde Nahrungsmittel,

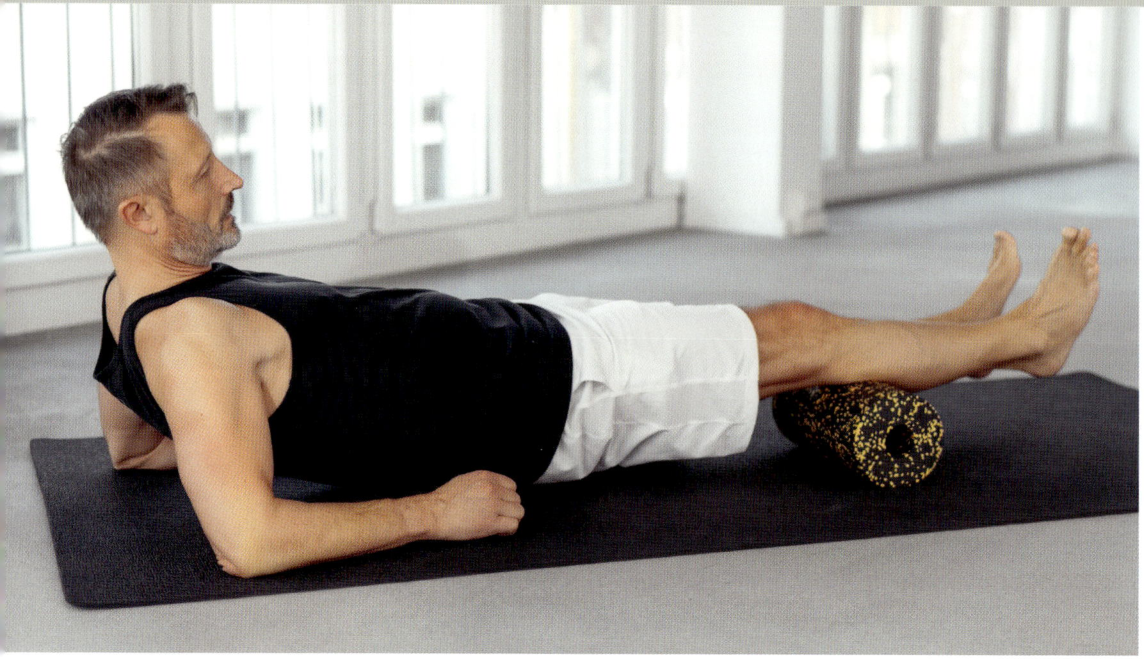

Das Abrollen mit der Faszienrolle hilft, die Regeneration zu beschleunigen.

verzehre ausreichend Eiweiß, und gleiche die Eiweißmenge mit einer großen Menge an Gemüse, Salat sowie etwas Obst aus. Das Ausgleichen durch basische Nahrungsmittel ist wichtig, um eine Übersäuerung des Körpers zu vermeiden, denn mit der Zeit können sich aus einer fortlaufenden Übersäuerung zahlreiche gesundheitliche Probleme entwickeln.

PRINZIP 8: Achte auf korrekte Körperhaltung

Bei den Übungen ist eine korrekte Körperposition entscheidend, denn diese ermöglicht effiziente Bewegungen und optimales Weiterleiten von Kraft und Energie. Liegen hingegen Defizite wie eine Schiefstellung des Körpers vor, dann können Bewegungen nicht effizient erfolgen und deine Leistungsfähigkeit ist eingeschränkt. Aus Fehlhaltungen entstehen Ausweichbewegungen, die Verspannungen, Verletzungen und langfristig Gelenkabnutzung verursachen.

Widme deiner Körpermitte, dem Zentrum der Kraft, besondere Aufmerksamkeit beim Einnehmen und Stabilisieren der Übungsposition. Sind Rumpf, Becken und Schultern in einer stabilen Position, dann ist der Körper leistungsfähig, da alle Bewegungen über diese Körperpartien verlaufen.

Nimm immer zuerst eine stabile Ausgangsposition ein, bevor du mit der Übungsdurchführung beginnst. Spanne die quer verlaufende Bauchmuskulatur an, indem du den Bauchnabel nach innen und etwas nach oben ziehst – ohne dabei die Luft anzuhalten. Achte auf gerade Hüften und spanne die Gesäßmuskulatur an. Halte die Schultern gerade, spanne sie zuerst etwas nach hinten und lasse sie dann leicht nach unten sinken. Der Kopf ist gerade und zentriert ausgerichtet und das Kinn wird leicht zur Brust gezogen.

Atmen beim Krafttraining

Die korrekte Atmung ist vom Trainingsziel beziehungsweise von der Trainingsmethode abhängig. Verfahre bei den Übungen zur Körperkräftigung wie folgt, gleich ob diese mit Körpergewicht, Band, Zusatzgewicht oder anderem Tool ausgeführt werden:

- Wenn du dich in die nachgebende Position begibst (z. B. Absenken bei »13 Frontheben« und bei »37 Crunch«) atmest du ein, während der Anstrengungsphase atmest du aus, und beim Zurückkehren atmest du wieder ein.
- Bei Druckbewegungen (z. B. »6 Liegestütz«, »7 Bankdrücken« und »63 Beidbeinige Kniebeuge«) atmest du während des Absenkens in die tiefe Position ein und atmest während der Streckphase aus.
- Bei Zugbewegungen (z. B. »9 Klimmzug« und »12 Hantelrudern«) atmest du während des Streckens ein (hier wird nachgegeben), beim Heranziehen atmest du aus.
- Führst du die Übungen jedoch sehr langsam aus oder verbleibst über einige Sekunden oder über den kompletten Übungsverlauf statisch in einer Position, atmest du durchgehend gleichmäßig ein und aus. (In den Übungsbeschreibung ist oft von »kurz« die Rede, wenn es um das Halten der Endposition geht. Damit sind nur 1 bis maximal 2 Sekunden gemeint, für die kein weiteres Ein- und Ausatmen erforderlich ist.)
- Bei explosiver Übungsdurchführung, beispielsweise beim »Sprung aus der Kniebeuge«, atmest du ein, während du dich in die Ausgangsposition, z. B. die »Kniebeuge-Position«, begibst, und atmest während der explosiven Phase aus.
- Wenn du hingegen Sprungübungen mit hohen Wiederholungszahlen zur Förderung der Kraftausdauer ausführst, dann kannst du, wie zuvor beschrieben, atmen. Alternativ kannst du durchgehend gleichmäßig atmen, da dies helfen kann, den Puls etwas zu senken. Wenn dies gelingt, dann wirst du die Leistung länger erbringen.

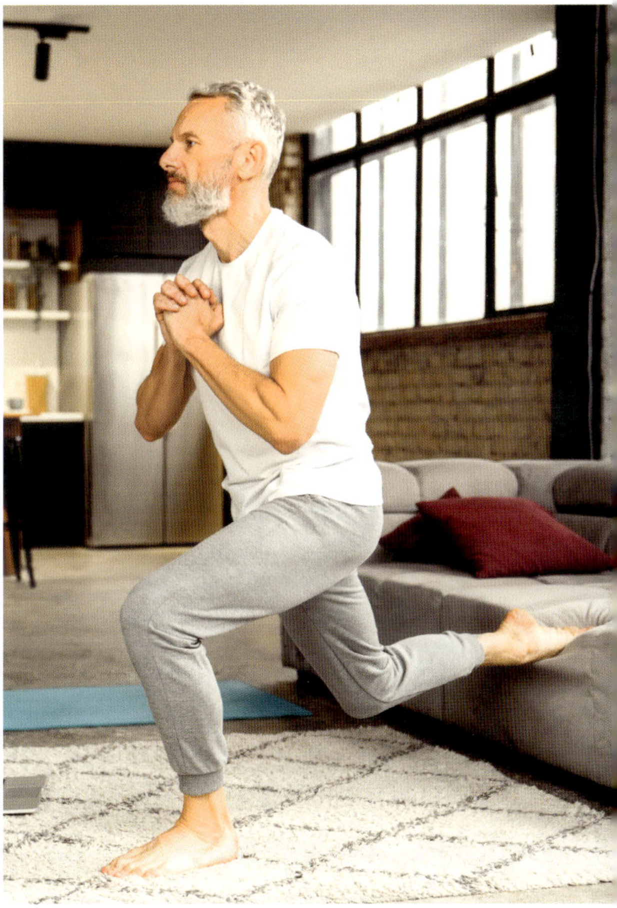

Bei »71 Kniebeuge mit erhöhtem hinterem Fuß« atmest du während des Absenkens ein und atmest während des Drückens nach oben aus.

TEIL 3:

Der Aufbau des Work-outs

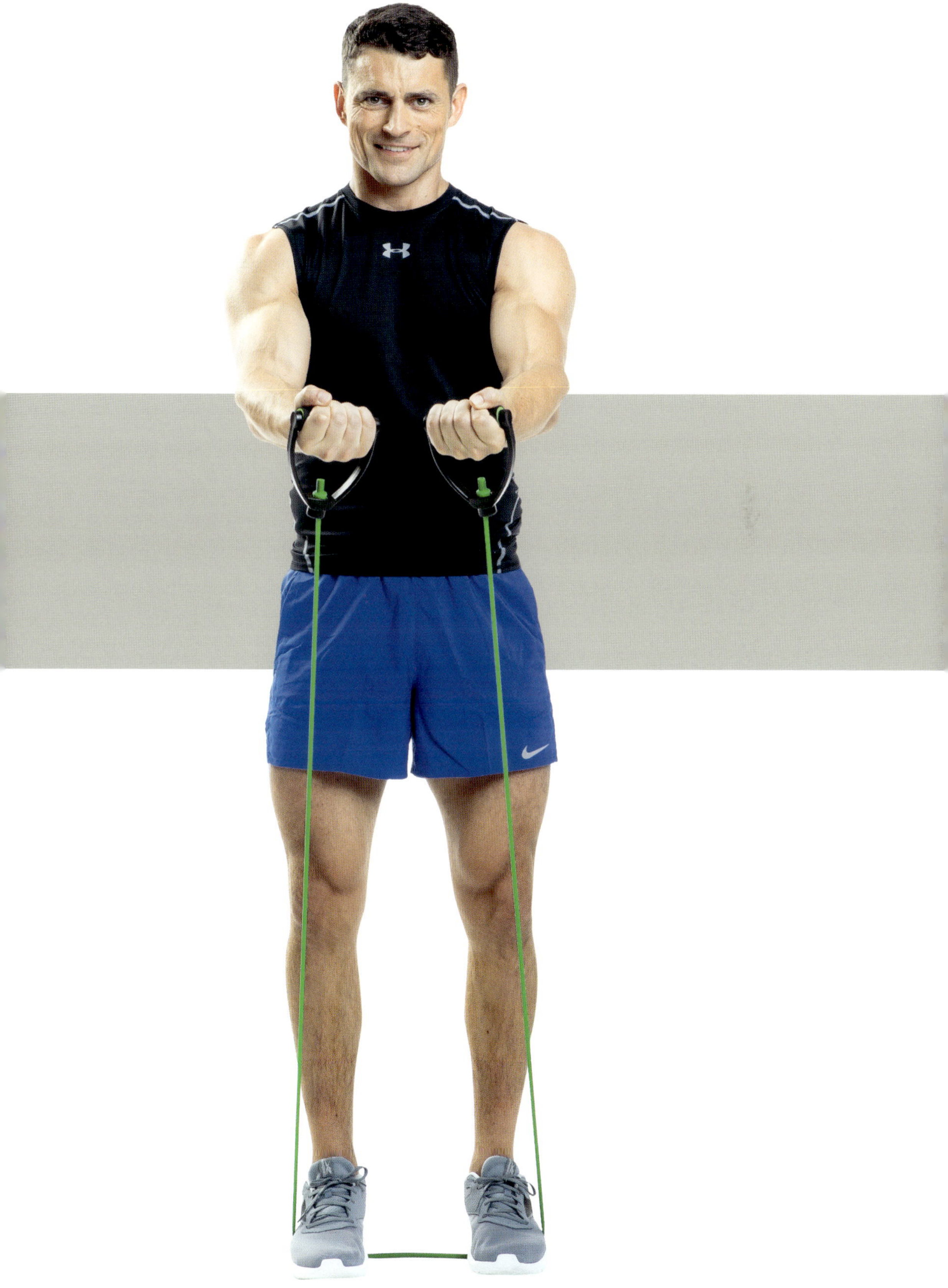

Trainingsphasen

Teile dein Krafttraining in 3 Phasen ein: Zuerst erfolgt das Vorbereiten des Körpers (Aufwärmphase), dann der Hauptteil und schließlich der Trainingsabschluss (Abwärmphase).

Aufwärmphase

Beginne das Krafttraining mit der Aufwärmphase, damit du leistungsbereit und weniger verletzungsanfällig bist. Gestalte das Aufwärmen abhängig davon, was du im Hauptteil der Sporteinheit planst und in welchem Zustand sich dein Körper befindet.

Du kannst mit einer Aufwärmübung beginnen, die du für einige Minuten ausführst. Die Aufwärmübung hilft auch, sich mental auf das Training einzustellen.

Fühlt sich dein Körper verspannt an, dann kannst du ihn mit der Faszienrolle abrollen. Dazu rollst du eher schnell und mit moderatem Druck über die verklebten Körperpartien.

Du kannst Gelenke mobilisieren und/oder verspannte Muskeln »Andehnen«, wobei es gilt, sich auf die Schwachstellen zu konzentrieren. Das Ziel ist es, sicherzustellen, dass du die Kraftübungen im vollständigen Bewegungsrahmen ausführen kannst und dass Verspannungen nicht zu Ausweichbewegungen führen.

Für das Mobilisieren bieten sich u.a. Wirbelsäule, Halsgelenk, Handgelenke, Schultergelenke und/oder Kniegelenke an. Mache, was für dich wichtig ist, und führe für jede gewählte Mobilisierungsübung 5–10 Wiederholungen aus.

Falls du dehnen möchtest, dann nutze »Andehnen« mit einer Haltedauer von maximal 10 Sekunden. Ich rate davon ab, beim Aufwärmen ein intensives Dehnprogramm mit statischem Halten der Positionen von 20 Sekunden und länger durchzuführen.

Hauptteil

Im Hauptteil führst du die Kraftübungen gemäß deinem Trainingsplan aus. Mache als Einsteiger eher viele Wiederholungen beziehungsweise lange Zeitintervalle der Übungen mit geringer Intensität. Nach einigen Trainingseinheiten kannst du, abhängig vom Trainingsziel, zwischen den Krafttrainingsmethoden wählen. Folgende Angaben sind nur der Orientierungswerte, da die Effekte sich überschneiden können und zudem die Ausführung und Schnelligkeit eine enttscheidende Rolle spielt.

- »Muskelaufbau«
  (8–12 Wiederholungen/32–48 Sekunden)
- »Kraftausdauer« + »Muskelaufbau«
  (15–20 Wiederholungen/60–80 Sekunden)
- »Kraftausdauer«
  (20–30 Wiederholungen/80–120 Sekunden)

Abwärmphase

Beende dein Training mit der Abwärmphase, um die Regenerationsprozesse zu beschleunigen. Pflege deinen Körper, damit er beweglich und elastisch bleibt.

Du kannst die beanspruchten Körperpartien mit der Faszienrolle abrollen, wenn sich das für dich gut anfühlt.

Empfehlenswert sind einige Dehnübungen für die beanspruchten Muskeln, um zu verhindern, dass sich die Muskulatur zusammenzieht und langfristig Muskelverkürzungen entstehen. Zusätzlich oder alternativ kannst du leichte Mobility-Übungen für die vorrangig beanspruchten Muskelgruppen machen.

Aufwärmen

Hier werden einige Aufwärmübungen vorgestellt, die du nutzen kannst. Beim Aufwärmen werden die Übungen locker ausgeführt, um deine Gelenke auf das Krafttraining vorzubereiten. Führe noch keine intensiven Leistungen aus. Beginne beispielsweise mit Kniebeugen, aber mit geringer Tiefe. Wenn du merkst, dass dein Körper lockerer wird, kannst du die Beine etwas tiefer beugen.

Programm zum Aufwärmen

Dieses Programm ist eine Anregung zum schnellen Aufwärmen des ganzen Körpers. Passe es an deine Bedürfnisse an.

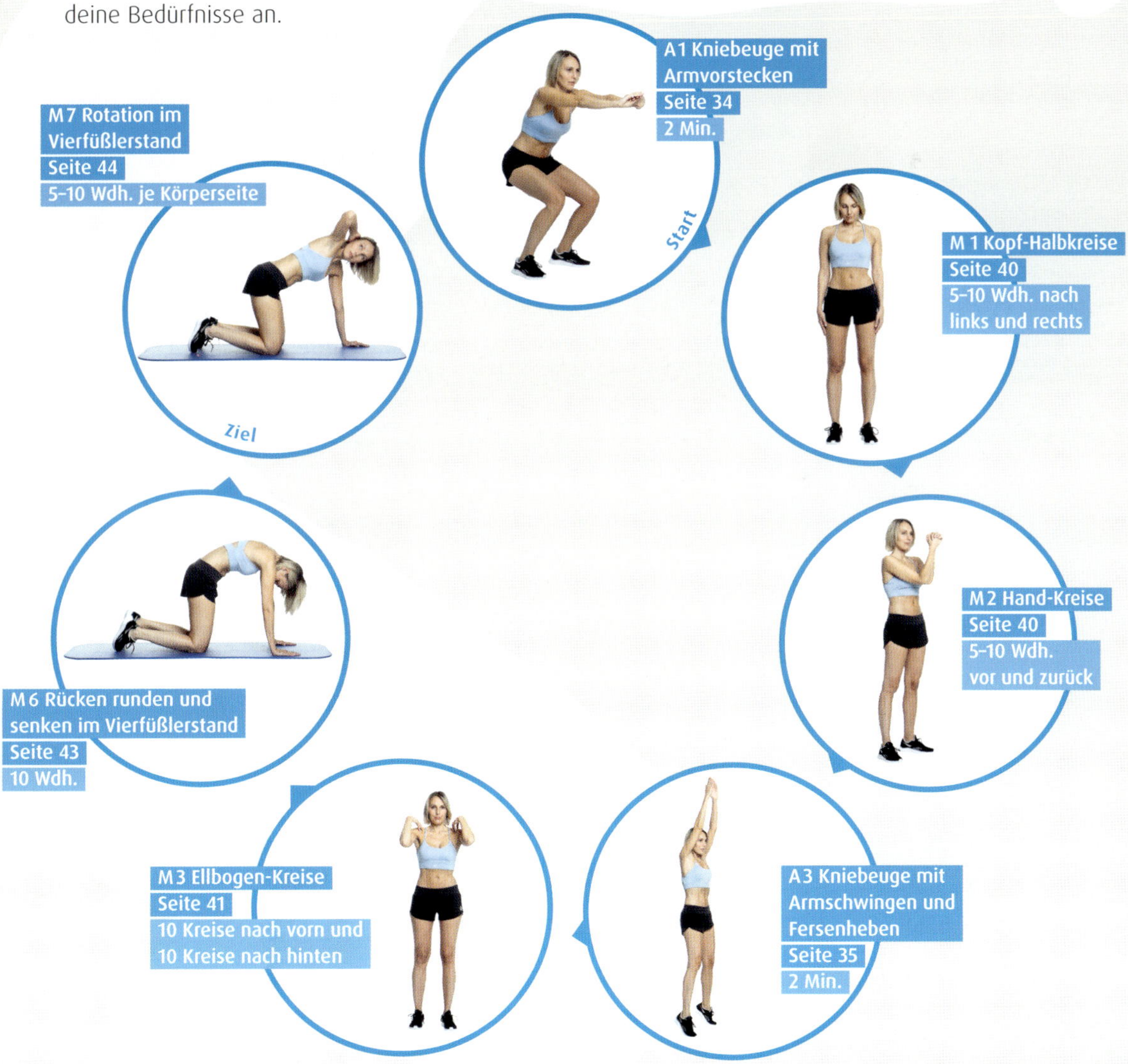

A1 Kniebeuge mit Armvorstecken
Seite 34
2 Min.
Start
M 1 Kopf-Halbkreise
Seite 40
5–10 Wdh. nach links und rechts
M 2 Hand-Kreise
Seite 40
5–10 Wdh. vor und zurück
A3 Kniebeuge mit Armschwingen und Fersenheben
Seite 35
2 Min.
M 3 Ellbogen-Kreise
Seite 41
10 Kreise nach vorn und 10 Kreise nach hinten
M 6 Rücken runden und senken im Vierfüßlerstand
Seite 43
10 Wdh.
M 7 Rotation im Vierfüßlerstand
Seite 44
5–10 Wdh. je Körperseite
Ziel

A1 Kniebeuge mit Armvorstecken

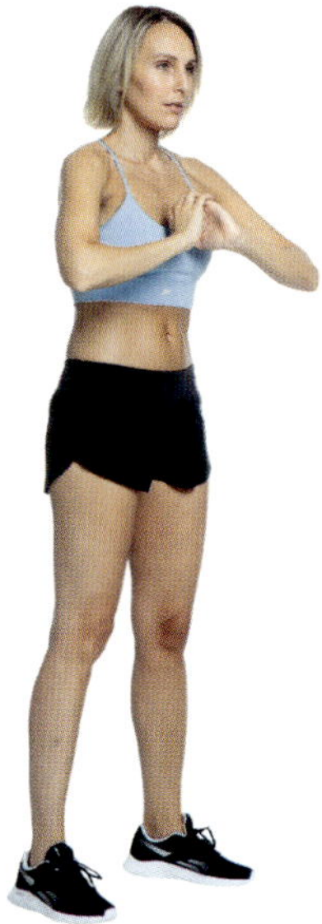

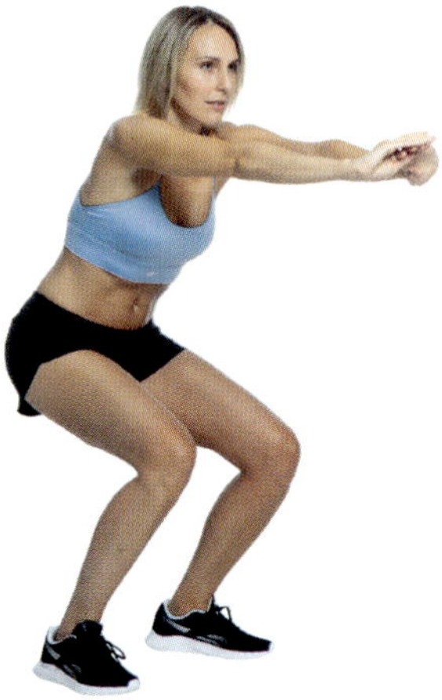

Du beginnst hüftbreit mit den Händen an der Brust (A). Schiebe das Gesäß nach hinten und strecke gleichzeitig die Arme nach vorn (B). In direkter Folge streckst du die Beine wieder und bringst die Arme zurück zur Brust. Führe lockere, rhythmische Bewegungen aus.

A2 Seilspringen

Springe locker mit beiden Füßen über das Seil. Komm möglichst leicht federnd auf dem Boden auf (A). Zum Aufwärmen keine technisch anspruchsvollen und keine hohen Sprünge ausführen! Wenn du kein Seil verfügbar hast, dann springe locker auf der Stelle und bewege die Arme so, als würdest du ein Seil schwingen.

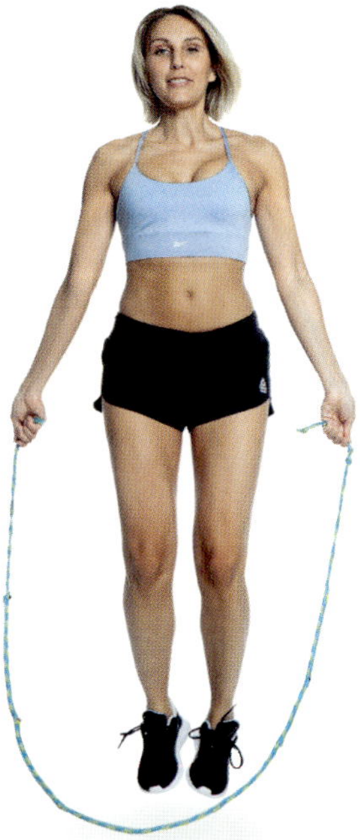

A3 Kniebeuge mit Armschwingen und Fersenheben

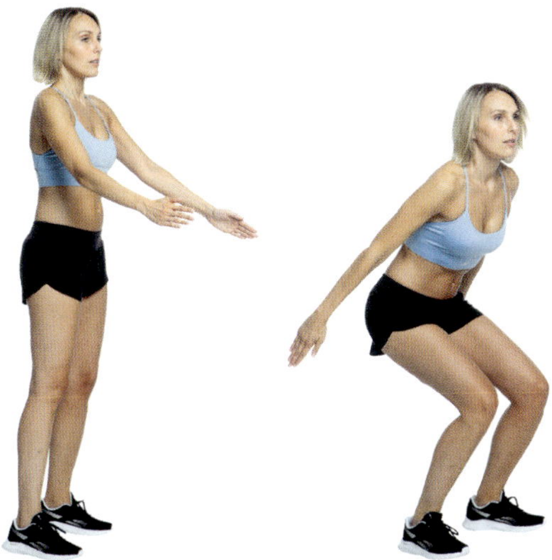

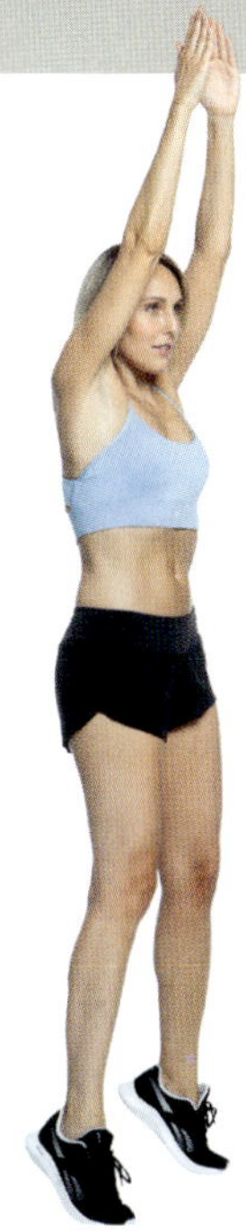

Du beginnst im hüftbreiten Stand mit den Armen vor den Oberschenkeln (A). Du bewegst dich in die Kniebeuge, indem du die Hüften nach hinten schiebst und dabei die Arme mit nach hinten schwingst (B). Strecke die Beine wieder, schwinge die Arme nach vorn oben und hebe am Ende der Bewegung die Fersen vom Boden (C). Anschließend gehst du wieder in die Kniebeuge.

A4 Knie und Ellbogen diagonal zusammenführen

Im aufrechten Stand hebst du abwechselnd die Knie an und führst den gegenüberliegenden Ellbogen zum Knie (A)-(B). Du kannst dies intensivieren, indem du bei jedem Fußabstellen in die Kniebeuge gehst.

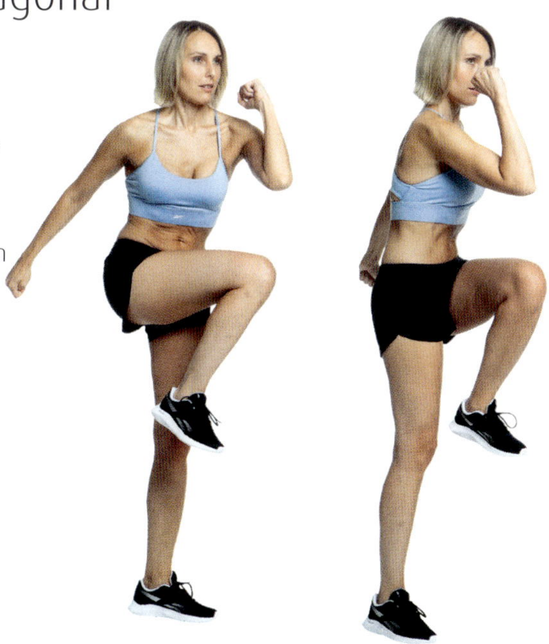

Mobility

Im Berufsleben und Alltag verbringen wir oft lange Zeit in unnatürlichen Haltungen (z. B. am Schreibtisch, im Auto oder vor dem Fernseher). Dies führt, ebenso wie intensive körperliche Belastung beim Krafttraining, dazu, dass unser Körper verspannt. Die Verspannungen können Schmerzen verursachen, die wiederum zu Ausweichbewegungen und eingeschränktem Bewegungsradius führen. Dadurch ist unser optimales Leistungsvermögen nicht abrufbar und unser allgemeines Wohlbefinden verringert sich. Durch gezielte Mobility-Übungen können wir diese Schmerzen abbauen und unseren gewünschten Bewegungsradius wiederherstellen. Wir machen Mobility-Übungen, um den vollen Bewegungsumfang nutzen zu können und die Kontrolle über unsere Gelenke durch Muskelkraft sicherzustellen. Einige Mobility-Übungen ähneln klassischen Dehnübungen, jedoch werden die Mobility-Übungen in Bewegung ausgeführt, während beim klassischen Dehnen die Positionen längere Zeit gehalten werden.
Das Mobility-Training zielt darauf ab, diese Fähigkeit zu fördern, endgradige Gelenkstellungen kontrolliert einzunehmen und zu stabilisieren, um deinen Bewegungsumfang (Range of Motion) zu verbessern. Die Übungsbewegungen werden kontrolliert ausgeführt und mehrfach wiederholt. Dadurch verbessert sich das Muskelzusammenspiel und Bewegungen können harmonischer verlaufen.

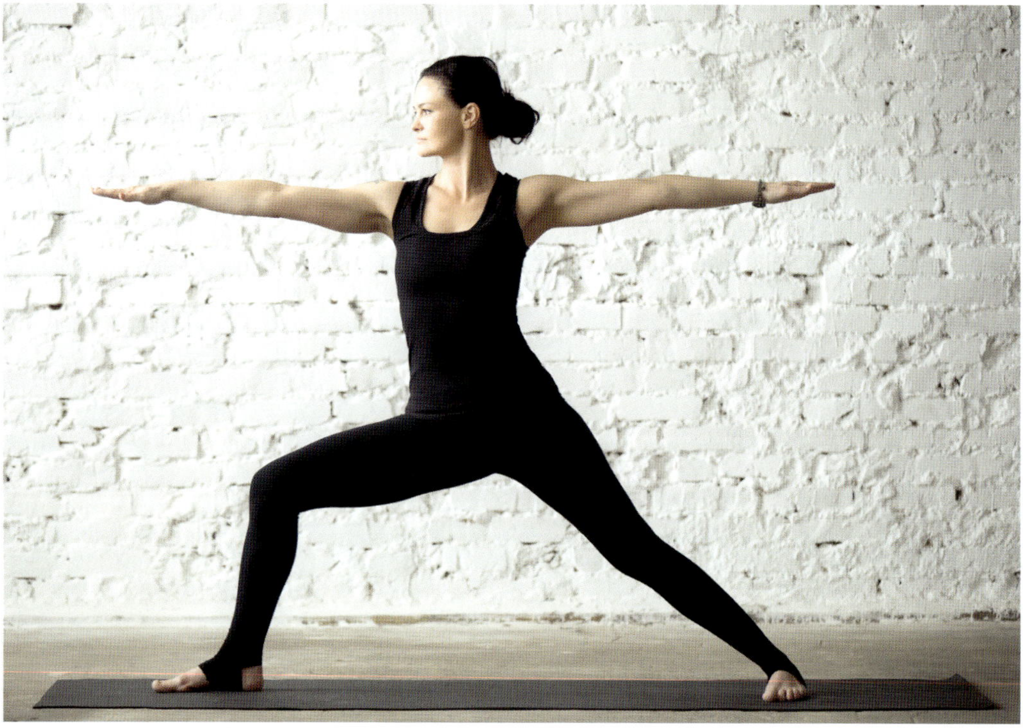

Zahlreiche Yoga-Übungen sind effektive Mobility-Übungen.

Die Übungsanforderungen werden kontinuierlich gesteigert und das Verletzungsrisiko verringert sich. Wenn du Mobility-Übungen für deine Fußgelenke machst, werden sie weniger anfällig für Verletzungen. Läufst du beispielsweise auf einem Waldweg und knickst mit dem Fuß um, kannst du besser gegensteuern und eine Verletzung verhindern oder zumindest abschwächen. Die Übungen sorgen dafür, dass sich deine Beweglichkeit umgehend verbessert. Hast du eine Körperregion, beispielsweise den Nacken, mobilisiert, dann ist dieser Bereich gut durchblutet; deshalb eignen sich Mobility-Übungen für das Aufwärmprogramm. Für langfristige Beweglichkeitsverbesserung ist jedoch regelmäßiges Mobility-Training notwendig.

Du kannst Mobility-Übungen sowohl im Fitnesstraining einsetzen als auch im Tagesverlauf durchführen. Zum Beispiel kannst du am Morgen Mobility-Übungen machen, um die Beweglichkeit in Problemstellen zu verbessern. Ebenso lohnt es sich, Übungen während einer kurzen Arbeitsunterbrechung durchzuführen, um die Haltung zu korrigieren und Verspannungen zu lösen. Du könntest beispielsweise eine Mobilisation der Handgelenke und der Wirbelsäule in einer kurzen Pause von der Schreibtischarbeit durchführen.

Wähle Übungen, die deinem Leistungsvermögen entsprechen und die du kontrolliert ausführen kannst. Bei allen Bewegungen gilt die Regel, dass die Übung korrekt und schmerzfrei ausgeführt werden muss.

Auf den folgenden Seiten findest du 2 Mobilisierungs-Programme, die du an deine Bedürfnisse anpassen kannst. Grundsätzlich kannst du alle Körperbereiche und Gelenke mobilisieren. Mache dir bewusst, was für deinen Körper wichtig ist, und wähle dementsprechend. Weiterführende Informationen und Übungen, findest du im Buch *Beweglichkeit durch Dehnen, Faszienmassage und Mobility-Übungen* (2020).

Gestaltung eines Mobility-Programms

Beim Mobility-Training ist zu unterscheiden, wann du es vornimmst: in der Aufwärmphase, in der Abwärmphase oder als eigenständige Trainingseinheit.

- In der Aufwärmphase gilt es, Muskeln, Gelenke, Sehnen und Bänder auf den Hauptteil der Sporteinheit vorzubereiten. Dazu kannst du eine Aufwärmübung und/oder einige Mobility-Übungen machen. Für das Mobilisieren beim Aufwärmen werden kurze Aktivierungen vorgenommen. Führe Übungen durch, die dich gezielt auf Anforderungen deines Sports vorbereiten und für deine Schwachstellen wichtig sind. So wird die Leistungsfähigkeit optimiert und die Verletzungsgefahr verringert.
- Zum Abschluss eines Work-outs werden häufig statische Dehnübungen empfohlen. Du kannst alternativ leichte Mobility-Übungen ausführen. Wähle ein Vorgehen, das sich für dich gut anfühlt.
- Du kannst eigenständige Trainingseinheiten durchführen, deren Hauptzweck es ist, deine Beweglichkeit intensiv zu verbessern. Diese Einheiten eignen sich am besten an trainingsfreien Tagen oder mit einigen Stunden Abstand zu einer Sporteinheit. Nutze dabei Mobility-Übungen und Dehnübungen sowie bei Bedarf auch die Massage mit der Faszienrolle. Es ist wichtig, dass sowohl allgemeine wichtige Körperbereiche als auch individuelle Schwachstellen in das Programm integriert werden. Wenn du deine Beweglichkeit in bestimmten Körperbereichen verbessern möchtest, kannst du zuerst die Mobilisation dieser Bereiche durchführen und anschließend umfangreiche Dehnübungen durchführen.

Hinweise zum Mobilisieren

Beachte folgende Hinweise, damit sich die gewünschten Trainingseffekte einstellen.

- Nimm eine stabile Ausgangsposition ein, spanne die Bauch- und die Gesäßmuskulatur an und achte auf deine Schulterposition. Prüfe während der Übung deine Körperhaltung und spanne deine Muskulatur nach, insbesondere Rumpf- und Gesäßmuskulatur.
- Führe die Bewegungen kontrolliert aus, eher langsam als schnell. Aus der Ausgangsposition bewegst du dich in die Endposition und wieder zurück, um dann die Bewegung zu wiederholen. Du musst immer die Bewegungskontrolle bewahren, auch bei anspruchsvollen Übungen.
- Wähle eine Übung beziehungsweise den Bewegungsumfang so, dass dir die Bewegung technisch korrekt gelingt. Du darfst keine Ausweichbewegungen und Fehlstellungen einnehmen. Die Bewegung kann anstrengend sein, sollte dich jedoch nicht überfordern. Sobald du Fehlstellungen benötigst und/oder Schmerzen feststellst, musst du die Übung abbrechen. Überlege, was den Schmerz verursacht hat, und nimm Anpassungen vor. Wenn der Schmerz beim nächsten Versuch erneut auftritt, dann wähle eine andere Übung. Du sollst eine Bewegung nicht mit Schmerzen abspeichern, da der Körper sonst eine Schutzhaltung einnimmt, anstatt ein neues Bewegungsmuster zu erlernen.
- Trainiere aufmerksam, um Bewegungsabläufe zu verbessern und diese im optimalen Bewegungsumfang auszuführen. Du musst dich auf die Übungsausführung konzentrieren. Achte auf die Bewegungsqualität und auf dein Körpergefühl. Nimm wahr, welche Übungen dir guttun und welche nicht. Konzentriertes Training führt zu den besten Ergebnissen.
- Atme bei fortlaufenden Bewegungen wie »M 3 Ellbogen-Kreise« durchgehend gleichmäßig ein und aus. Bei aufrichtenden Übungen wie »M 5 Rücklehnen auf der Rolle« gehe wie folgt vor: Atme ein, wenn du die zusammengezogene Position einnimmst, und atme während der Aufrichtungsphase aus.

INFO: Durchführung der Mobility-Übungen

Vor dem Krafttraining kann es lohnen, ein kurzes Mobility-Work-out durchzuführen, wie auf den folgenden Seiten beschrieben.
Nimm eine stabile Ausgangsposition ein und prüfe deine Körperposition. Achte auf die Kopfhaltung, einen geraden Rücken und gleiche Schulterhöhe. Baue Körperspannung auf, indem du die Bauch- und Gesäßmuskulatur aktivierst und die Schulterblätter nach hinten und unten ziehst.
Die Pfeile auf den Übungsbildern zeigen die Bewegungsrichtung. Führe die Übung so aus, dass du sie kontrollieren kannst und schmerzfrei bleibst. Wiederhole die Übung entsprechend deiner Trainingsplanung (circa 10 Wiederholungen). Halte die Pausen kurz und gehe zügig von einer Bewegung zur nächsten über.

Programm: Mobilisierung der Handgelenke und der Schultern

Hier werden Möglichkeiten gezeigt, um Handgelenke und Schultern zu mobilisieren. Teste die Übungen und nutze was dir hilft.

Führe kontrollierte Wiederholungen aus und erweitere dabei den Bewegungsumfang.

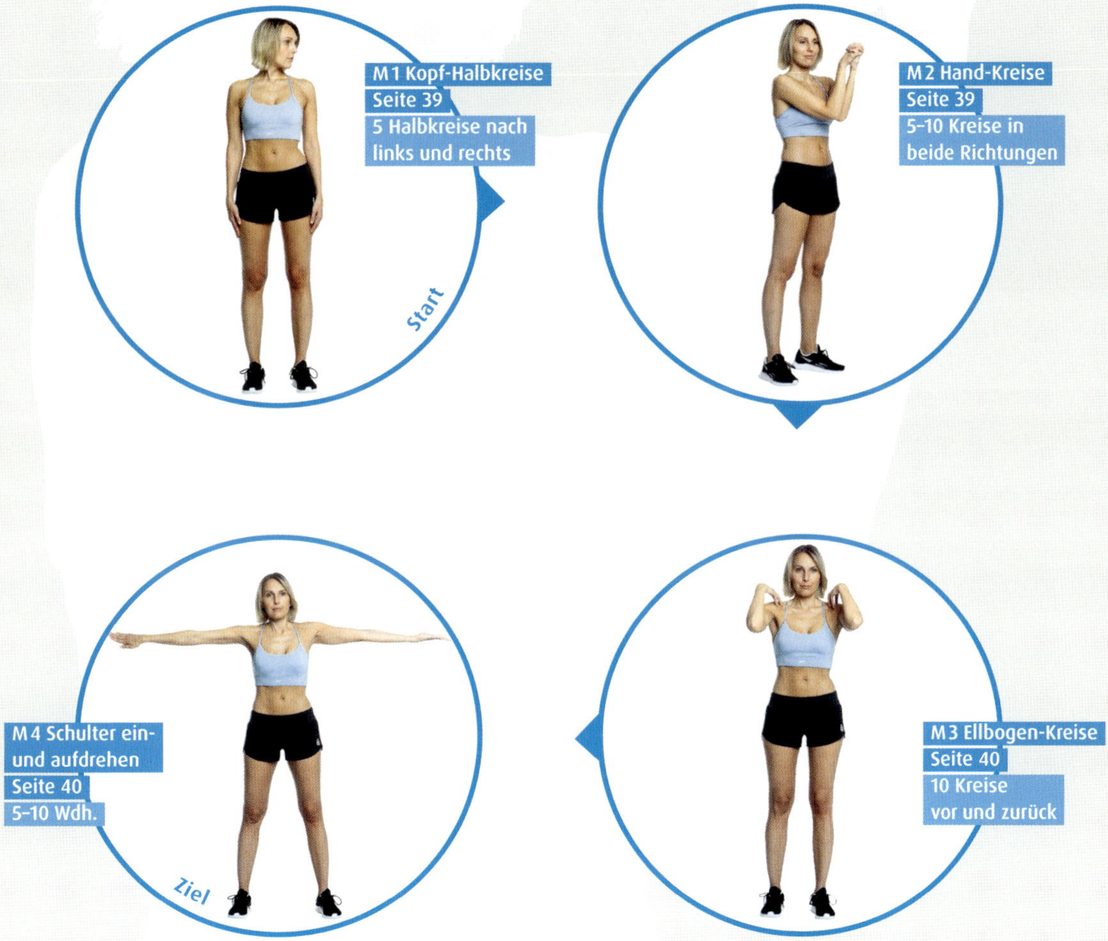
M1 Kopf-Halbkreise
Seite 39
5 Halbkreise nach links und rechts
Start
M2 Hand-Kreise
Seite 39
5–10 Kreise in beide Richtungen
M3 Ellbogen-Kreise
Seite 40
10 Kreise vor und zurück
M4 Schulter ein- und aufdrehen
Seite 40
5–10 Wdh.
Ziel

M1 Kopf-Halbkreise

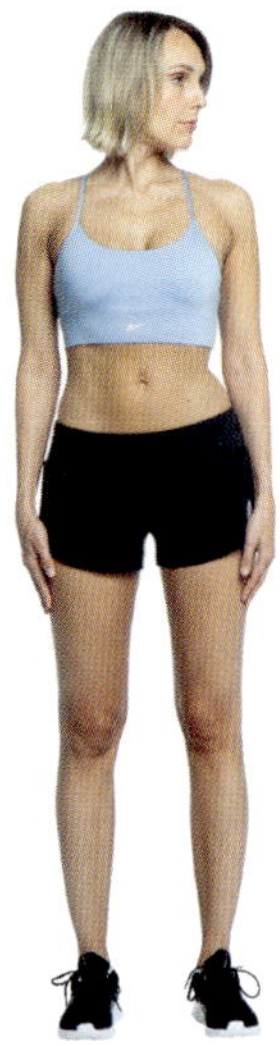

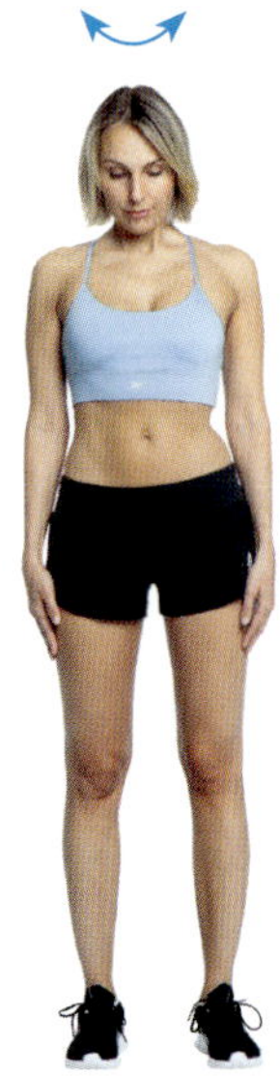

Der Halbkreis von links über unten nach rechts.

Im aufrechten Stand machst du langsame Halbkreise mit dem Kopf nach links und rechts

(A)–(B). Führe das Kinn über unten zur anderen Seite, bewege es nicht nach oben.

M2 Hand-Kreise

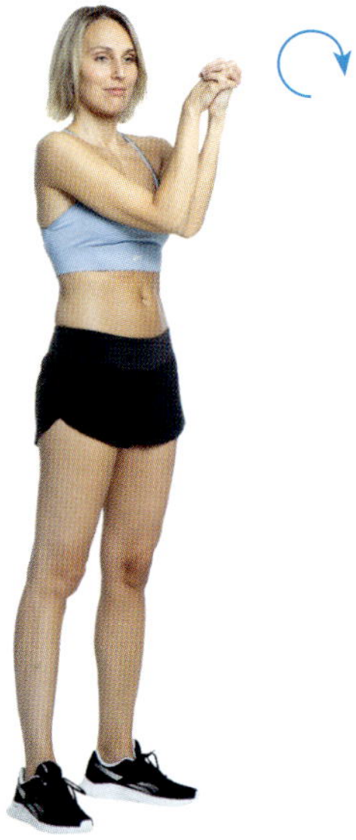

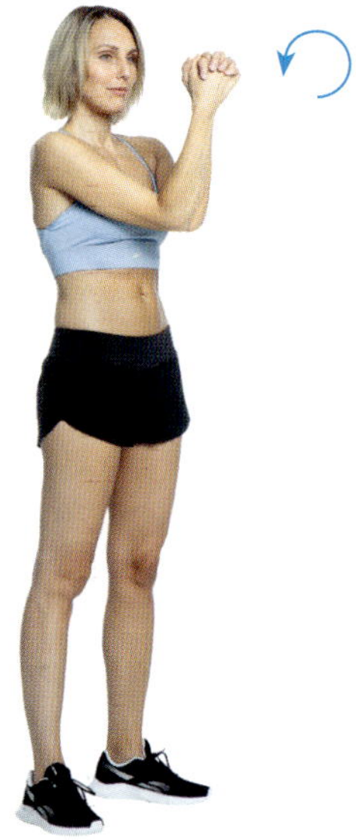

»Hand-Kreise«

Im aufrechten Stand hast du die Finger ineinandergelegt, mit den Unterarmen zusammen.

Kreise die Hände mehrfach in beide Richtungen (A)–(B).

M3 Ellbogen-Kreise

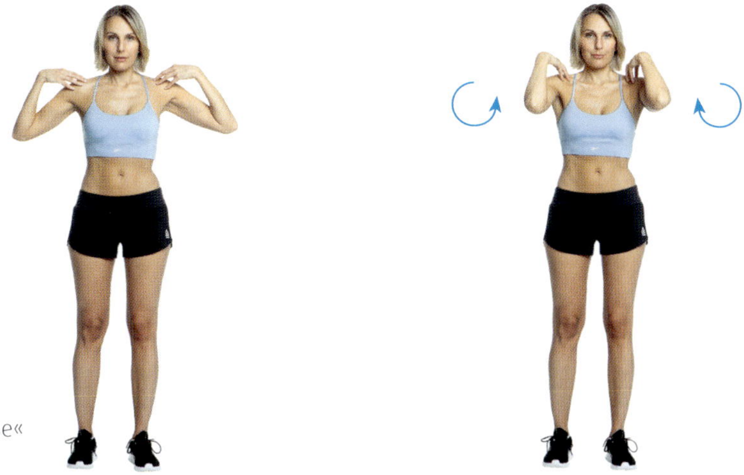

»Ellbogen-Kreise«

Lege die Fingerspitzen auf die Schultern, die Ellbogen zeigen nach außen (A). Mache zuerst einige große Ellbogen-Kreise nach vorn (B) und dann die Kreise nach hinten. Alternativ kannst du mit gestreckten Armen kreisen.

M4 Schulter ein- und aufdrehen

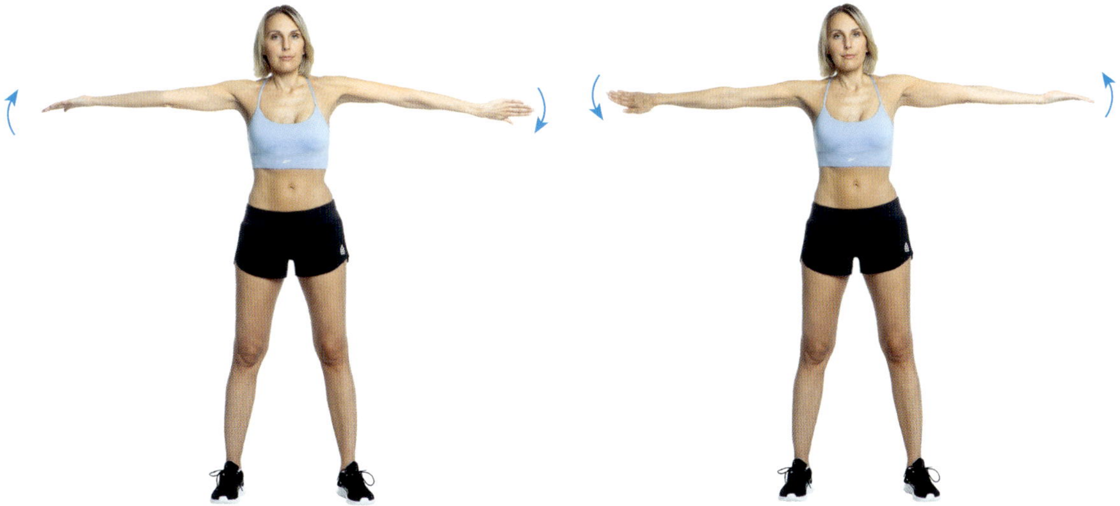

Der Bewegungsablauf.

Die Arme sind waagerecht nach außen gestreckt. Die Handflächen zeigen nach unten und die Daumen sind abgespreizt. Drehe die linke Schulter auf, indem du den Daumen so weit wie möglich über oben nach unten drehst. Gleichzeitig drehst du den rechten Arm ein (A). Drehe dann entgegengesetzt (B). Halte die Hände auf Schulterhöhe und die Arme gestreckt.

Programm: Mobilisierung der Wirbelsäule

Hier werden Möglichkeiten gezeigt, um unterschiedliche Bereiche der Wirbelsäule zu mobilisieren. Teste die Übungen und nutze was dir hilft. Führe kontrollierte Wiederholungen aus und erweitere dabei den Bewegungsumfang. Wenn du keine Rolle hast, kannst du ein Handtuch eng rollen und mit Klebestreifen fest fixieren.

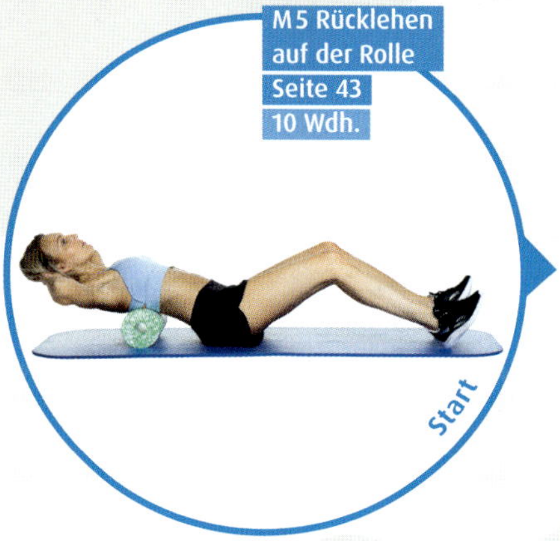

M5 Rücklehen auf der Rolle
Seite 43
10 Wdh.

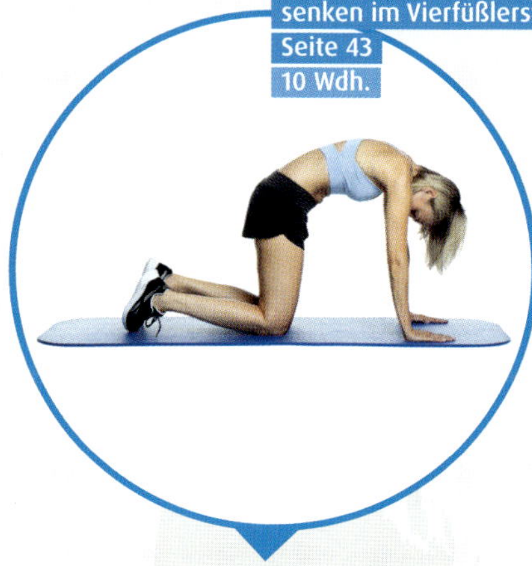

M6 Rücken runden und senken im Vierfüßlerstand
Seite 43
10 Wdh.

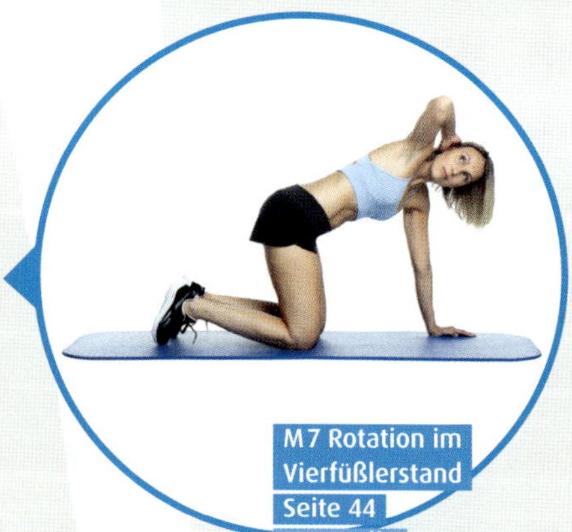

M7 Rotation im Vierfüßlerstand
Seite 44
5–10 Wdh.

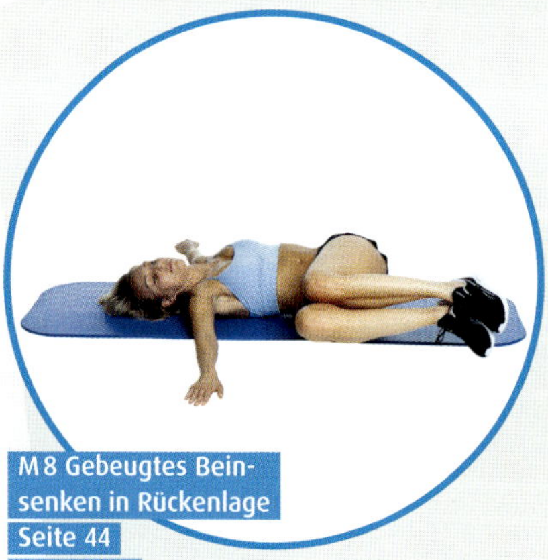

M8 Gebeugtes Beinsenken in Rückenlage
Seite 44
5–10 Wdh.

M5 Rücklehnen auf der Rolle

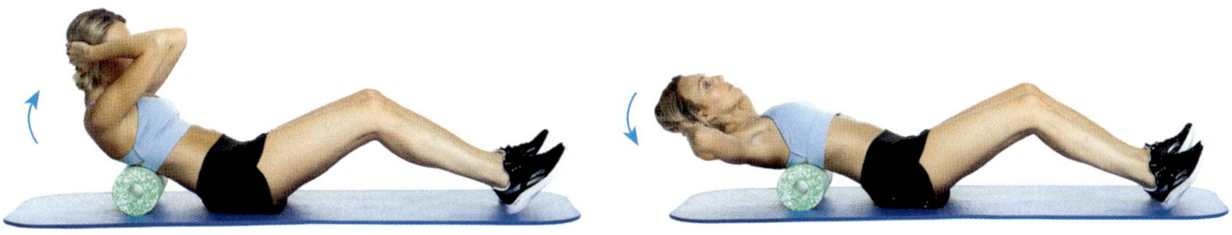

Der Bewegungsablauf.

Lege dich mit dem Rücken auf die querliegende Rolle; sie liegt unterhalb der Schulterblätter an. Die Hände stützen leicht den Hinterkopf, mit den Ellbogen nach außen gerichtet. Atme ein und rolle dich ein, wobei du die Ellbogen zueinander bewegst (A). Atme langsam aus und lehne dabei die Arme und den Oberkörper vorsichtig zurück (B). Danach rollst du dich wieder ein, bevor du dich etwas weiter zurücklehnst.

M6 Rücken runden und senken im Vierfüßlerstand

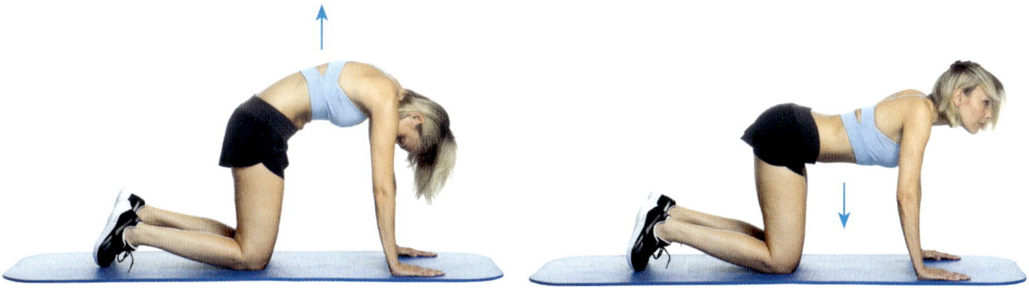

Der Bewegungsablauf.

Du befindest dich im Vierfüßlerstand, die Hände sind unter den Schultern und die Knie unter den Hüften. Du befindest dich in neutraler Position, d.h. der Rücken ist gerade. Atme aus und ziehe den Bauchnabel weit nach oben, wodurch du den Oberkörper nach oben rundest und gleichzeitig das Kinn zur Brust bewegst (A). Atme ein und senke den Bauchnabel und somit den Rücken, wodurch du in ein Hohlkreuz kommst. Kippe das Becken dabei nach vorn. Spanne erst die Schultern zusammen und hebe dann den Kopf an (B). Halte kurz die Position, bevor du den Oberkörper wieder rundest.

M7 Rotation im Vierfüßlerstand

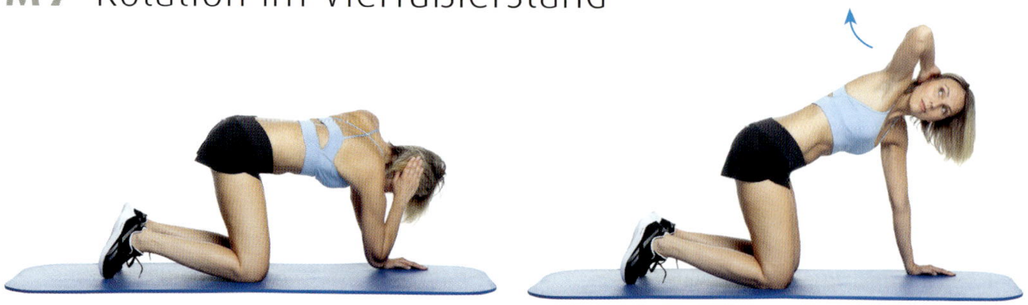

Der Bewegungsablauf.

Du befindest dich im Vierfüßlerstand, mit den Händen unter den Schultern. Hebe den rechten Arm an und lege die Hand leicht an den Hinterkopf; der rechte Ellbogen zeigt nach außen. Atme ein, drehe den Ellbogen nach innen und nehme dabei den Oberkörper mit (A). Atme langsam aus und drehe den Körper auf (B).

Achte darauf, dass du das Becken möglichst gerade hast und spanne dazu die Gesäßmuskulatur an. Führe mehrere Wiederholungen aus und halte bei der letzten Wiederholung die Endposition für 3–5 Atemzüge. Danach mobilisierst du die andere Seite.

M8 Gebeugtes Beinsenken in Rückenlage

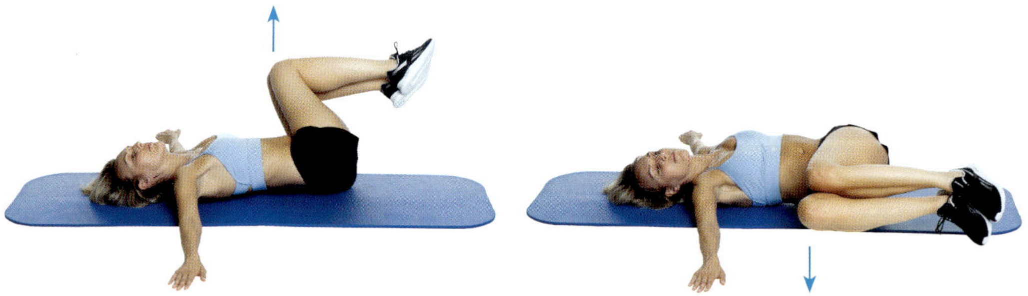

Der Bewegungsablauf.

Du liegst auf dem Rücken mit den Beinen angezogen in der Luft. Die Arme hast du zur Seite gestreckt, die Handflächen sind auf dem Boden. Senke die Beine abwechselnd zur linken (A) und rechten Seite (B). Führe 5–10 Wiederholungen zu beiden Seiten in moderater Geschwindigkeit aus und vergrößere dabei den Bewegungsumfang.

Dehnen

Das regelmäßige Ausführen von Dehnübungen ist für Fitnesssportler wichtig, um die Anforderungen im gewünschten Bewegungsumfang ausführen zu können und zu verhindern, dass langfristig Verkürzungen entstehen. Die Dehnübungen verbessern zudem die Körperhaltung und fördern die Entspannung. Du lernst deine Muskulatur besser wahrzunehmen und kannst Körpersignale wie Überlastungsanzeichen frühzeitig erkennen. Deshalb gehören Dehnübungen zum Work-out, gleich in welcher Trainingsphase du sie einsetzt.

Ob statisches Dehnen beim Aufwärmen sinnvoll ist, wird vielfältig diskutiert. Ich vertrete den Ansatz, dass du kurzzeitig ausgeführte Dehnübungen mit Haltedauern von maximal 10 Sekunden (»Andehnen«) im Aufwärmprogramm nutzen kannst, wenn sie dir helfen, Verspannungen zu beseitigen. Empfindest du Dehnübungen beim Aufwärmen jedoch nicht als vorteilhaft, dann verzichte darauf und nutze Mobility-Übungen oder eine andere Vorgehensweise, die dich gut auf den Hauptteil der Sporteinheit vorbereitet.

Das Dehnen im Abwärmprogramm gilt als unstrittig. Mache einige Übungen, um Verspannungen nach der Sporteinheit zu lösen und die Regenerationsprozesse und die Entspannungsphase einzuleiten.

Haben sich Einschränkungen in deiner Beweglichkeit entwickelt, dann empfehlen sich eigenständige Dehneinheiten. Außerdem kannst du im Tagesverlauf, wenn du eine Verspannung fühlst, eine Dehnposition einnehmen, um diese

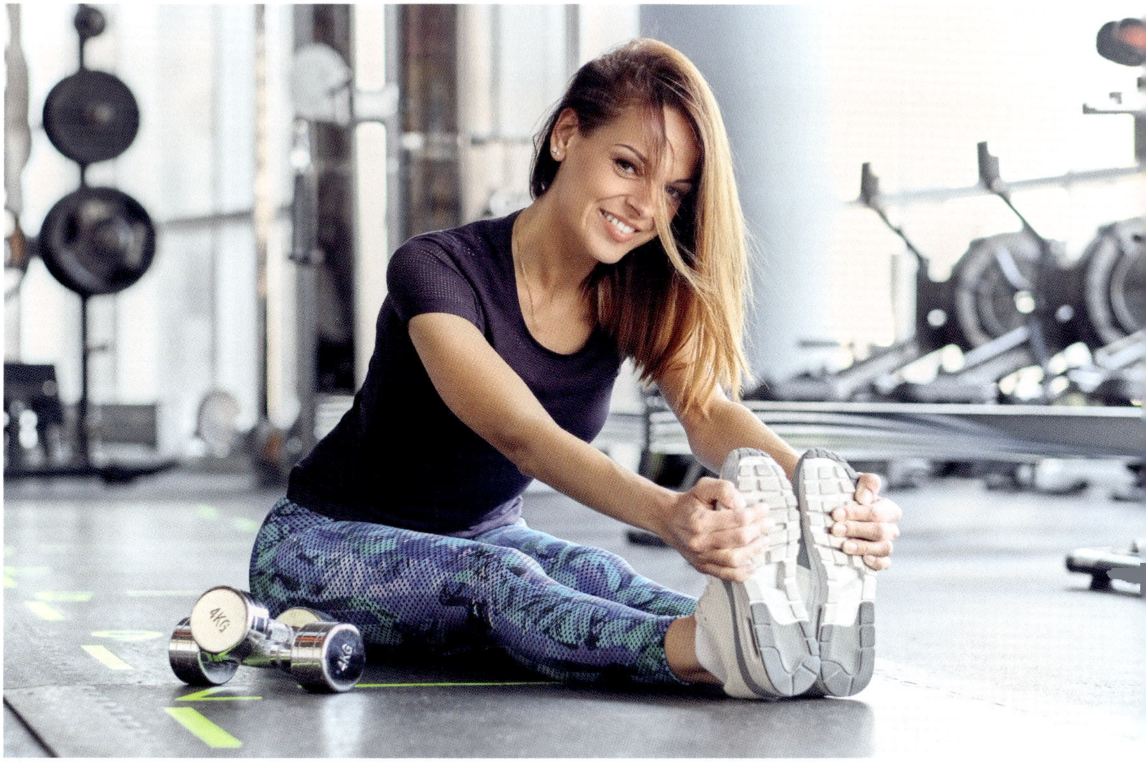

Bewege dich vorsichtig in die Dehnposition und halte diese Stellung.

Verspannung zu beseitigen. Wenn du weiterführende Informationen und eine größere Übungsauswahl möchtest, findest du dies im Buch *Best Stretching* (2017).

Gestaltung eines Dehnprogramms

Bei deinen Überlegungen zur Auswahl deines Dehnprogramms musst du unterscheiden, wann du beabsichtigst zu dehnen: in der Aufwärmphase, Abwärmphase oder beim Dehnen als Hauptteil des Trainings.

- Das Dehnen in der Aufwärmphase hat den Zweck, lokale Verspannungen zu beseitigen und soll somit sicherstellen, dass du bei dem folgenden Fitnesstraining nicht im Bewegungsrahmen eingeschränkt bist. Dazu verbleibst du in den Positionen nur jeweils maximal 10 Sekunden/3 Atemzüge, was als »Andehnen« bezeichnet wird. Du kannst einzelne Übungen oder auch ein kurzes Ganzkörperprogramm durchführen.
- In der Abwärmphase des Work-outs widmest du dich den Muskeln, die sich nach dem Krafttraining deutlich verspannt anfühlen. So stellst du sicher, dass deine Muskeln beweglich bleiben, und zudem hilft es dir vom Training abzuschalten.
- Beabsichtigst du deine Beweglichkeit schnell zu verbessern, dann musst du eigenständige Trainingseinheiten machen. Wärme dich 5–10 Minuten lang auf. Dann dehnst du alle Muskelgruppen ausführlich und deine Schwachstellen besonders intensiv. Mache 2–3 Durchgänge, halte dabei die Dehnpositionen mindestens 20 Sekunden (mindestens 7 Atemzüge). Du erzielst schnelle Erfolge in deinem Dehntraining, wenn du dich mindestens 2-mal wöchentlich intensiv dehnst.

Hinweise zum Dehnen

Beachte die folgenden Hinweise, damit sich die positiven Dehneffekte einstellen.

- Beginne in einer stabilen Ausgangsposition. Eine unsichere Position könnte bei einer hohen Dehnintensität dazu führen, dass du die optimale Position überschreitest und dich verletzt. Du musst dich langsam in die Dehnposition hineinbewegen, um den richtigen Dehnreiz zu finden.
- Nutze die für dich momentan geeignete Dehnposition. Deine Beweglichkeit kann sich tagtäglich etwas unterschiedlich darstellen; es kann also sein, dass du in einer vorherigen Trainingseinheit bereits eine intensivere Position erreicht hast. Wenn Schmerzen auftreten, musst du die Dehnposition verringern, da sonst der Muskel verhärtet. Die Beweglichkeit der Muskulatur verbessert sich, indem du den entspannten Muskel langsam an die neue Position gewöhnst und regelmäßig übst.
- Nachdem du die richtige Dehnposition gefunden hast, nutze eine der folgenden Dehnmethoden. Atme gleichmäßig und nimm wahr, wie die Muskelspannung nachlässt. Die Erweiterung der Dehnposition nimmst du bei einer Ausatmung vor. Löse dich anschließend vorsichtig wieder aus der Dehnung.

Dehnmethoden

Die folgenden Dehnmethoden werden von vielen Fitnesssportlern erfolgreich eingesetzt. Für einen Atemzug wird eine Dauer von etwa 3 Sekunden angenommen.

- Bei der Methode **»Entspannen – Erweitern«** nimmst du zuerst vorsichtig eine Position mit leichtem Dehnreiz ein. Zum Training deiner Beweglichkeit mache die Übung für mindestens 20 Sekunden, wozu du lautlos auf

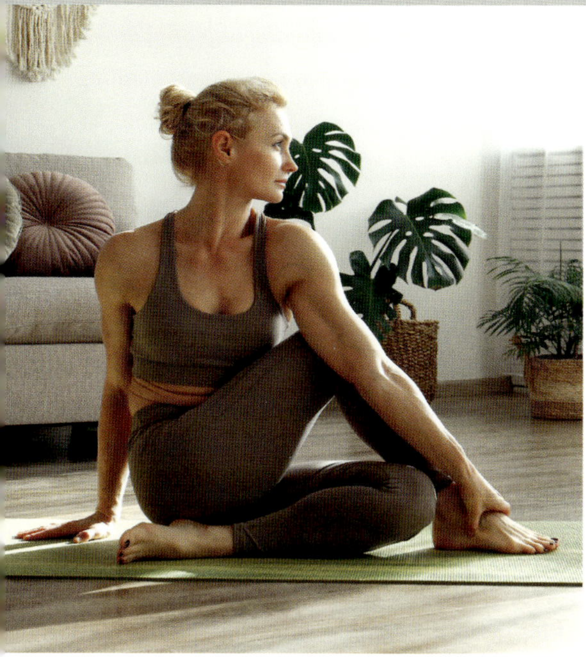

Entspanne dich und atme gleichmäßig, während du dich in der Dehnposition befindest.

7 Atemzüge zählen kannst. Oder du gehst instinktiv vor. Entspanne dabei bewusst die Muskulatur und atme gleichmäßig. Dann kannst du die Position erweitern, bis du einen erneuten Dehnreiz spürst. Du kannst dies wiederholen, die mögliche Dehnerweiterung wird geringer. Nach der Dehnung bewegst du dich vorsichtig aus der Position heraus. Dehnst du dich allerdings beim Aufwärmen, dann halte die Dehnposition nur etwa 10 Sekunden/3 Atemzüge (»Andehnen«) und erweitere die Position nicht mehr, um eine Verringerung des Muskeltonus und somit eine Reduktion der Leistungsfähigkeit zu vermeiden.

- Auch bei der Methode **»Anspannen – Entspannen – Erweitern«** bewegst du dich langsam in eine Position, in der du einen leichten Dehnreiz spürst. Dann spannst du die zu dehnende Muskulatur mit mittlerer Intensität gegen einen Widerstand, ohne dabei die Position zu verändern. Als Widerstand kannst du eine Wand, eine Stange, den Boden oder den Trainingspartner nutzen. Du kannst die Spannung alternativ gegen einen imaginären Widerstand aufbauen. Halte die Spannung mit mittlerer Intensität für etwa 6 Sekunden (2 Atemzüge). Von kürzeren Anspannungen mit voller Intensität ist abzuraten, da daraus eine erhöhte Verletzungsgefahr resultiert. Nun entspannst du die aktivierte Muskulatur für etwa 3 Sekunden (1 Atemzug), ohne die Position zu verlassen. Danach intensivierst du die Position, bis du wieder einen leichten Dehnreiz spürst, und wiederholst das »Anspannen – Entspannen – Erweitern«. Beim Aufwärmen kannst du die Dehnposition einmal intensivieren, in der Abwärmphase sowie im Dehntraining kannst du dies mehrfach ausführen. Du wirst feststellen, dass bei jedem Durchgang die mögliche Erweiterung der Position geringer wird.

INFO: Durchführung der Dehnübungen

Nimm eine Ausgangsposition ein, in der du einen leichten Dehnreiz spürst. Dehne dich entweder nach der Methode »Entspannen – Erweitern« oder nach der Methode »Anspannen – Entspannen – Erweitern«. Selbst wenn eine Übung nur zu einer Körperseite beschrieben ist, musst du immer beide Seiten dehnen.

Dehnprogramm

Das Programm dehnt oft verspannte Muskeln mit einer möglichst geringen Anzahl an Übungen. Du kannst es verkürzen, wenn du dich nur bestimmten Verspannungen widmen möchtest. Ebenso kannst du es durch Variation und Verlängerung mit dir bekannten Übungen anpassen.

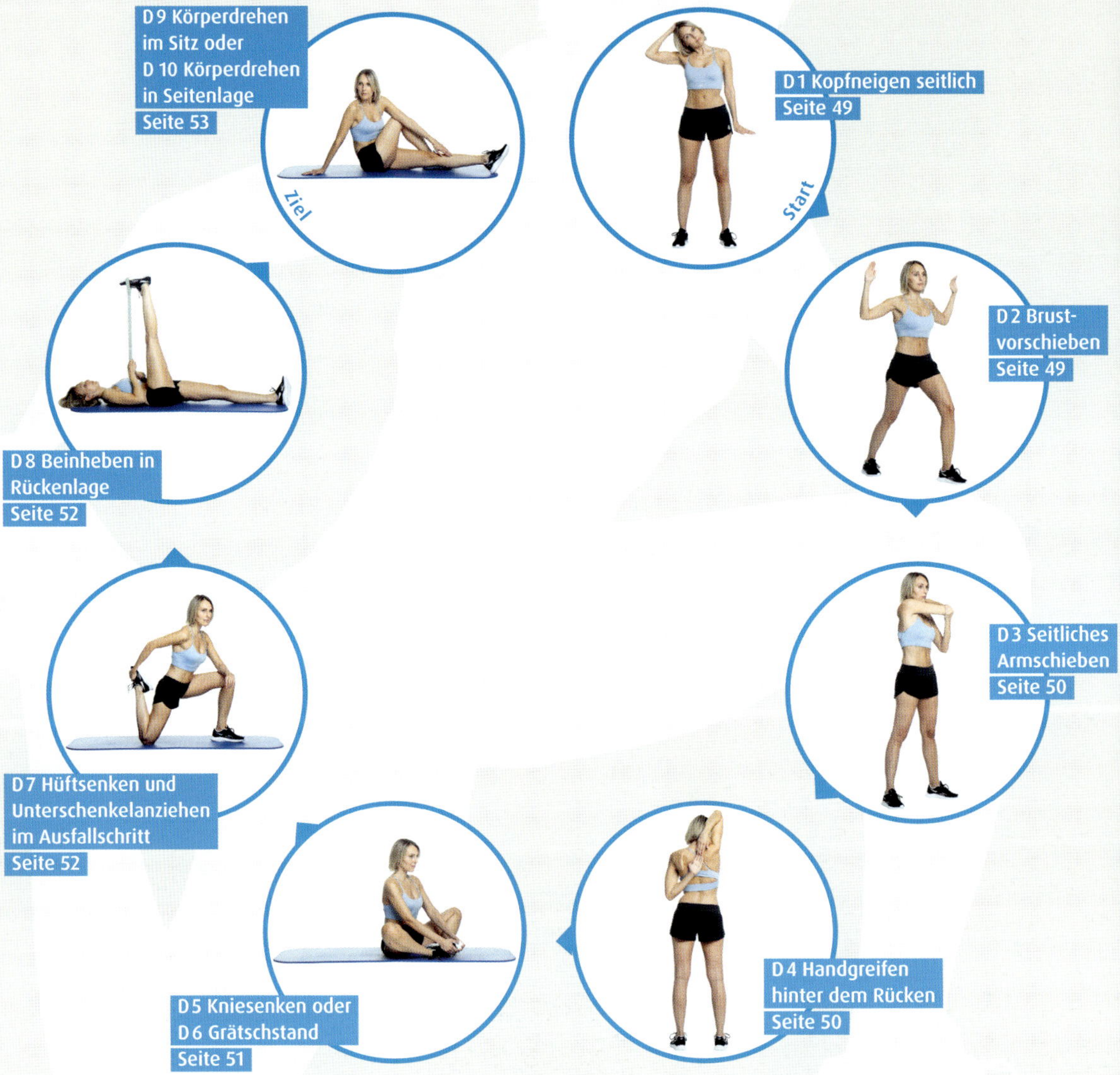

Start
D 1 Kopfneigen seitlich
Seite 49
D 2 Brustvorschieben
Seite 49
D 3 Seitliches Armschieben
Seite 50
D 4 Handgreifen hinter dem Rücken
Seite 50
D 5 Kniesenken oder
D 6 Grätschstand
Seite 51
D 7 Hüftsenken und Unterschenkelanziehen im Ausfallschritt
Seite 52
D 8 Beinheben in Rückenlage
Seite 52
D 9 Körperdrehen im Sitz oder
D 10 Körperdrehen in Seitenlage
Seite 53
Ziel

D1 Kopfneigen seitlich

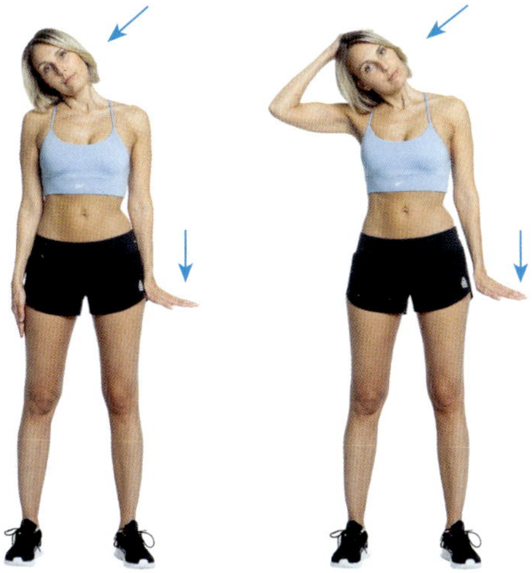

Um die Hals- und die Nackenmuskulatur zu dehnen, stellst du dich gerade hin und lehnst den Kopf zur rechten Seite. Schiebe langsam den linken Arm eng am Körper nach unten (A), bis du einen leichten Dehnreiz in der Nackenmuskulatur spürst, und führe die gewählte Dehnmethode aus.
Wenn die Dehnspannung nachlässt, greifst du mit dem rechten Arm über den Kopf (B) und ziehst ihn weiter nach unten, bis du einen erneuten Reiz spürst. Anschließend dehnst du die andere Seite.

Das seitliche Kopfneigen.

D2 Brustvorschieben

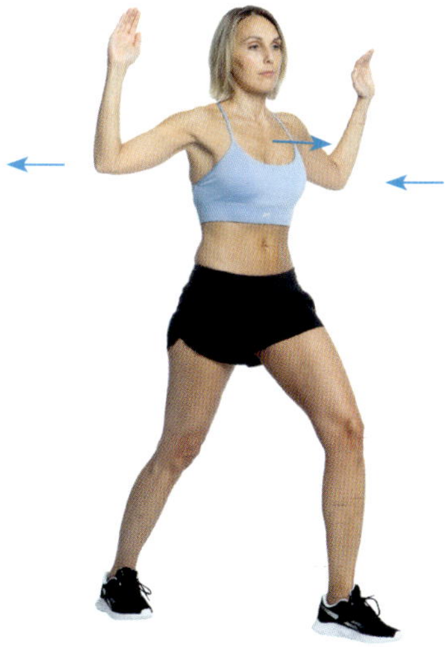

Die Dehnung in U-Haltung.

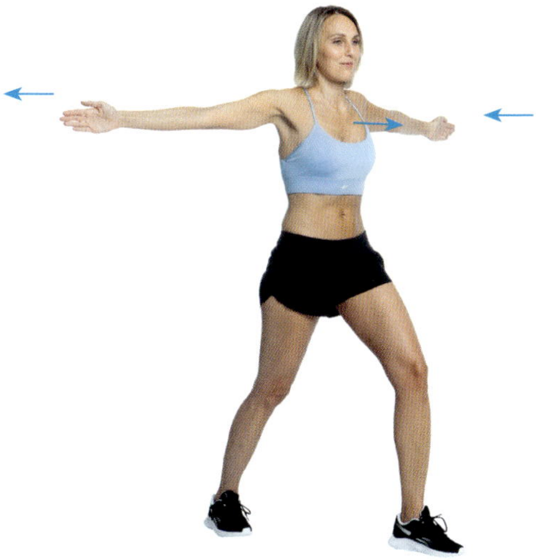

Die Variante mit gestreckten Armen.

Diese Übung dehnt die Brust-, die vordere Schulter- und die vordere Oberarmmuskulatur. Du stehst im beginnenden Ausfallschritt. Die Arme sind u-förmig angehoben. Schiebe den Brustkorb vor und die Arme zurück, bis du einen leichten Dehnreiz spürst (A). Wenn du die Arme gestreckt hast, intensivierst du die Dehnung der vorderen Oberarmmuskulatur (B).

D3 Seitliches Armschieben

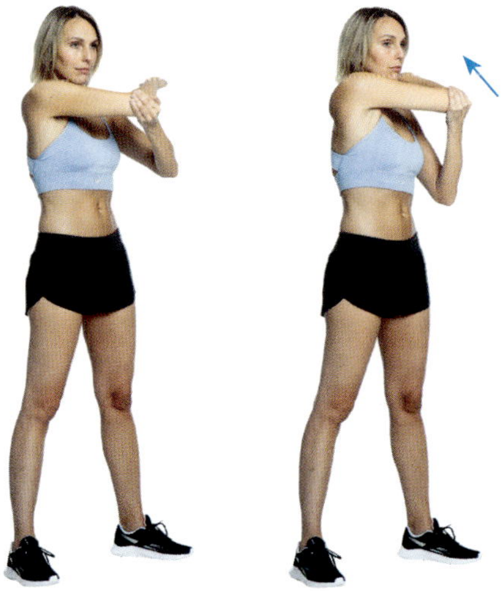

Das seitliche Armschieben.

Mit dieser Übung dehnst du die Schulter-, die hintere Oberarm- und die obere Rückenmuskulatur. Du stehst aufrecht, mit dem rechten Arm in Schulterhöhe vor dem Körper. Drücke mit der linken Hand oberhalb des Ellbogens (A) und schiebe so den rechten Arm, am Kopf vorbei, seitlich nach hinten (B), bis du den Dehnreiz spürst. Anschließend dehnst du die linke Seite.

D4 Handgreifen hinter dem Rücken

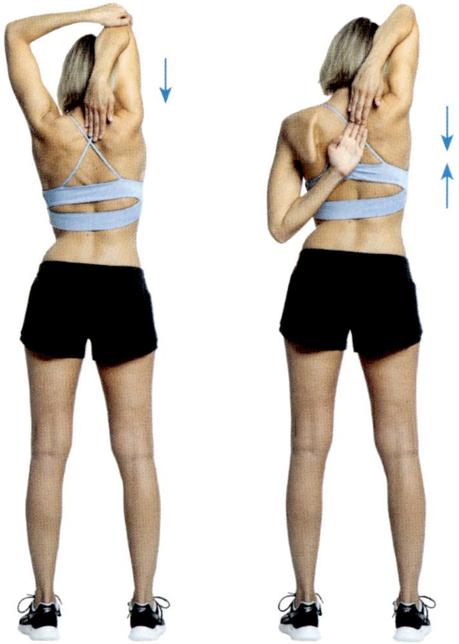

Die erste und die zweite Dehnposition.

Die Übung dehnt die Schulter-, die Arm-, die Brust- und die obere Rückenmuskulatur. Stelle dich aufrecht hin und lasse den rechten Unterarm hinter dem Kopf nach unten hängen. Nun schiebe mit der linken Hand den rechten Ellbogen gerade nach unten (A), bis du einen Dehnreiz spürst.

Nach der Dehnung in der ersten Position verbleibt der rechte Arm in dieser Stellung. Die linke Hand führst du nun von unten nach oben hinter dem Rücken, bis du einen erneuten Dehnreiz spürst. Du kannst die Hände entlang eines Handtuchs aufeinander zu bewegen. Fortgeschrittenen gelingt es, dass sich beide Hände greifen (B).

D5 Kniesenken

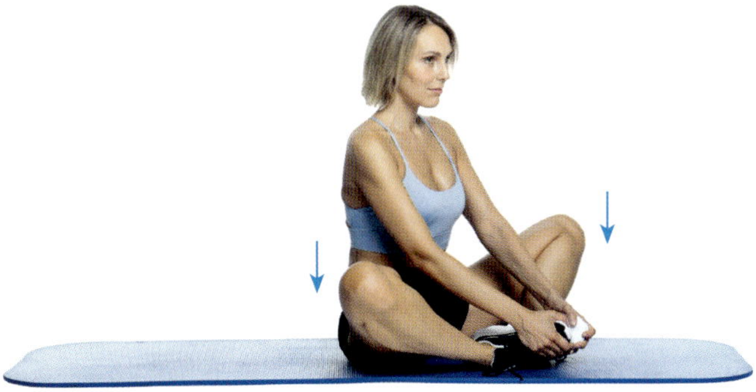

Das Kniesenken im Sitz.

Diese Übung dehnt die innere Oberschenkelmuskulatur. Setze dich aufrecht hin mit den Fußsohlen aneinander, sodass die Knie nach außen zeigen. Ziehe die Füße so weit wie möglich zu dir und schiebe die Hüften vor. Nun lässt du die Knie nach außen sinken (A). Du kannst mit den Armen etwas Druck auf die Knie hinzufügen.

D6 Grätschstand

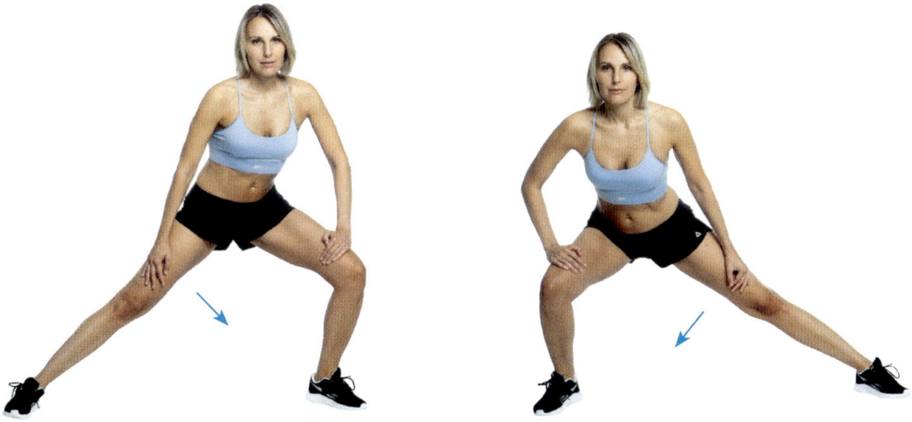

Das Dehnen im Grätschstand.

Diese Übung dehnt hauptsächlich die innere Oberschenkelmuskulatur und zusätzlich die hintere Oberschenkel- und die Wadenmuskulatur. Spreize im aufrechten Stand die Beine auseinander, bis du eine leichte Dehnspannung spürst. Achte darauf, dass die Hüften nach vorn ausgerichtet bleiben und nicht nach hinten ausweichen. Wenn die Dehnspannung nach einigen Sekunden nachlässt, beuge ein Bein, bis du erneut eine Dehnung spürst, und dehne diese Seite (A). Anschließend streckst du das Bein und führst die Dehnung zur anderen Seite aus (B). Danach kannst du dich etwas tiefer in den Grätschstand begeben

D7 Hüftsenken und Unterschenkelanziehen im Ausfallschritt

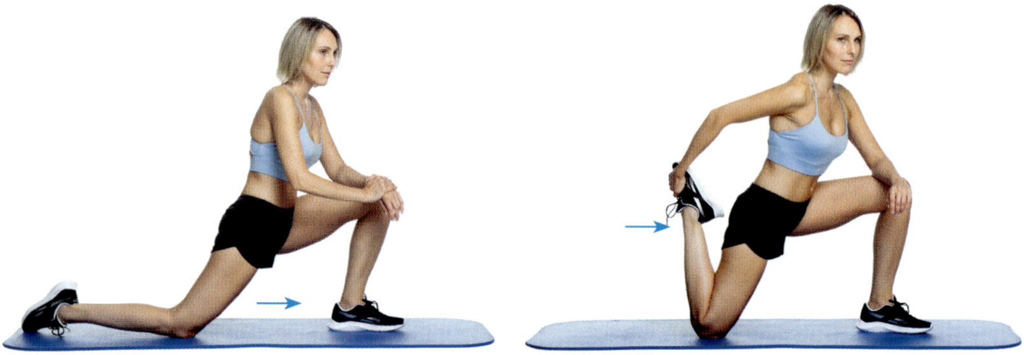

Die erste und die zweite Dehnposition.

Diese Übung dehnt die Hüft- und die vordere Oberschenkelmuskulatur. Beginne mit einem großen Ausfallschritt und lege das hintere Bein auf dem Boden ab. Entspanne die Hüfte und lasse sie nach vorn unten sinken (A), bis du die Dehnspannung spürst. Zur Stabilisierung kannst du dich mit den Händen auf dem Boden abstützen. Nach der Dehnung in der ersten Position gibst du etwas nach und ziehst dann den Unterschenkel in Richtung Gesäß (B).

D8 Beinheben in Rückenlage

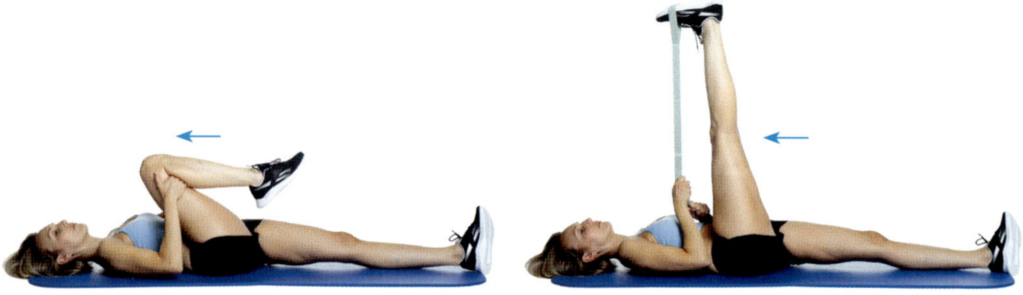

Die erste und die zweite Dehnposition.

Diese Übung dehnt die hintere Oberschenkel-, Waden-, Rücken- und Gesäßmuskulatur. In Rückenlage greifst du unter ein Knie, ziehst es zum Körper (A), und verbleibst in dieser ersten Dehnposition.
Danach lässt du etwas nach und streckst das Bein. Ziehe das gestreckte Bein mit den Händen oder alternativ mit einem Handtuch, Gürtel oder Seil in Richtung Oberkörper (B), bis du eine erneute Dehnspannung spürst (zweite Dehnposition). Das andere Bein bleibt auf dem Boden. Anschließend dehnst du die andere Seite.

D 9 Körperdrehen im Sitz

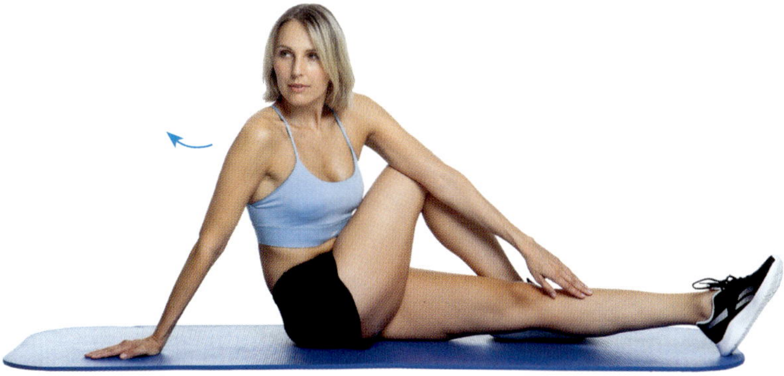

Die zweite Dehnposition.

Diese Übung dehnt die Gesäß-, äußere Oberschenkel- und Rückenmuskulatur. Du sitzt mit gestreckten Beinen und aufrechtem Oberkörper auf dem Boden. Stelle den rechten Fuß über das linke Bein auf den Boden und ziehe das Knie möglichst nahe an dich heran (A).

Nachdem du in der ersten Position gedehnt hast, legst du den linken Ellbogen an die Außenseite des rechten Knies und drehst Kopf und Oberkörper im Uhrzeigersinn (B), bis du erneut einen Dehnreiz spürst.

D 10 Körperdrehen in Seitenlage

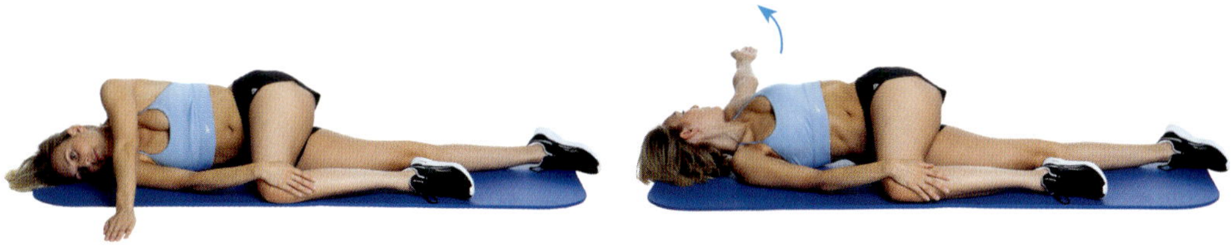

Der Bewegungsablauf.

Diese Übung dehnt die Rumpf-, Brust-, vordere Schulter- und die vordere Oberarmmuskulatur. Begib dich in Seitenlage, das obere Bein ist angezogen und das untere Bein gestreckt abgelegt. Fixiere das obere Bein mit der unteren Hand am Boden (A). Nun drehst du den Rumpf zur anderen Seite, der obere Arm und der Kopf bewegen sich mit (B). Geübte können die obere Schulter und den oberen Arm auf dem Boden ablegen. Anschließend führst du die Drehung zur anderen Seite aus.

Ist dir die Übung zu intensiv, dann begib dich in Rückenlage mit angezogenen Beinen. Lass die gebeugten Beine zur Seite sinken.

TEIL 4:

Dein Krafttraining

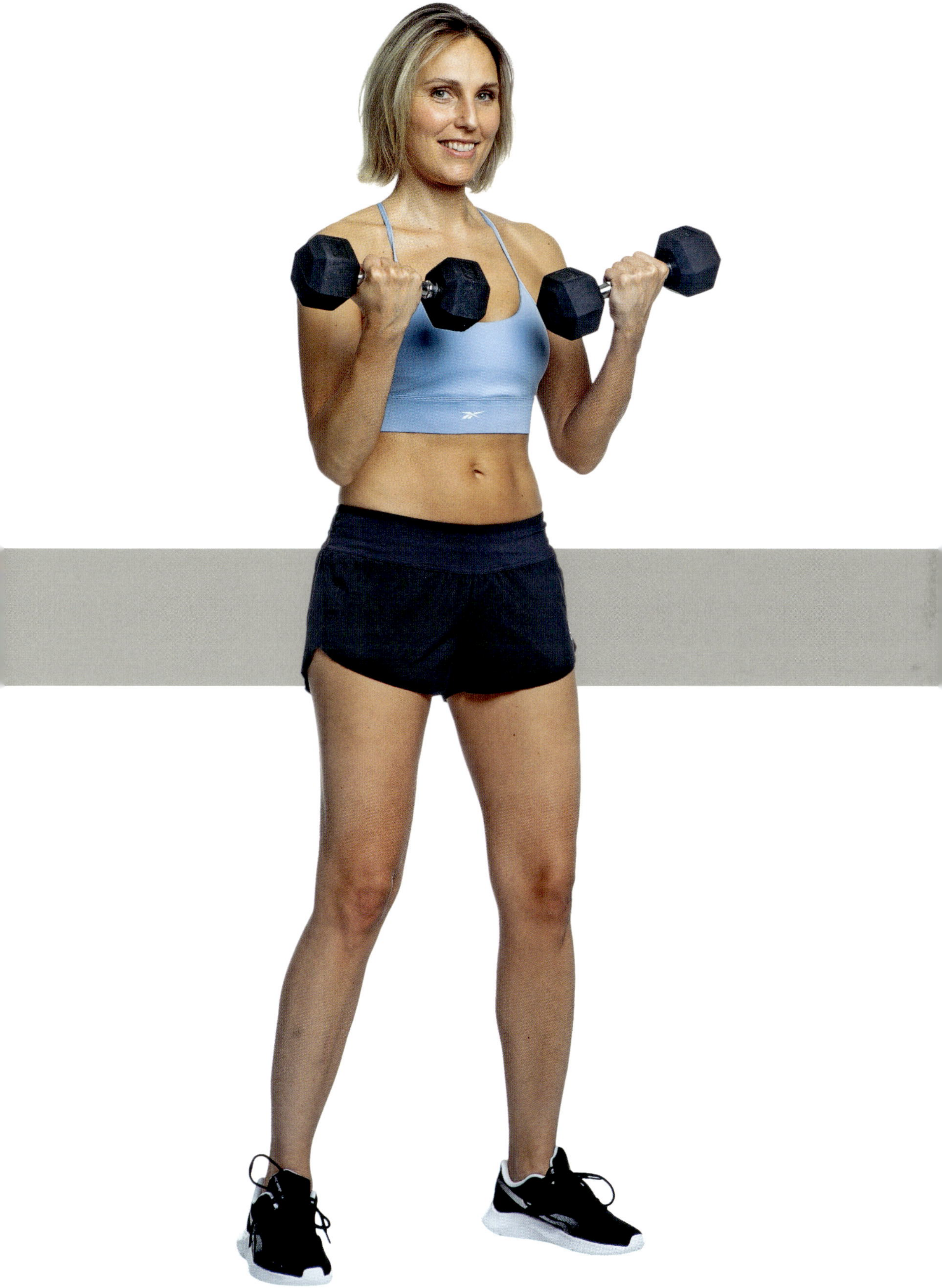

Der Start

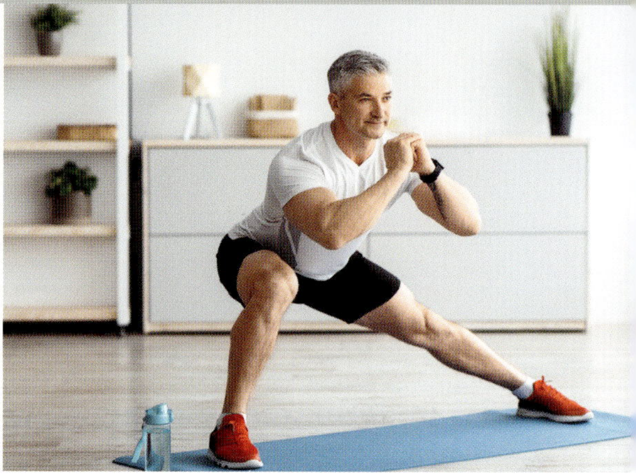

Großes Leistungsvermögen entwickelst du mit geplantem Training.

Bevor du dein Krafttraining startest, gilt es, einen Trainingsplan zu erstellen, der zu dir passt. Lege zuerst die Länge der Trainingsperiode (6–12 Wochen) und deine Wocheneinteilung fest. Wähle dann dazu das oder die passenden Workouts aus. Halte dich für 6–12 Wochen an deinen Plan und führe dann einige Anpassungen durch. Hier sind verschiedene Möglichkeiten aufgezeigt, wie du die Trainingswoche effektiv gestalten kannst. Du kannst 2–4 Krafteinheiten pro Woche durchführen. Wenn du eher wenig beweglich bist, ist es ratsam, für einige Wochen Trainingseinheiten hinzuzufügen, die sich intensiv dem Dehnen und Mobilisieren widmen. Übst du bereits regelmäßig eine Sportart aus, dann sind dafür im Plan Einheiten vorgesehen. Alternativ kannst du auch eine Ausdauereinheit (z. B. Schwimmen, Radfahren oder Laufen) durchführen oder eine Pause einlegen.
Für langfristigen Erfolg ist es wichtig, die Entwicklung deiner körperlichen Leistungsfähigkeit in einem Trainingsbuch zu protokollieren (Seite 10–11).
Iss gesunde Nahrungsmittel und verzehre ausreichend Protein, um Regeneration und Wachstum der Muskulatur zu ermöglichen. Als empfehlenswert gilt für Fitnesssportler eine Eiweißmenge von 1,5–2 Gramm pro Kilo Körpergewicht.

Die Wochenpläne sind so gestaltet, dass du ausreichend Pausen hast und dich erholen kannst. Wenn du an einem geplanten Trainingstag sehr müde bist oder keine Zeit für das Training hast, kannst du einen zusätzlichen Regenerationstag einlegen. Genieße sowohl Regenerationstage als auch Tage, an denen du deine Lieblingsspeisen verzehrst, die nicht so gesund sind. Starte dann so bald wie möglich wieder mit dem Training und achte auf eine gesunde und bedarfsgerechte Ernährung. So führst du deine körperliche Entwicklung im Rahmen deines Krafttrainings langfristig erfolgreich durch.
Alle Pläne sind als Vorschläge und Anregung zu verstehen, die du an deine Bedürfnisse anpassen kannst.

• Wochenplanung 1

Diese Wochenplanung beinhaltet 2 Krafttrainingseinheiten mit einem Ganzkörper-Work-out (Kraft A). Du kannst auf den folgenden Seiten aus Work-out 1–3 wählen. Bei Bedarf kannst du andere Sportarten und/oder Dehnen ergänzen.

Woche	Tag 1	Tag 2	Tag 3	Tag 4	Tag 5	Tag 6	Tag 7
1	Kraft A	Pause/ Sportart	Pause/ Dehnen	Kraft A	Pause	Pause/ Sportart	Pause

• Wochenplanung 2

Diese Einteilung kannst du nutzen, wenn du 3 Krafteinheiten pro Woche machen willst. Wähle für Kraft A aus den Ganzkörper-Work-outs 1–3. An Tag 3 machst du nochmal dasselbe Ganzkörper-Work-out (Kraft A) oder du ergänzt ein Work-out (Kraft B) für einen für dich besonders wichtigen Bereich, z. B. Rumpf (Work-out 16–18), Schulterstabilität (Work-out 19–20), Arme (Work-out 21) oder Beine (Work-out 22).

Woche	Tag 1	Tag 2	Tag 3	Tag 4	Tag 5	Tag 6	Tag 7
1	Kraft A	Pause/ Sportart	Kraft A oder B	Pause	Kraft A	Pause/ Dehnen	Pause/ Sportart

• Wochenplanung 3

Hier ist eine Planung aufgezeigt, wenn du die Work-outs in Einheiten für Oberkörper (Kraft C = Work-out 4–6) und Unterkörper (Kraft D = Work-out 7–9) aufteilen willst.
Du kannst die Work-outs stattdessen auch in Druck (Work-out 10–12) oder Zug (Work-out 13–15) unterteilen.

Woche	Tag 1	Tag 2	Tag 3	Tag 4	Tag 5	Tag 6	Tag 7
1	Kraft C	Pause/ Sportart	Kraft D	Pause	Kraft C	Pause/ Sportart	Pause/ Dehnen
2	Kraft D	Pause/ Sportart	Kraft C	Pause	Kraft D	Pause/ Sportart	Pause/ Dehnen

• Wochenplanung 4

Hier ist eine Planung aufgezeigt, wenn du 4 Work-outs pro Woche ausführen willst: Kraft E steht für Druck (Work-out 10–12) und Kraft F für Zug (Work-out 13–15).
Du kannst stattdessen die Work-outs auch in Oberkörper (Work-out 4–6) und Unterkörper (Work-out 7–9) unterteilen.

Woche	Tag 1	Tag 2	Tag 3	Tag 4	Tag 5	Tag 6	Tag 7
1	Kraft E	Kraft F	Pause	Kraft E	Kraft F	Pause/ Dehnen	Pause/ Sportart

Kraft: *Mache das ausgewählte Work-out (Seiten 60–81).*
Pause/Sportart/Dehnen: *An diesem Tag kannst du pausieren oder eine andere Sportart ausüben. Alternativ kannst du dehnen.*
Pause: *An diesem Tag verzichtest du zugunsten der Regeneration auf Training.*

Work-outs

Nachdem du den Trainingsplan festgelegt hast, gilt es, die Work-outs auszuwählen. Hier lernst du Work-outs kennen, mit denen du deine Kraftleistungsfähigkeit förderst und deine Körperproportionen formst. Sie sind so zusammengestellt, dass du mit wenigen Übungen und geringem Zeitaufwand effektiv trainierst. Die Work-outs 1–3 trainieren den ganzen Körper, bei den anderen Work-outs sind die Übungen aufgeteilt.

Wichtig ist, dass du mit für dich geeigneter Intensität und passenden Übungsvarianten trainierst. Besonders Einsteiger sollten darauf achten, dass sie das Training nicht übertreiben. Ziel ist es, einen langfristig leistungsfähigen Körper zu entwickeln; hingegen nicht möglichst intensive Kraftleistungen kurzzeitig zu erbringen.

Damit du die geeigneten Übungen auswählen kannst, musst du diese testen. Gehe dabei wie folgt vor: Beginne mit einem Aufwärmprogramm und probiere dann die Übungen aus. Wähle Übungen oder Varianten aus, bei denen du mindestens 10-mal eine technisch korrekt Ausführung schaffst. Dein aktuelles Leistungsniveau ist entscheidend, dabei ist es ratsam, besser eine eher leichte als eine zu schwere Übungsvariante zu wählen. Steigern kannst du später immer noch. Notiere die ausgewählten Übungen in deinem Trainingsplan.

Versuche in jedem Training etwas, die Intervalldauern/Wiederholungszahlen zu steigern. Das wird nicht bei jeder Übung gelingen, zumindest sollte sich aber die Gesamttrainingsleistung steigern. An manchen Tagen wird es nicht möglich sein, eine Leistungssteigerung zu erreichen – akzeptiere dies und versuche beim nächsten Mal erneut, dich zu steigern.

Nutze die Work-outs als Grundlage für dein Training und passe sie mit wachsender Erfahrung an deine Präferenzen an. Achte bei der Zusammenstellung der eigenen Work-outs darauf, dass du jede Muskelgruppe zumindest einmal pro Woche intensiv kräftigst, um das erreichte Leistungsniveau zu bewahren. Führe das gleiche Work-out nicht an 2 Tagen hintereinander aus und pausiere von intensivem Sport

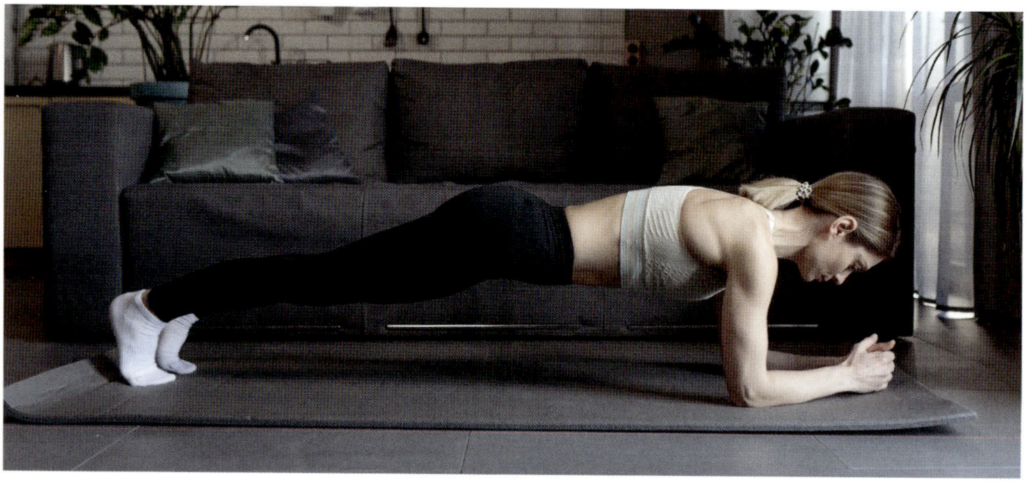

Mit regelmäßigem Training wirst du den Unterarmstütz immer länger halten können.

zumindest an einem Tag pro Woche. Nach einem Trainingszyklus von 6–12 Wochen solltest du einige Umstellungen am Programm vornehmen.

- **Aufwärmen:** Vor jedem Training musst du dich aufwärmen. Es gibt viele Methoden wie du vorgehen kannst. Entscheidend ist, was deinem Körper guttut und in welcher Verfassung er sich vor der Trainingseinheit befindet. Auf den Seiten 32–35 findest du verschieden Möglichkeiten zum Aufwärmen.
- **Übungsanpassung:** Wenn du ein bestimmtes Tool in einem Work-out nicht zur Verfügung hast, dann blättere zu der entsprechenden Übungsseite. Auf den vorherigen und/oder nachfolgenden Seiten findest du Übungen, die dieselbe Muskulatur trainieen. Wähle eine passende Übung daraus aus.
- Als Beispiel: In Work-out 3 wird »7 Bankdrücken« genannt. Wenn du keine Hanteln zur Verfügung hast, wähle stattdessen eine Liegestütz- oder Fitnessband-Variante, um die Brustmuskulatur zu trainieren.
- **Zirkeltraining:** Zwischen den in den Work-outs genutzten Übungen kannst du recht schnell wechseln, sodass längere Pausen nicht erforderlich sind. Am besten ist es, nach einer Übung einen Satz zu machen, dann 15–20 Sekunden Pause zu machen und die Position für die nächste Übung einzunehmen, von der du dann einen Satz ausführst. So kannst du einen kompletten Durchgang des Work-outs ausführen. Dann pausierst du 2–3 Minuten, bevor du mit der nächsten Runde (Übungssatz) beginnst.
  Alternativ kannst du zwischen 2 Übungen wechseln, d.h., dass du nach einem Satz für eine Muskelgruppe direkt einen Satz für eine andere Muskelgruppe machst, z. B. das Training des Muskelgegenspielers.
  Wähle dein Vorgehen abhängig davon, was du an Bändern und Tools verfügbar hast und wie du damit das Work-out vorbereiten kannst.
- **Steigerungen:** Du kannst mit Wiederholungen oder Zeitintervallen trainieren. Du kannst mit 15 Wiederholungen (60 Sekunden Zeitintervall) starten und um eine Wiederholung (4 Sekunden) möglichst nach 1–2 Trainingseinheiten erhöhen.
  Wenn du 20 Wiederholungen (80 Sekunden) erreichst, erhöhst du die Intensität, aber nur so weit, dass du noch 15 Wiederholungen (60 Sekunden) ausführen kannst.
  Nach diesem Steigerungsprinzip kannst du auch mit 8–12 Wiederholungen (32–48 Sekunden) oder 20–30 Wiederholungen (80–120 Sekunden) verfahren.
  Die Steigerung notierst du in deinem Trainingsbuch.
- **Abwärmphase:** Jedes Work-out wird mit der Abwärmphase abgeschlossen (Seite 32). Wähle dazu das für dich geeignete Vorgehen. Du kannst beispielsweise noch 1–3 Dehnübungen (z. B. »D 8 Beinheben in Rückenlage«, Seite 52) ausführen.

Vorrangiges Kräftigungsziel	Work-out
Ganzkörper	1–3
Oberkörper	4–6
Unterkörper und Rumpf	7–9
Druck	10–12
Zug	13–15
Rumpf	16–18
Schulterstabilität	19–20
Arme	21
Beine	22

INFO: Work-outs

Wenn in dem Work-out »vereinfacht« steht, bedeutet dies, dass du bei der Übung eine einfache Variante wählst. Entsprechend steht »intensiv« für eine schwere Variante.

Work-out 1 Ganzkörper

Schwierigkeitsgrad	leicht
Sätze	2–3
Satzdauer/Wiederholungen	60–80 Sek./15–20 Wdh.

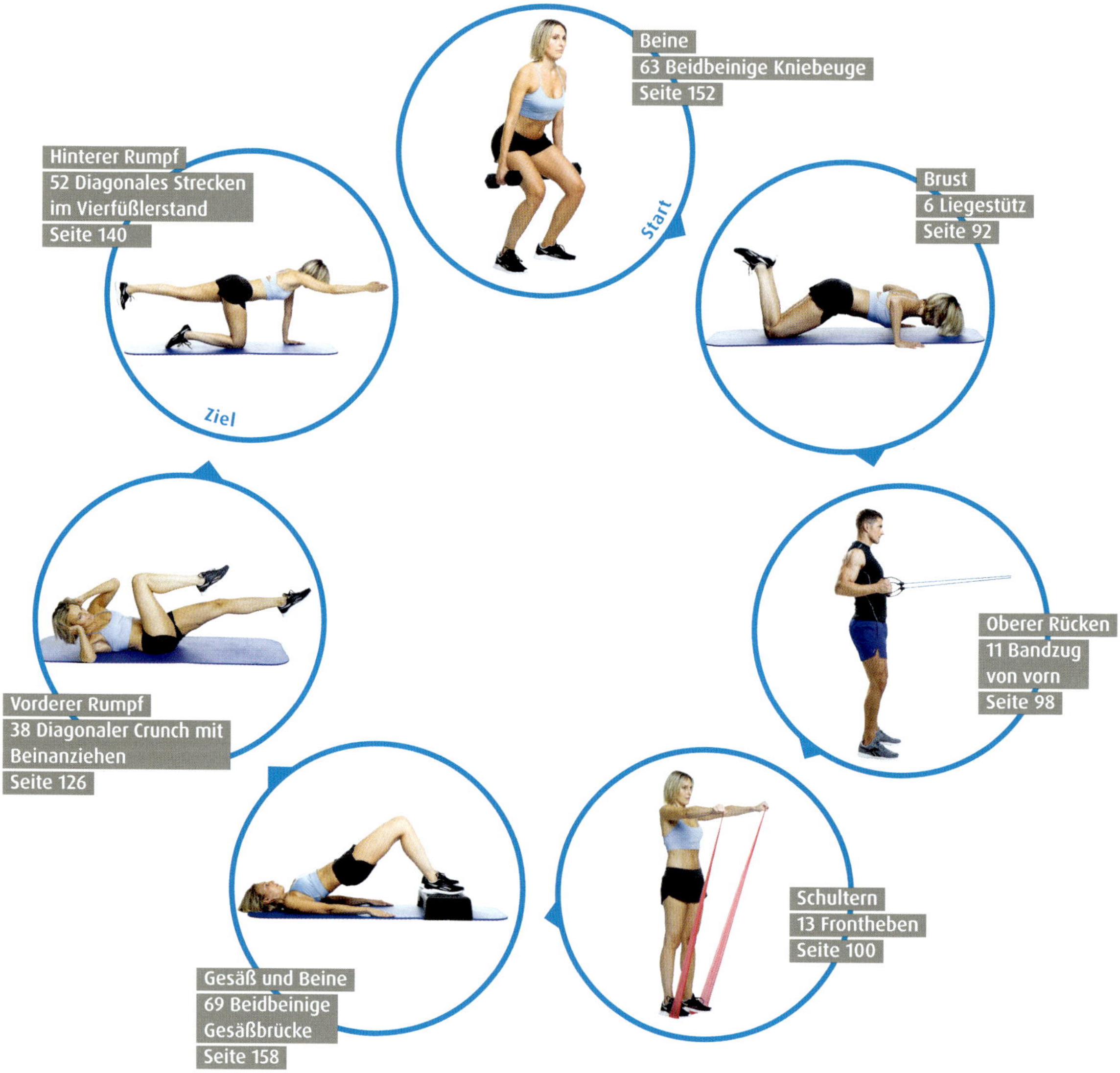
Beine
63 Beidbeinige Kniebeuge
Seite 152
Start
Brust
6 Liegestütz
Seite 92
Oberer Rücken
11 Bandzug
von vorn
Seite 98
Schultern
13 Frontheben
Seite 100
Gesäß und Beine
69 Beidbeinige
Gesäßbrücke
Seite 158
Vorderer Rumpf
38 Diagonaler Crunch mit
Beinanziehen
Seite 126
Hinterer Rumpf
52 Diagonales Strecken
im Vierfüßlerstand
Seite 140
Ziel

Work-out 2 Ganzkörper

Schwierigkeitsgrad	mittel
Sätze	3
Satzdauer/Wiederholungen	40–60 oder 60–80 Sek./ 10–15 oder 15–20 Wdh.

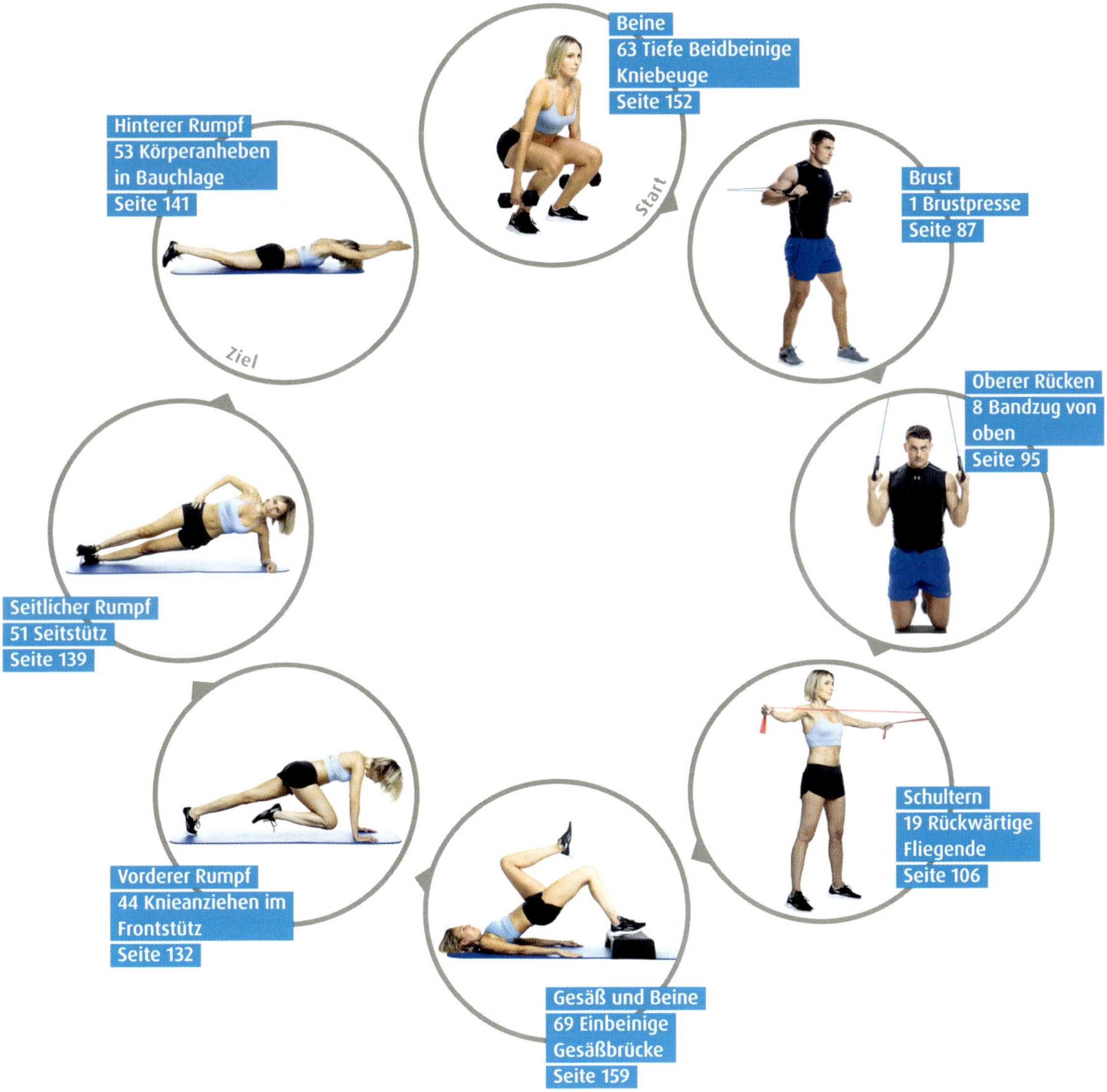

Beine
63 Tiefe Beidbeinige Kniebeuge
Seite 152
Start
Brust
1 Brustpresse
Seite 87
Oberer Rücken
8 Bandzug von oben
Seite 95
Schultern
19 Rückwärtige Fliegende
Seite 106
Gesäß und Beine
69 Einbeinige Gesäßbrücke
Seite 159
Vorderer Rumpf
44 Knieanziehen im Frontstütz
Seite 132
Seitlicher Rumpf
51 Seitstütz
Seite 139
Hinterer Rumpf
53 Körperanheben in Bauchlage
Seite 141
Ziel

Work-out 3 Ganzkörper

Schwierigkeitsgrad	schwer
Sätze	3
Satzdauer/Wiederholungen	32–48 oder 60–80 Sek./ 8–12 oder 15–20 Wdh.

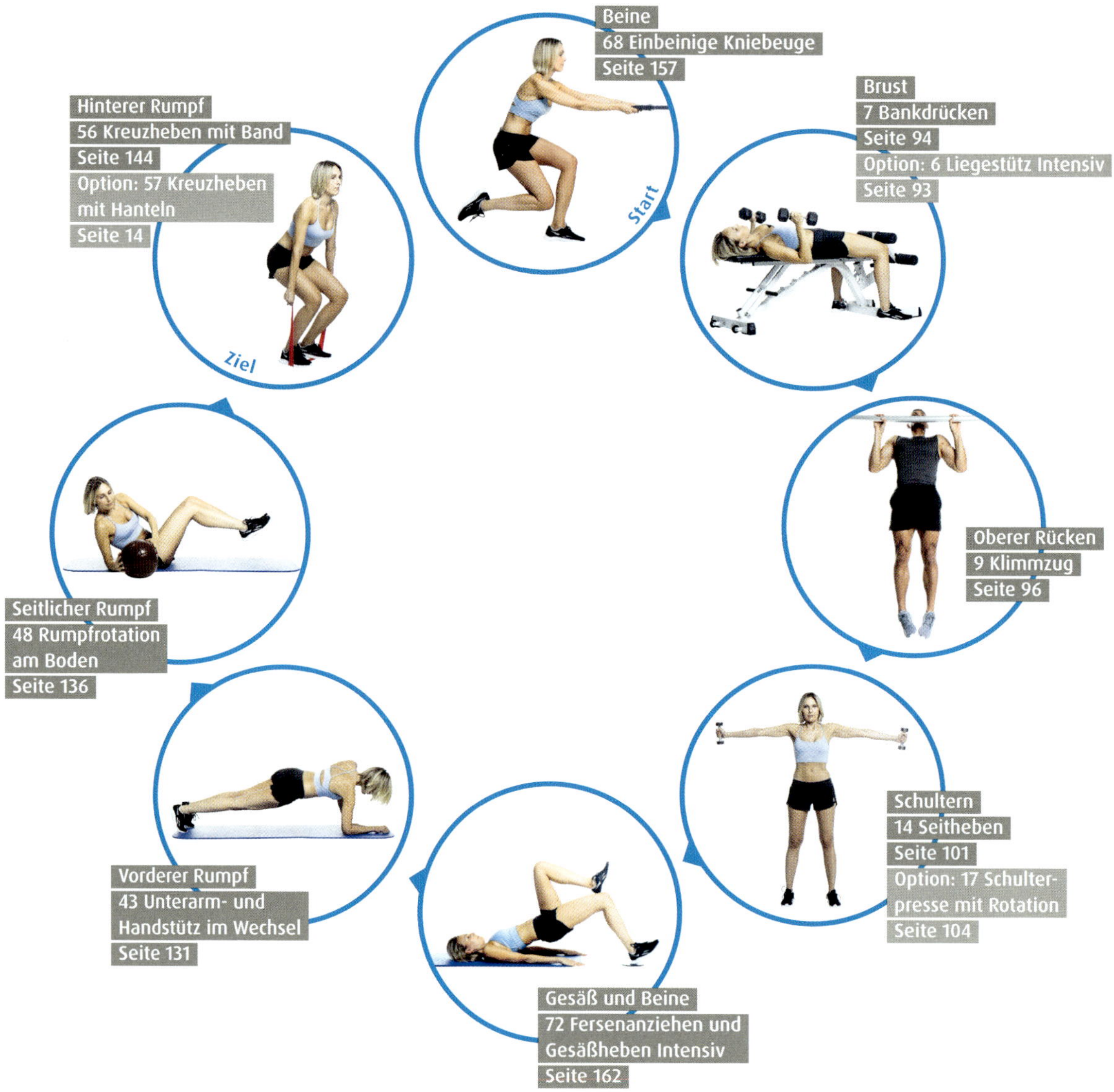

Beine
68 Einbeinige Kniebeuge
Seite 157
Start
Brust
7 Bankdrücken
Seite 94
Option: 6 Liegestütz Intensiv
Seite 93
Oberer Rücken
9 Klimmzug
Seite 96
Schultern
14 Seitheben
Seite 101
Option: 17 Schulter-
presse mit Rotation
Seite 104
Gesäß und Beine
72 Fersenanziehen und
Gesäßheben Intensiv
Seite 162
Vorderer Rumpf
43 Unterarm- und
Handstütz im Wechsel
Seite 131
Seitlicher Rumpf
48 Rumpfrotation
am Boden
Seite 136
Hinterer Rumpf
56 Kreuzheben mit Band
Seite 144
Option: 57 Kreuzheben
mit Hanteln
Seite 14
Ziel

Work-out 4 Oberkörper

Schwierigkeitsgrad	leicht-mittel
Sätze	2-3
Satzdauer/Wiederholungen	40-60 oder 60-80 Sek./ 10-15 oder 15-20 Wdh.

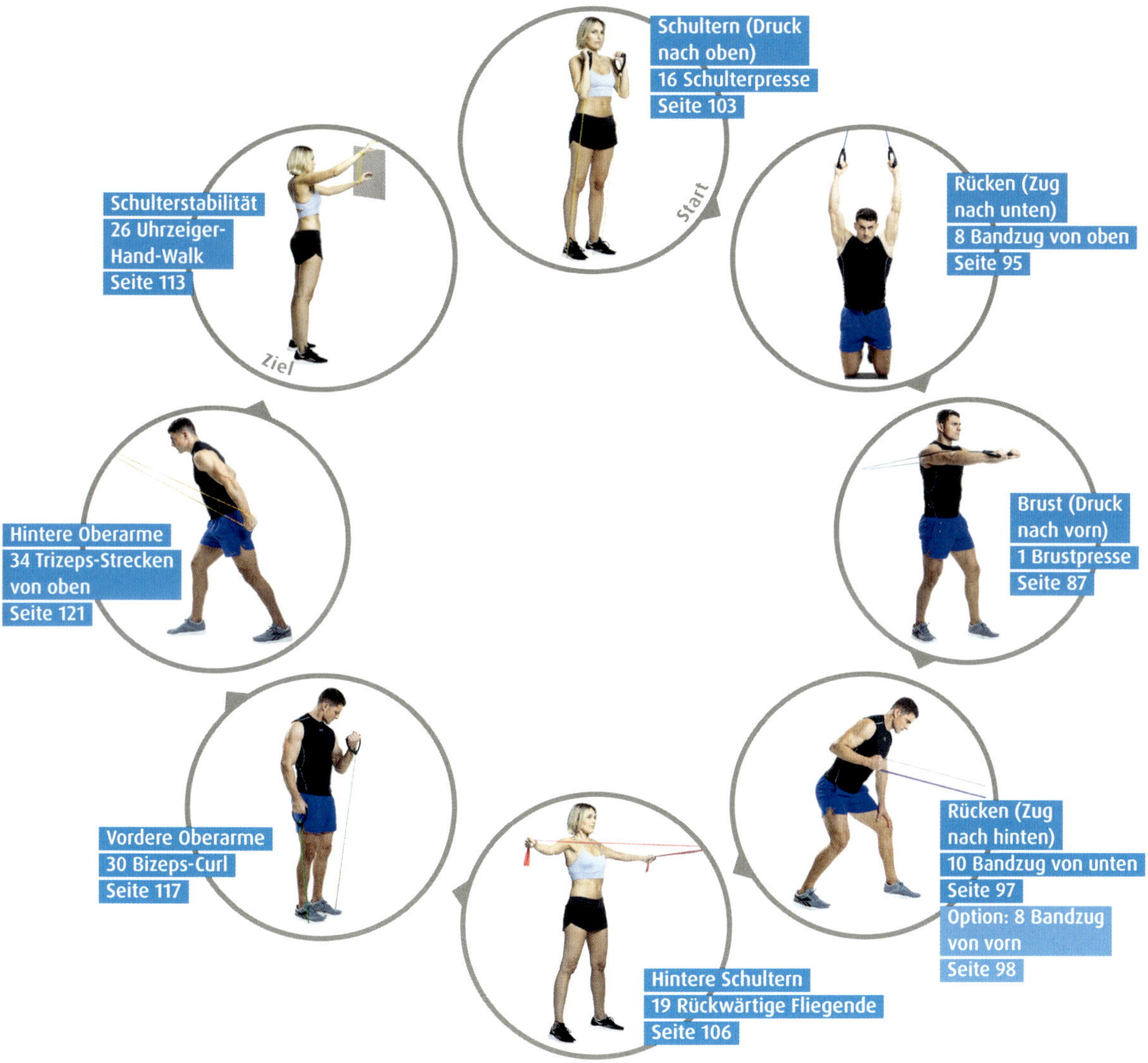

Start
Schultern (Druck nach oben)
16 Schulterpresse
Seite 103
Rücken (Zug nach unten)
8 Bandzug von oben
Seite 95
Brust (Druck nach vorn)
1 Brustpresse
Seite 87
Rücken (Zug nach hinten)
10 Bandzug von unten
Seite 97
Option: 8 Bandzug von vorn
Seite 98
Hintere Schultern
19 Rückwärtige Fliegende
Seite 106
Vordere Oberarme
30 Bizeps-Curl
Seite 117
Hintere Oberarme
34 Trizeps-Strecken von oben
Seite 121
Schulterstabilität
26 Uhrzeiger-Hand-Walk
Seite 113
Ziel

Work-out 5 Oberkörper

Schwierigkeitsgrad	mittel
Sätze	3
Satzdauer/Wiederholungen	32–48 oder 60–80 Sek./ 8–12 oder 15–20 Wdh.

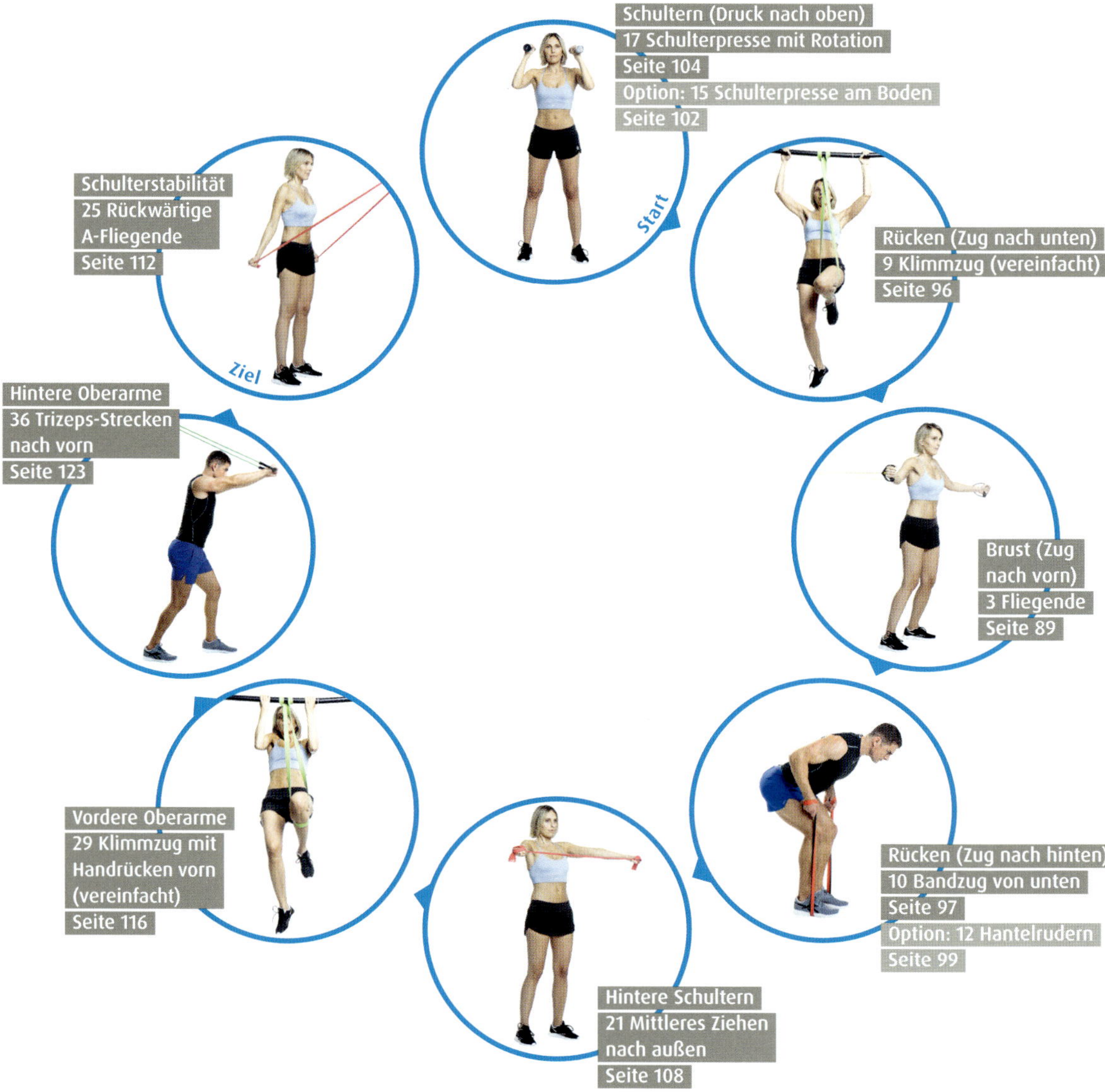

Work-out 6 Oberkörper

Schwierigkeitsgrad	schwer
Sätze	3
Satzdauer/Wiederholungen	32–48 oder 60–80 Sek./ 8–12 oder 15–20 Wdh.

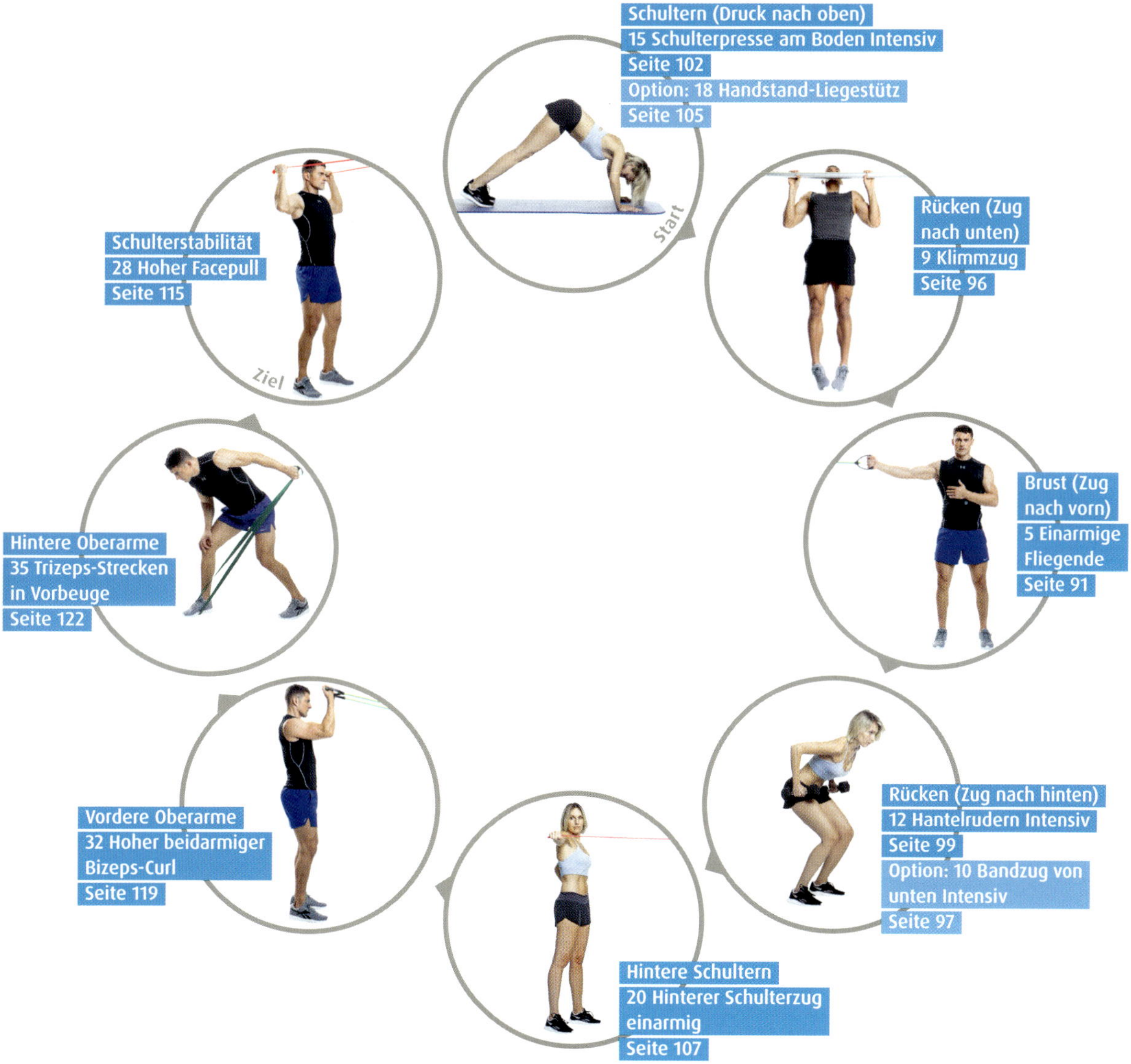

Work-out 7 Unterkörper und Rumpf

Schwierigkeitsgrad	leicht-mittel
Sätze	2–3
Satzdauer/Wiederholungen	40–60 oder 60–80 Sek./ 10–15 oder 15–20 Wdh.

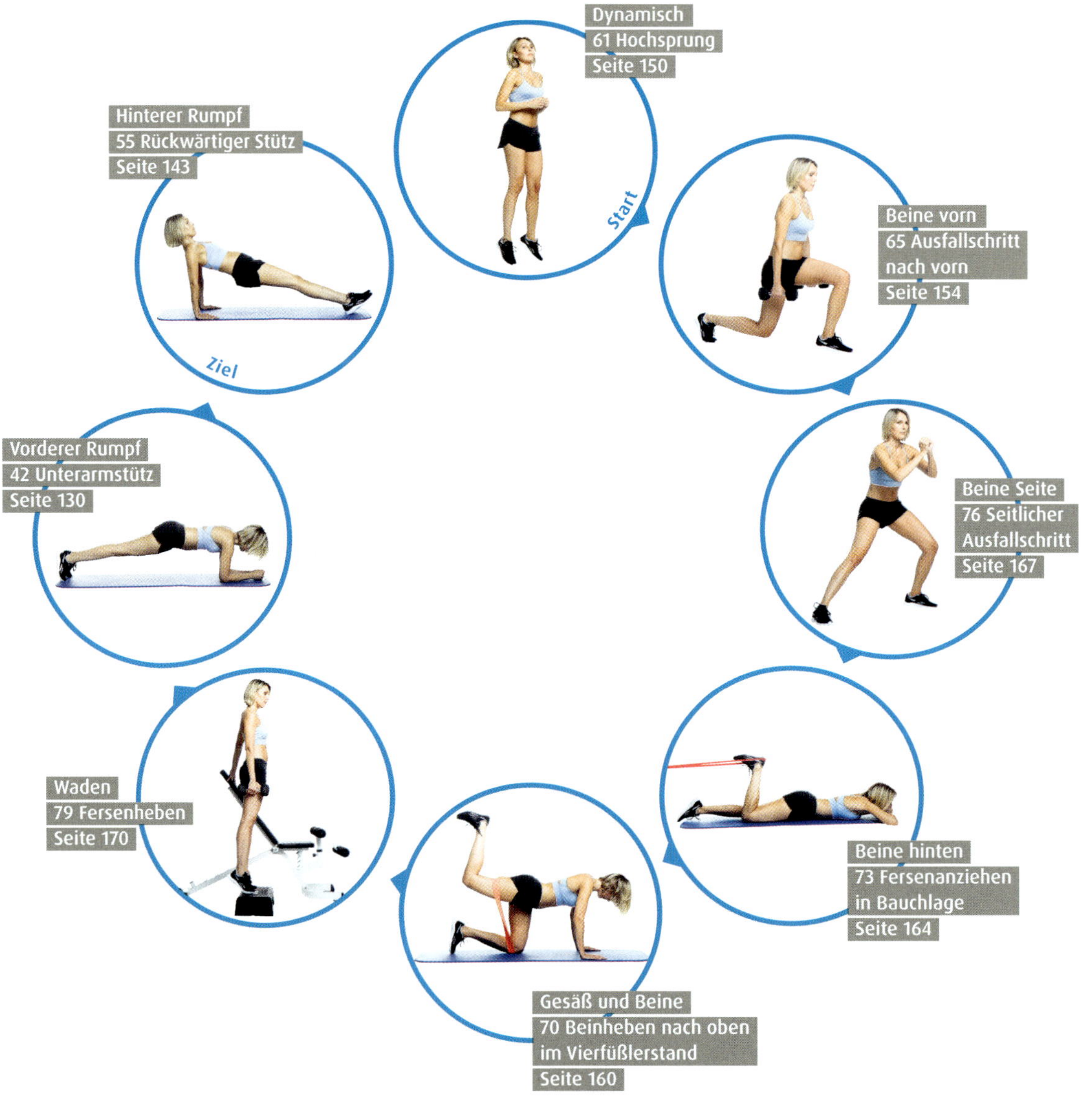

Dynamisch
61 Hochsprung
Seite 150
Start
Beine vorn
65 Ausfallschritt nach vorn
Seite 154
Beine Seite
76 Seitlicher Ausfallschritt
Seite 167
Beine hinten
73 Fersenanziehen in Bauchlage
Seite 164
Gesäß und Beine
70 Beinheben nach oben im Vierfüßlerstand
Seite 160
Waden
79 Fersenheben
Seite 170
Vorderer Rumpf
42 Unterarmstütz
Seite 130
Hinterer Rumpf
55 Rückwärtiger Stütz
Seite 143
Ziel

Work-out 8 Unterkörper und Rumpf

Schwierigkeitsgrad	mittel
Sätze	3
Satzdauer/Wiederholungen	32–48 oder 60–80 Sek./ 8–12 oder 15–20 Wdh

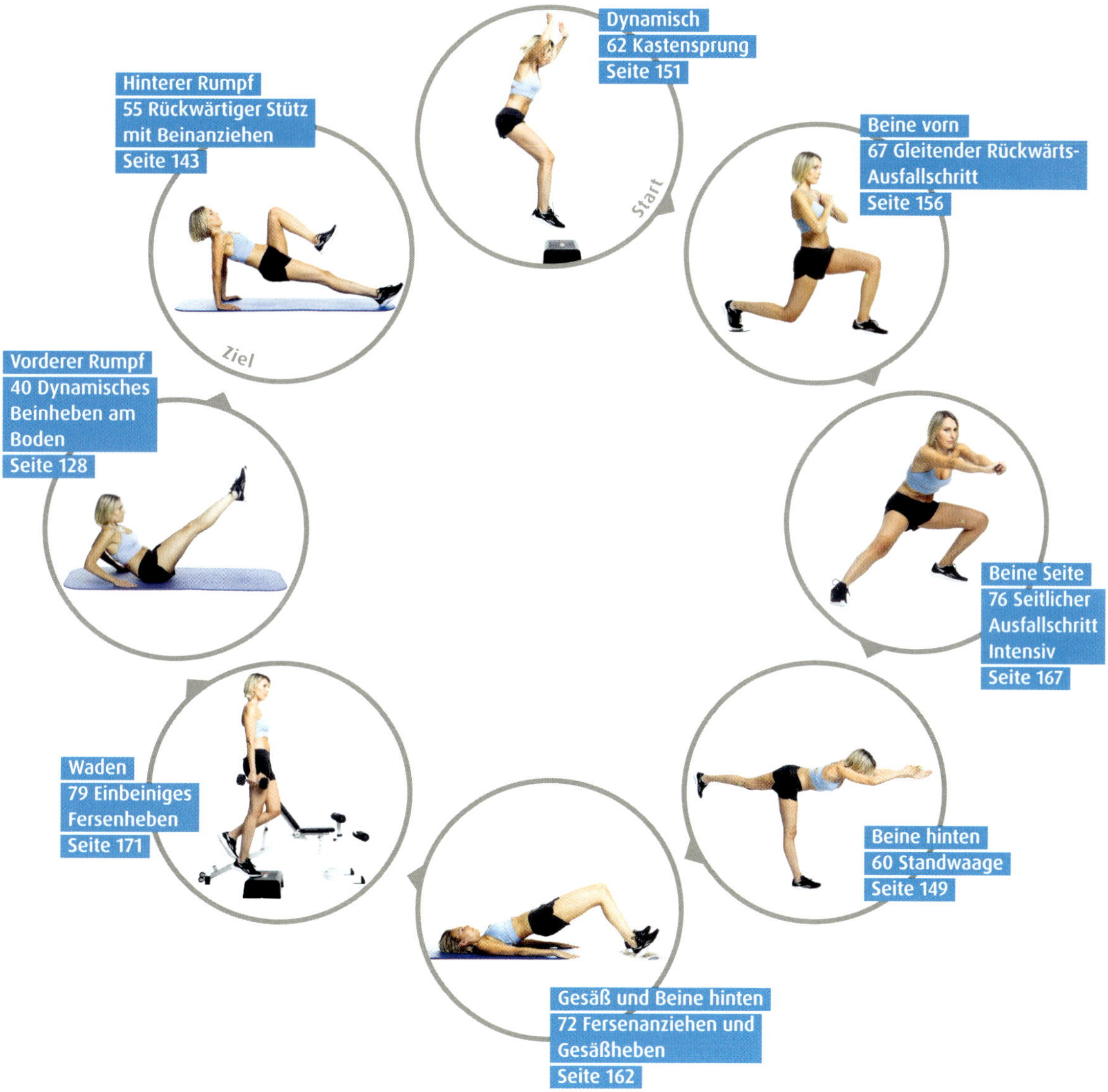

Dynamisch
62 Kastensprung
Seite 151
Start
Beine vorn
67 Gleitender Rückwärts-Ausfallschritt
Seite 156
Beine Seite
76 Seitlicher Ausfallschritt Intensiv
Seite 167
Beine hinten
60 Standwaage
Seite 149
Gesäß und Beine hinten
72 Fersenanziehen und Gesäßheben
Seite 162
Waden
79 Einbeiniges Fersenheben
Seite 171
Vorderer Rumpf
40 Dynamisches Beinheben am Boden
Seite 128
Hinterer Rumpf
55 Rückwärtiger Stütz mit Beinanziehen
Seite 143
Ziel

Work-out 9 Unterkörper und Rumpf

Schwierigkeitsgrad	schwer
Sätze	3
Satzdauer/Wiederholungen	32–48 oder 60–80 Sek./ 8–12 oder 15–20 Wdh.

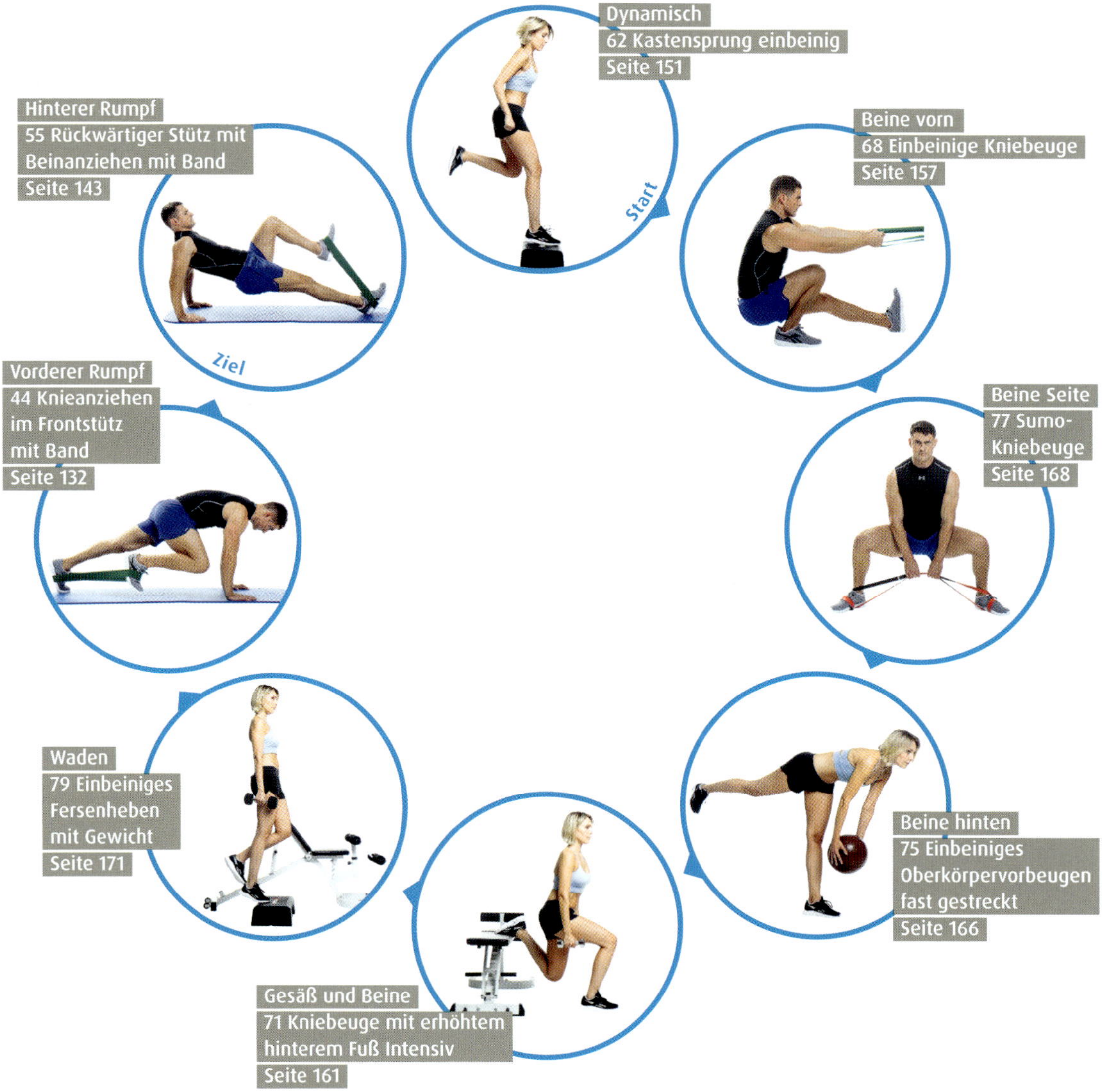

Start
Dynamisch
62 Kastensprung einbeinig
Seite 151
Beine vorn
68 Einbeinige Kniebeuge
Seite 157
Beine Seite
77 Sumo-Kniebeuge
Seite 168
Beine hinten
75 Einbeiniges Oberkörpervorbeugen fast gestreckt
Seite 166
Gesäß und Beine
71 Kniebeuge mit erhöhtem hinterem Fuß Intensiv
Seite 161
Waden
79 Einbeiniges Fersenheben mit Gewicht
Seite 171
Vorderer Rumpf
44 Knieanziehen im Frontstütz mit Band
Seite 132
Hinterer Rumpf
55 Rückwärtiger Stütz mit Beinanziehen mit Band
Seite 143
Ziel

Work-out 10 Druck

Schwierigkeitsgrad	leicht-mittel
Sätze	2-3
Satzdauer/Wiederholungen	40-60 oder 60-80 Sek./ 10-15 oder 15-20 Wdh.

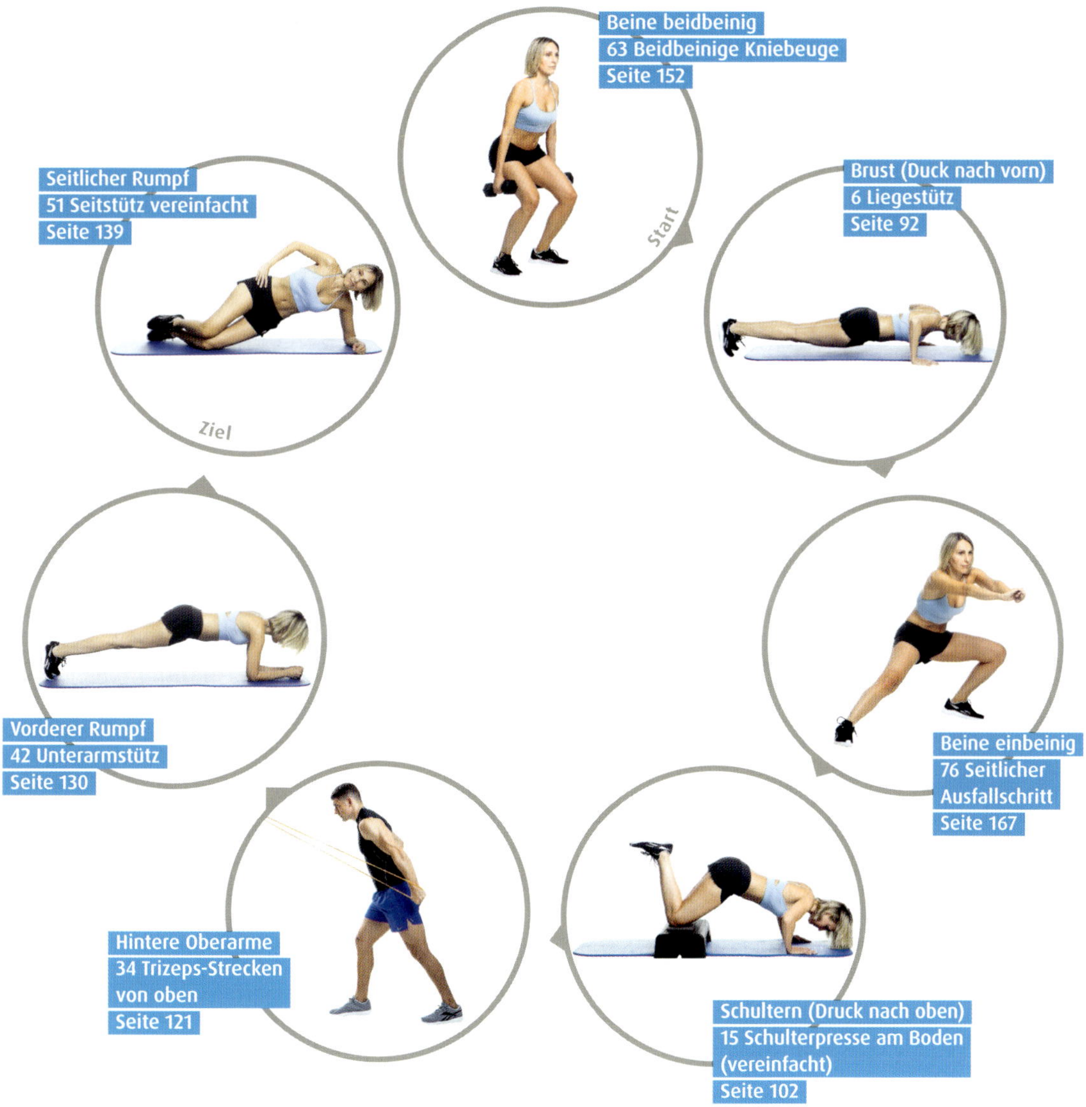

Beine beidbeinig
63 Beidbeinige Kniebeuge
Seite 152
Start
Brust (Duck nach vorn)
6 Liegestütz
Seite 92
Beine einbeinig
76 Seitlicher Ausfallschritt
Seite 167
Schultern (Druck nach oben)
15 Schulterpresse am Boden (vereinfacht)
Seite 102
Hintere Oberarme
34 Trizeps-Strecken von oben
Seite 121
Vorderer Rumpf
42 Unterarmstütz
Seite 130
Seitlicher Rumpf
51 Seitstütz vereinfacht
Seite 139
Ziel

Work-out 11 Druck

Schwierigkeitsgrad	mittel
Sätze	3
Satzdauer/Wiederholungen	32–48 oder 60–80 Sek./ 8–12 oder 15–20 Wdh.

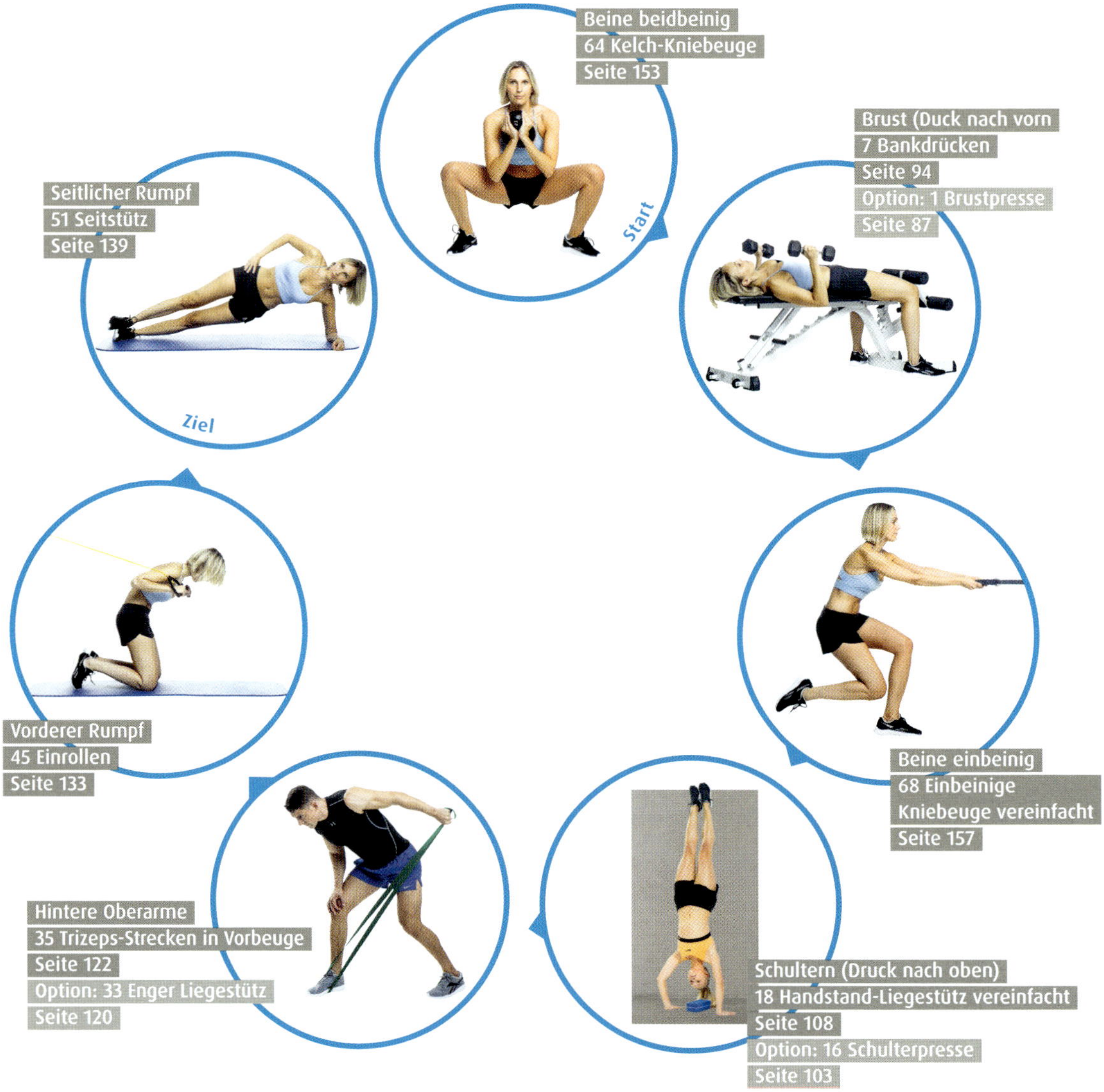

Beine beidbeinig
64 Kelch-Kniebeuge
Seite 153
Start
Brust (Duck nach vorn
7 Bankdrücken
Seite 94
Option: 1 Brustpresse
Seite 87
Beine einbeinig
68 Einbeinige Kniebeuge vereinfacht
Seite 157
Schultern (Druck nach oben)
18 Handstand-Liegestütz vereinfacht
Seite 108
Option: 16 Schulterpresse
Seite 103
Hintere Oberarme
35 Trizeps-Strecken in Vorbeuge
Seite 122
Option: 33 Enger Liegestütz
Seite 120
Vorderer Rumpf
45 Einrollen
Seite 133
Seitlicher Rumpf
51 Seitstütz
Seite 139
Ziel

Work-out 12 Druck

Schwierigkeitsgrad	schwer
Sätze	3
Satzdauer/Wiederholungen	32–48 oder 60–80 Sek./ 8–12 oder 15–20 Wdh.

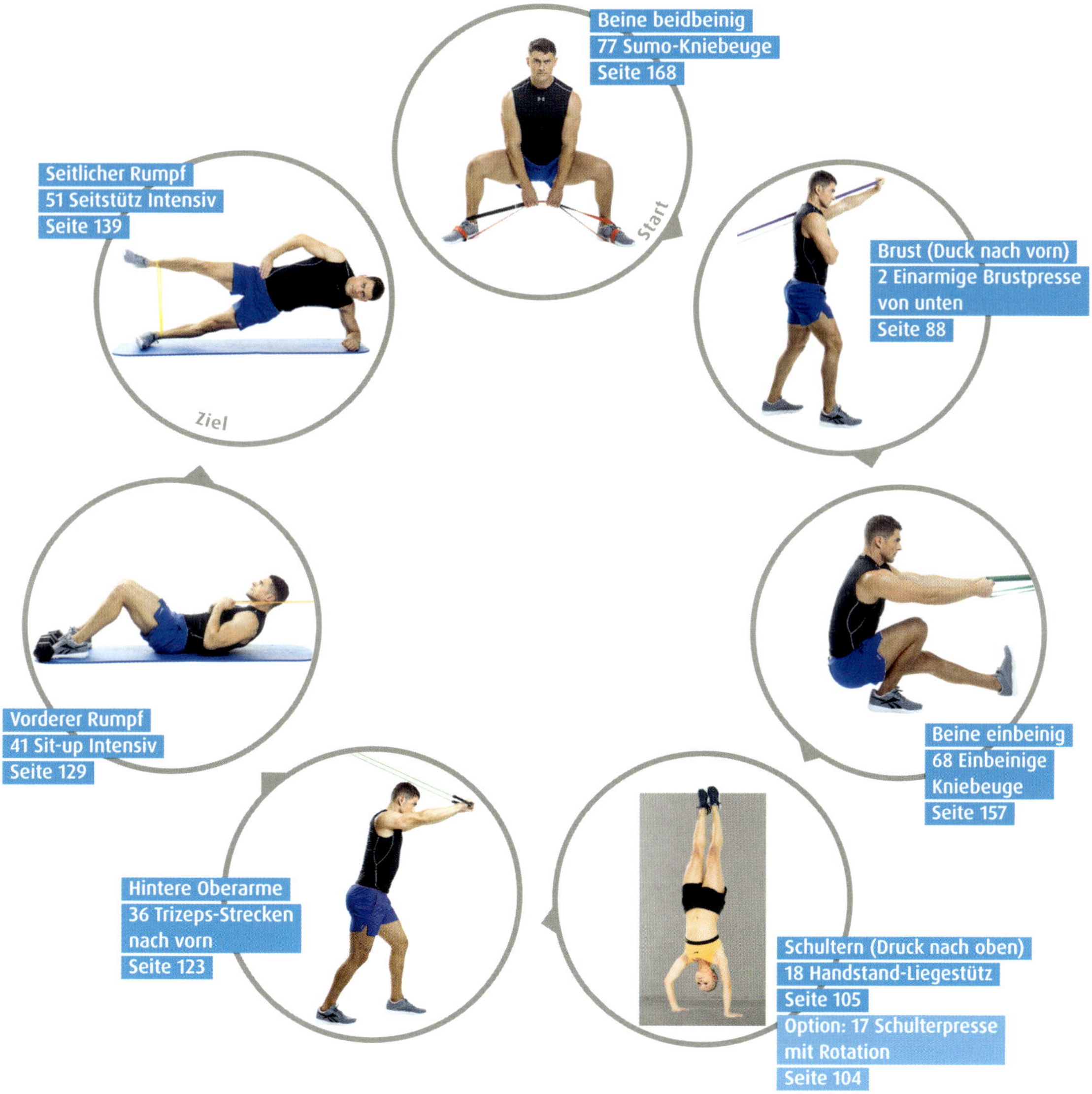

Beine beidbeinig
77 Sumo-Kniebeuge
Seite 168
Start
Brust (Duck nach vorn)
2 Einarmige Brustpresse von unten
Seite 88
Beine einbeinig
68 Einbeinige Kniebeuge
Seite 157
Schultern (Druck nach oben)
18 Handstand-Liegestütz
Seite 105
Option: 17 Schulterpresse mit Rotation
Seite 104
Hintere Oberarme
36 Trizeps-Strecken nach vorn
Seite 123
Vorderer Rumpf
41 Sit-up Intensiv
Seite 129
Seitlicher Rumpf
51 Seitstütz Intensiv
Seite 139
Ziel

Work-out 13 Zug

Schwierigkeitsgrad	leicht-mittel
Sätze	2-3
Satzdauer/Wiederholungen	40-60 oder 60-80 Sek./ 10-15 oder 15-20 Wdh.

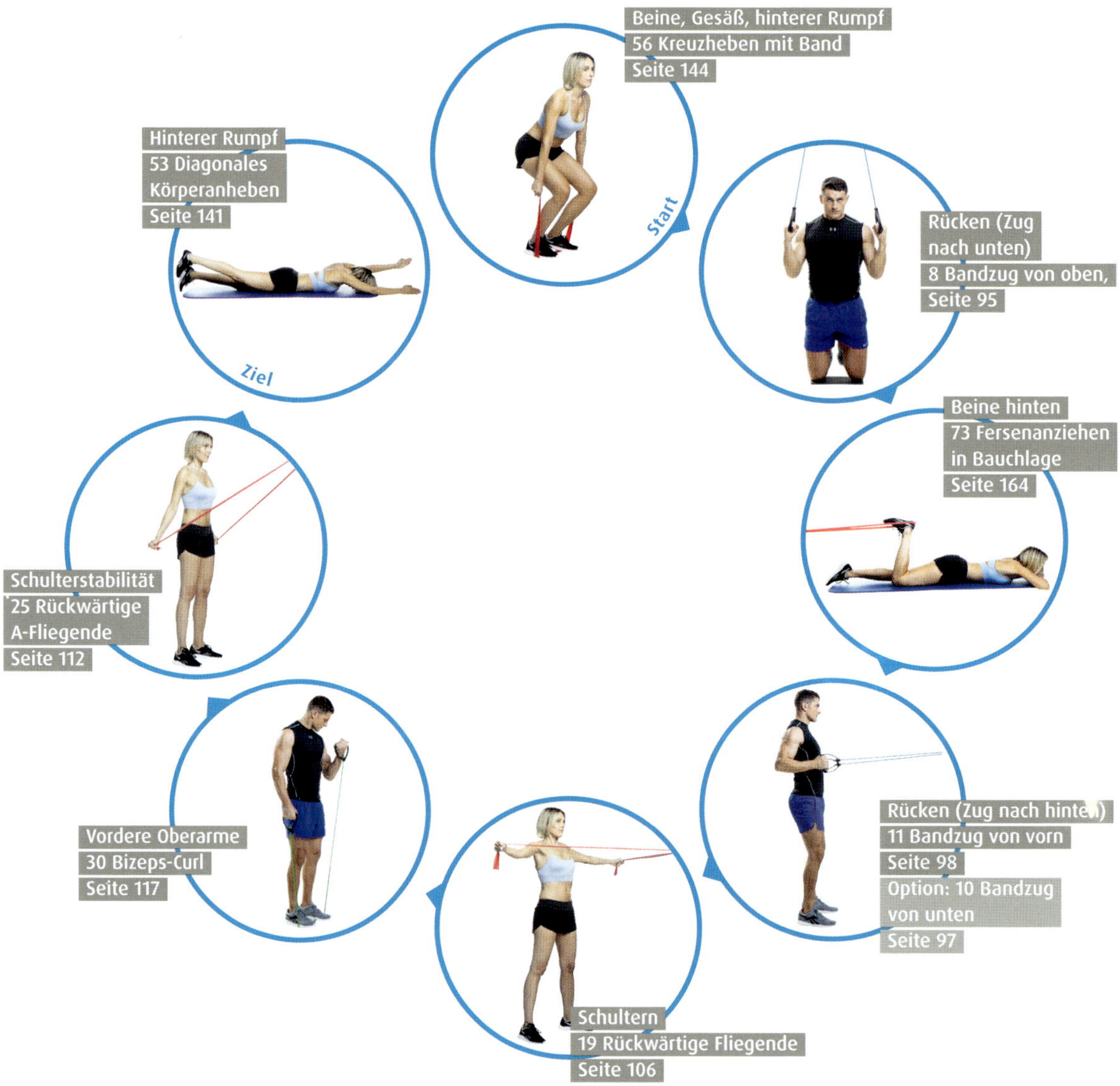

Work-out 14 Zug

Schwierigkeitsgrad	mittel
Sätze	3
Satzdauer/Wiederholungen	32–48 oder 60–80 Sek./ 8–12 oder 15–20 Wdh.

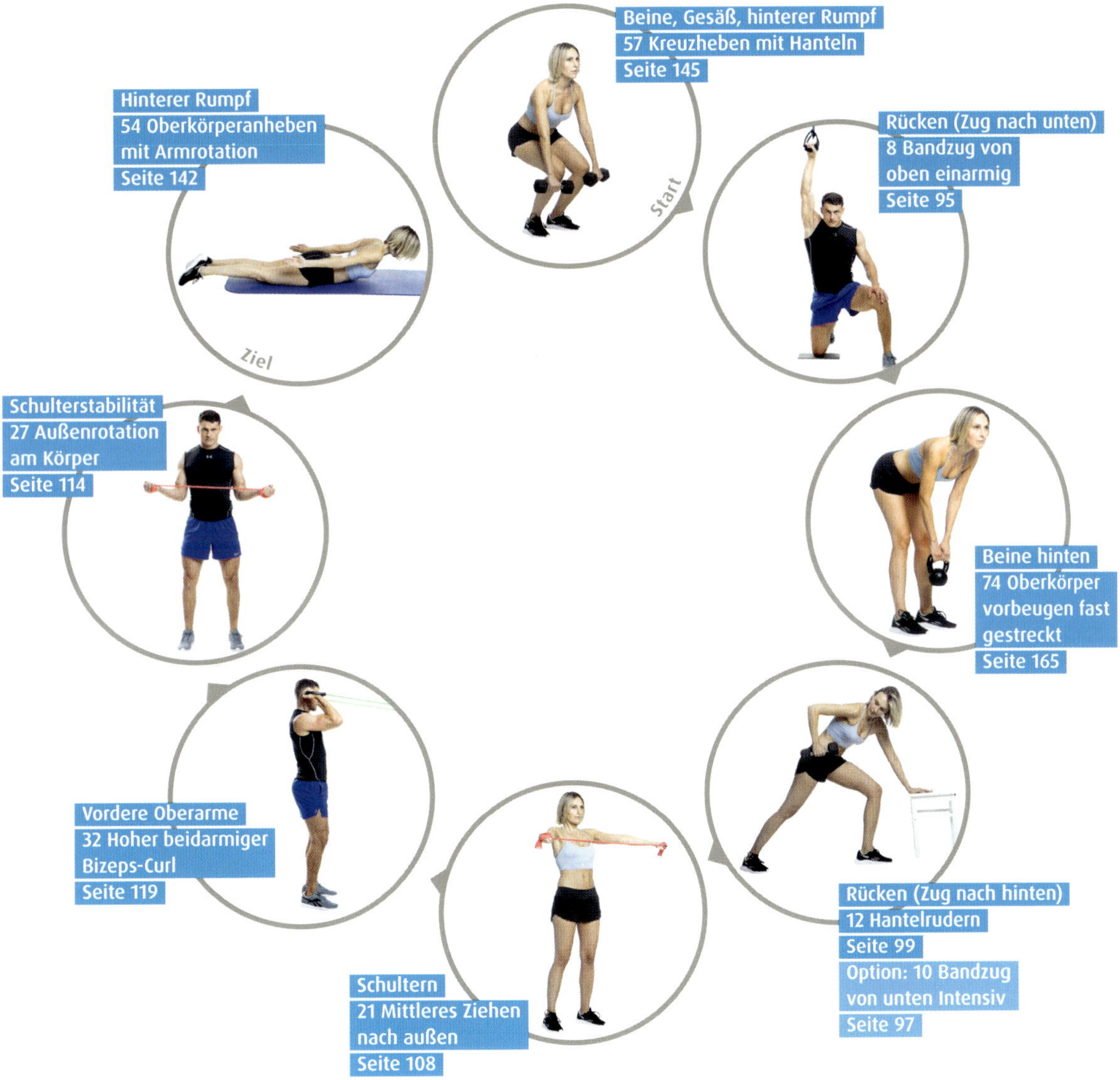

Beine, Gesäß, hinterer Rumpf
57 Kreuzheben mit Hanteln
Seite 145
Start
Rücken (Zug nach unten)
8 Bandzug von oben einarmig
Seite 95
Beine hinten
74 Oberkörper vorbeugen fast gestreckt
Seite 165
Rücken (Zug nach hinten)
12 Hantelrudern
Seite 99
Option: 10 Bandzug von unten Intensiv
Seite 97
Schultern
21 Mittleres Ziehen nach außen
Seite 108
Vordere Oberarme
32 Hoher beidarmiger Bizeps-Curl
Seite 119
Schulterstabilität
27 Außenrotation am Körper
Seite 114
Hinterer Rumpf
54 Oberkörperanheben mit Armrotation
Seite 142
Ziel

Work-out 15 Zug

Schwierigkeitsgrad	schwer
Sätze	3
Satzdauer/Wiederholungen	32–48 oder 60–80 Sek./ 8–12 oder 15–20 Wdh.

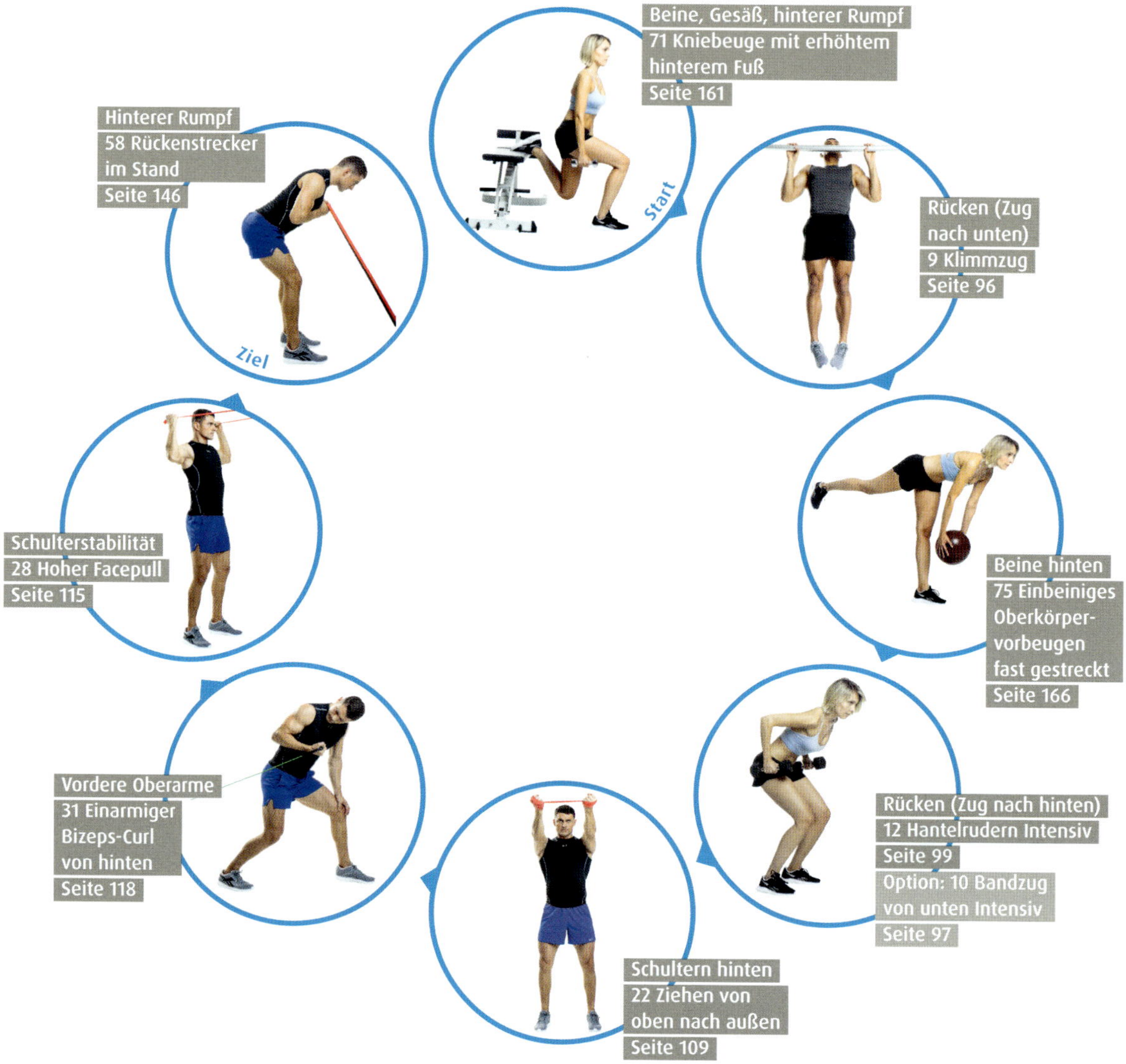

Beine, Gesäß, hinterer Rumpf
71 Kniebeuge mit erhöhtem hinterem Fuß
Seite 161
Start
Rücken (Zug nach unten)
9 Klimmzug
Seite 96
Beine hinten
75 Einbeiniges Oberkörper-vorbeugen fast gestreckt
Seite 166
Rücken (Zug nach hinten)
12 Hantelrudern Intensiv
Seite 99
Option: 10 Bandzug von unten Intensiv
Seite 97
Schultern hinten
22 Ziehen von oben nach außen
Seite 109
Vordere Oberarme
31 Einarmiger Bizeps-Curl von hinten
Seite 118
Schulterstabilität
28 Hoher Facepull
Seite 115
Hinterer Rumpf
58 Rückenstrecker im Stand
Seite 146
Ziel

Work-out 16 Rumpf

Schwierigkeitsgrad	leicht
Sätze	2–3
Satzdauer/Wiederholungen	40–60 oder 60–80 Sek./ 10–15 oder 15–20 Wdh.

Vorderer Rumpf
40 Dynamisches Beinheben am Boden
Seite 128

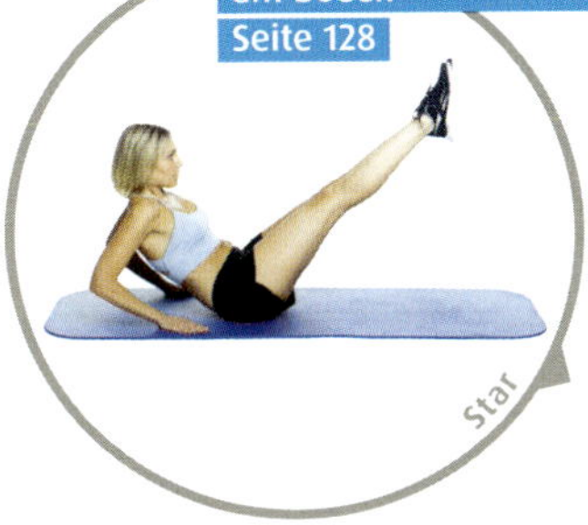

Seitlicher Rumpf
48 Rumpfrotation am Boden
Seite 136

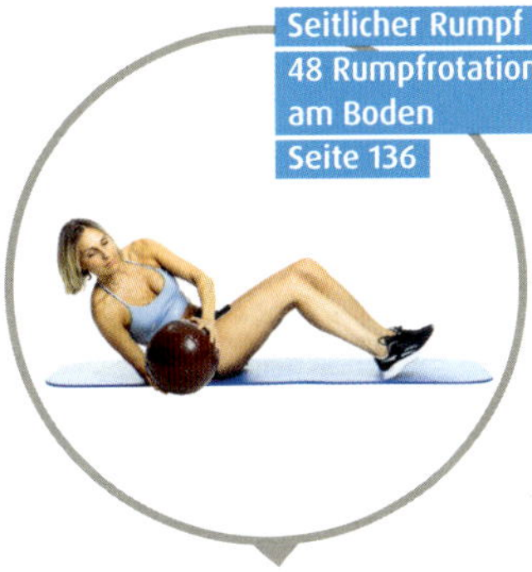

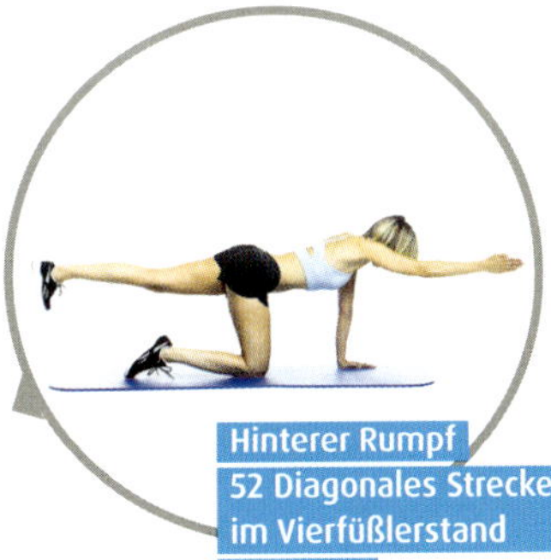

Hinterer Rumpf
52 Diagonales Strecken im Vierfüßlerstand
Seite 140

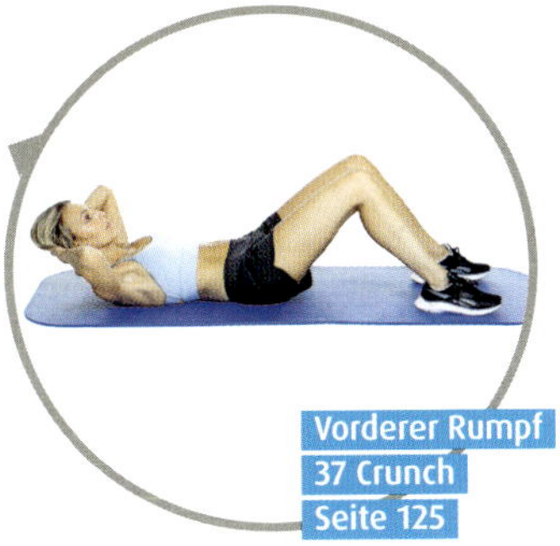

Vorderer Rumpf
37 Crunch
Seite 125

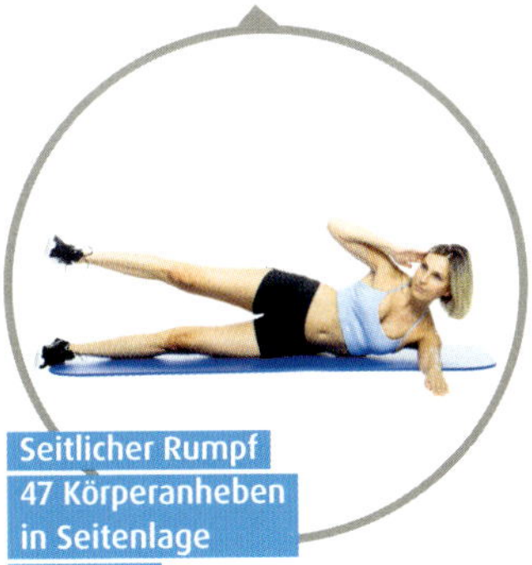

Seitlicher Rumpf
47 Körperanheben in Seitenlage
Seite 135

Hinterer Rumpf
53 Diagonales Körperanheben in Bauchlage
Seite 141

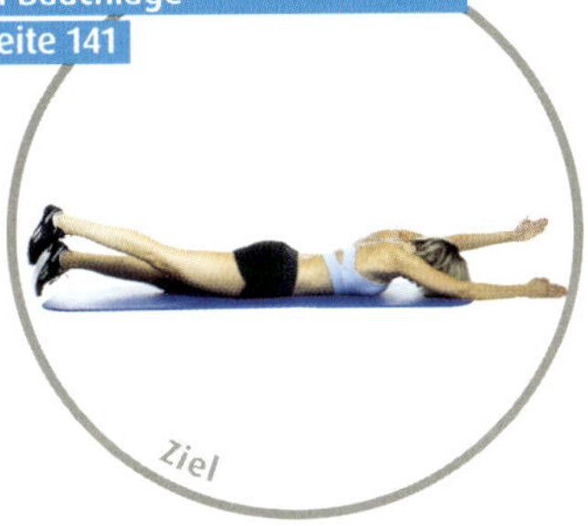

Work-out 17 Rumpf

Schwierigkeitsgrad	mittel
Sätze	3
Satzdauer/Wiederholungen	40–60 oder 60–80 Sek./ 10–15 oder 15–20 Wdh.

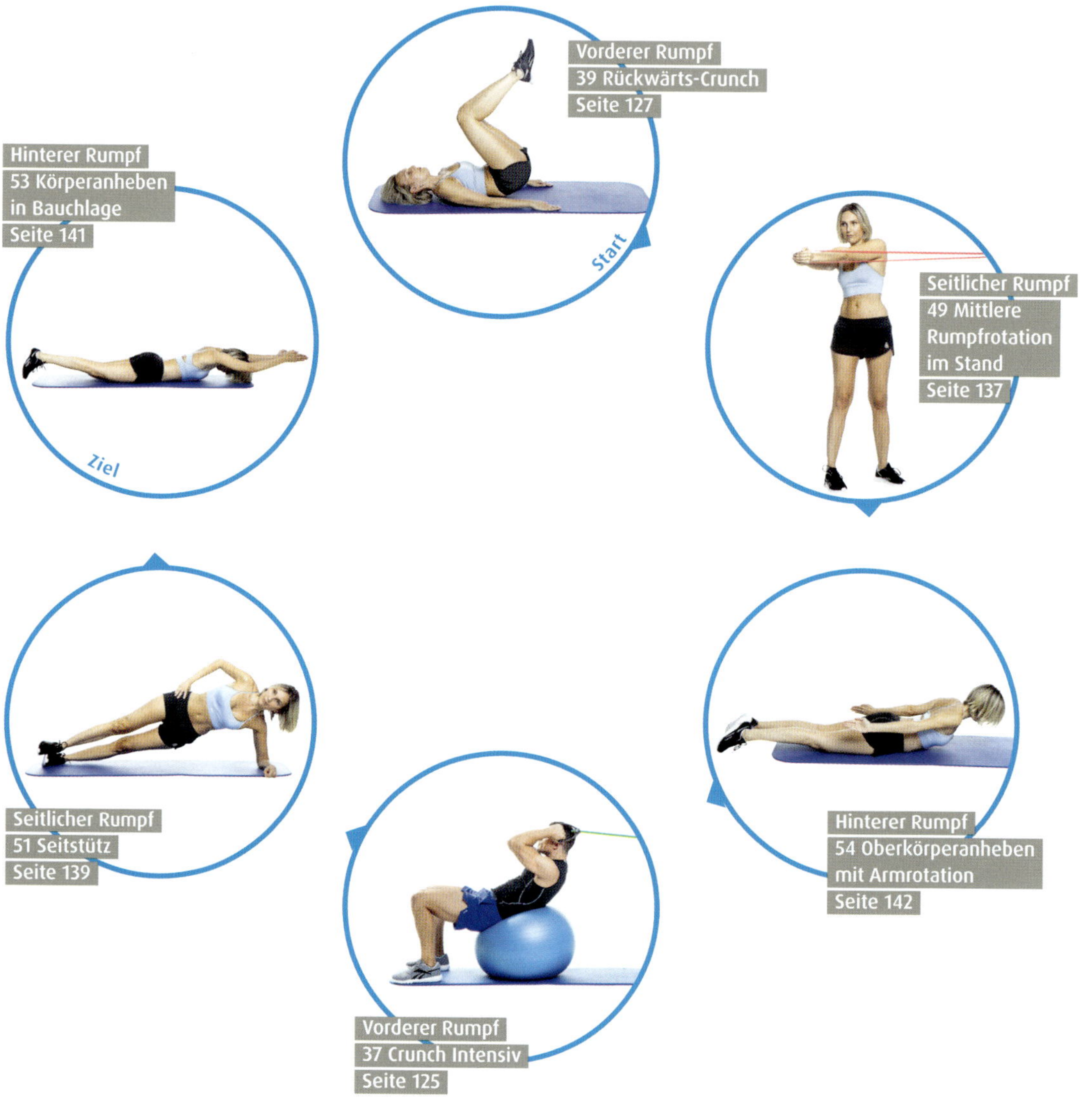
Vorderer Rumpf
39 Rückwärts-Crunch
Seite 127
Start
Seitlicher Rumpf
49 Mittlere Rumpfrotation im Stand
Seite 137
Hinterer Rumpf
54 Oberkörperanheben mit Armrotation
Seite 142
Vorderer Rumpf
37 Crunch Intensiv
Seite 125
Seitlicher Rumpf
51 Seitstütz
Seite 139
Hinterer Rumpf
53 Körperanheben in Bauchlage
Seite 141
Ziel

Work-out 18 Rumpf

Schwierigkeitsgrad	schwer
Sätze	3–4
Satzdauer/Wiederholungen	40–60 oder 60–80 Sek./ 10–15 oder 15–20 Wdh.

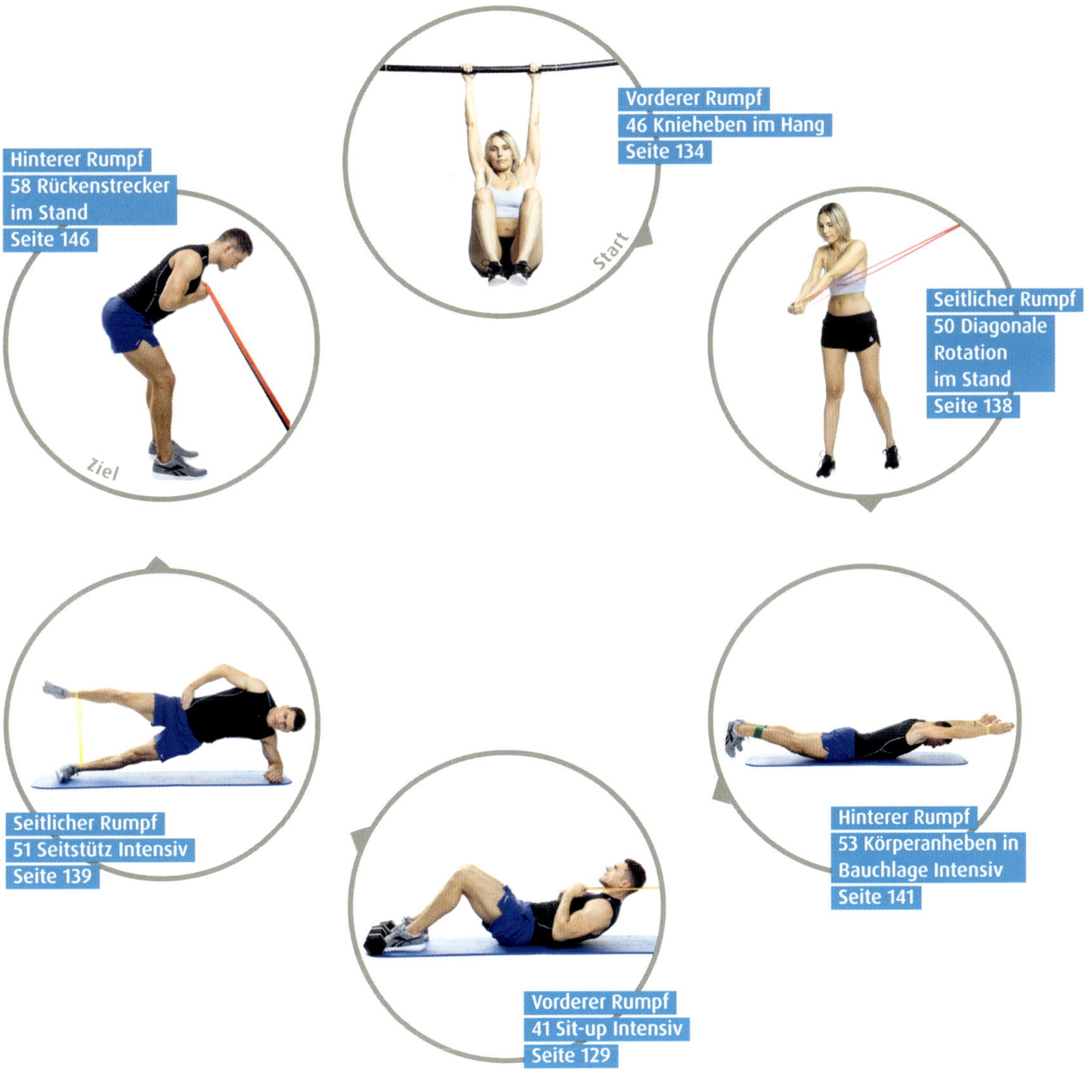
Start
Vorderer Rumpf
46 Knieheben im Hang
Seite 134
Seitlicher Rumpf
50 Diagonale Rotation im Stand
Seite 138
Hinterer Rumpf
53 Körperanheben in Bauchlage Intensiv
Seite 141
Vorderer Rumpf
41 Sit-up Intensiv
Seite 129
Seitlicher Rumpf
51 Seitstütz Intensiv
Seite 139
Hinterer Rumpf
58 Rückenstrecker im Stand
Seite 146
Ziel

Work-out 19 Nacken und Schulterstabilität

Schwierigkeitsgrad	leicht-mittel
Sätze	2–3
Satzdauer/Wiederholungen	40–60 oder 60–80 Sek./ 10–15 oder 15–20 Wdh.

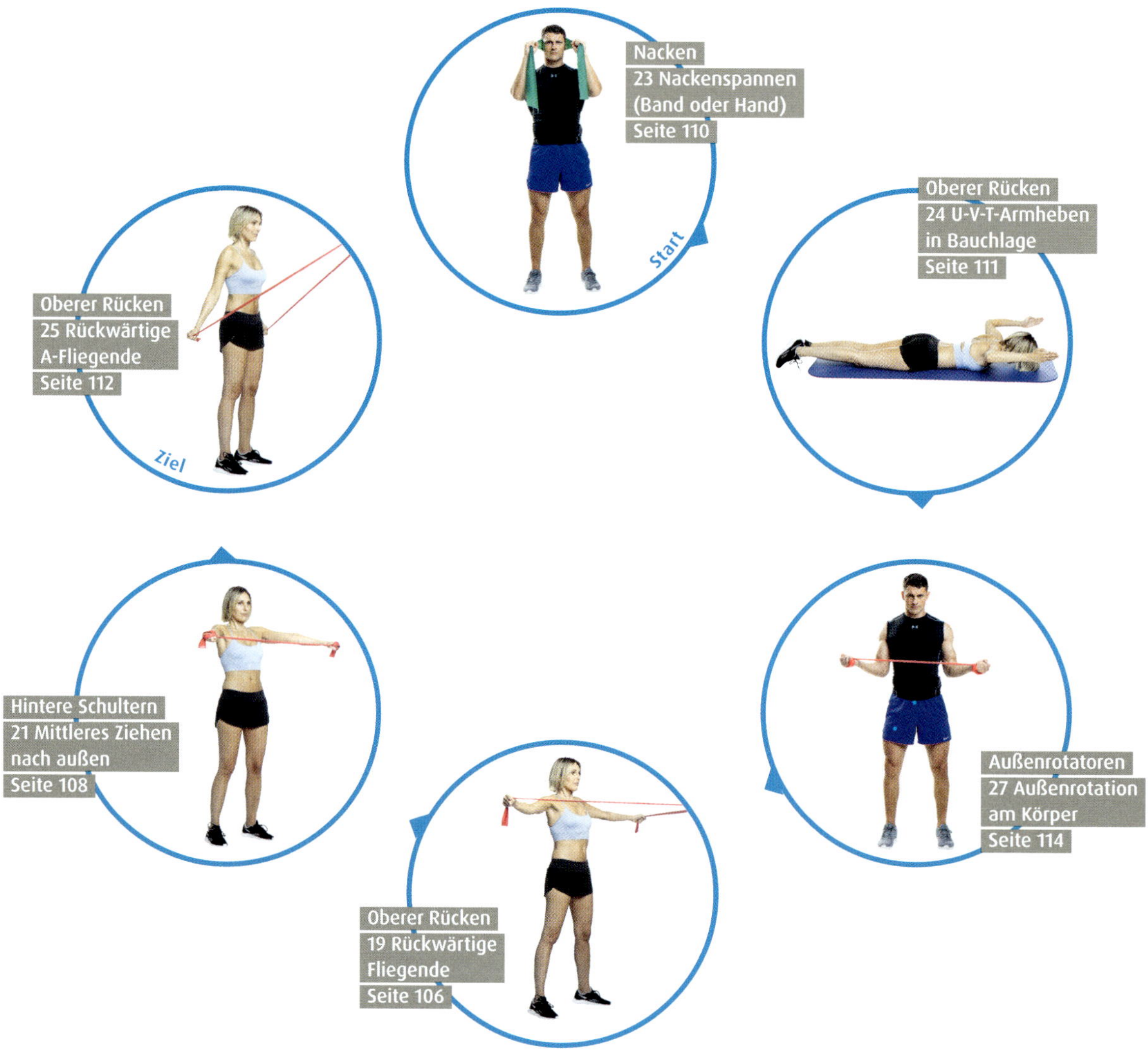

Work-out 20 Nacken und Schulterstabilität

Schwierigkeitsgrad	mittel-schwer
Sätze	3
Satzdauer/Wiederholungen	32–48 oder 60–80 Sek./ 8–12 oder 15–20 Wdh.

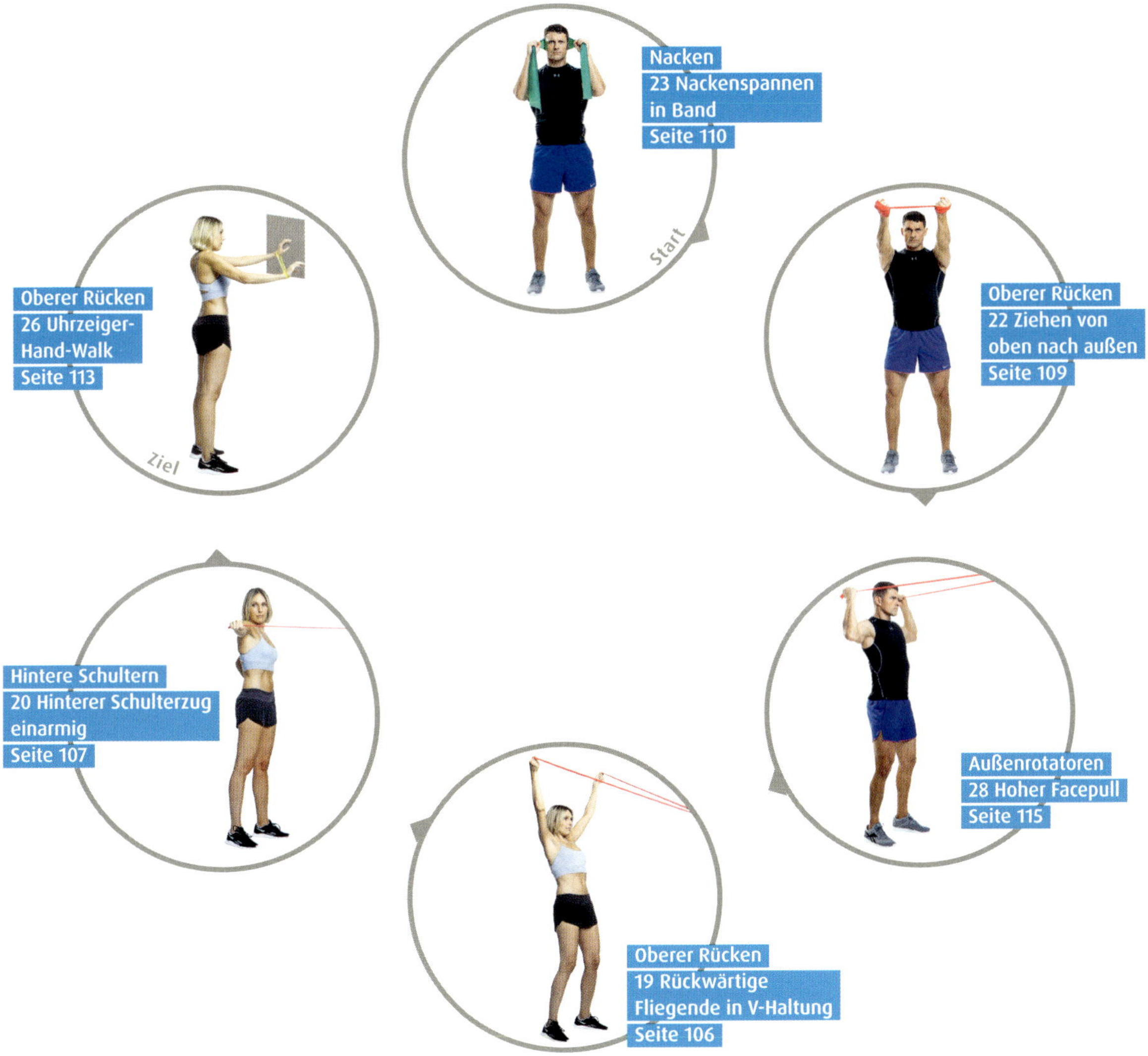

Nacken
23 Nackenspannen in Band
Seite 110
Start
Oberer Rücken
22 Ziehen von oben nach außen
Seite 109
Außenrotatoren
28 Hoher Facepull
Seite 115
Oberer Rücken
19 Rückwärtige Fliegende in V-Haltung
Seite 106
Hintere Schultern
20 Hinterer Schulterzug einarmig
Seite 107
Oberer Rücken
26 Uhrzeiger-Hand-Walk
Seite 113
Ziel

Work-out 21 Arme

Schwierigkeitsgrad	mittel
Sätze	3
Satzdauer/Wiederholungen	32–48 oder 60–80 Sek./ 8–12 oder 15–20 Wdh.

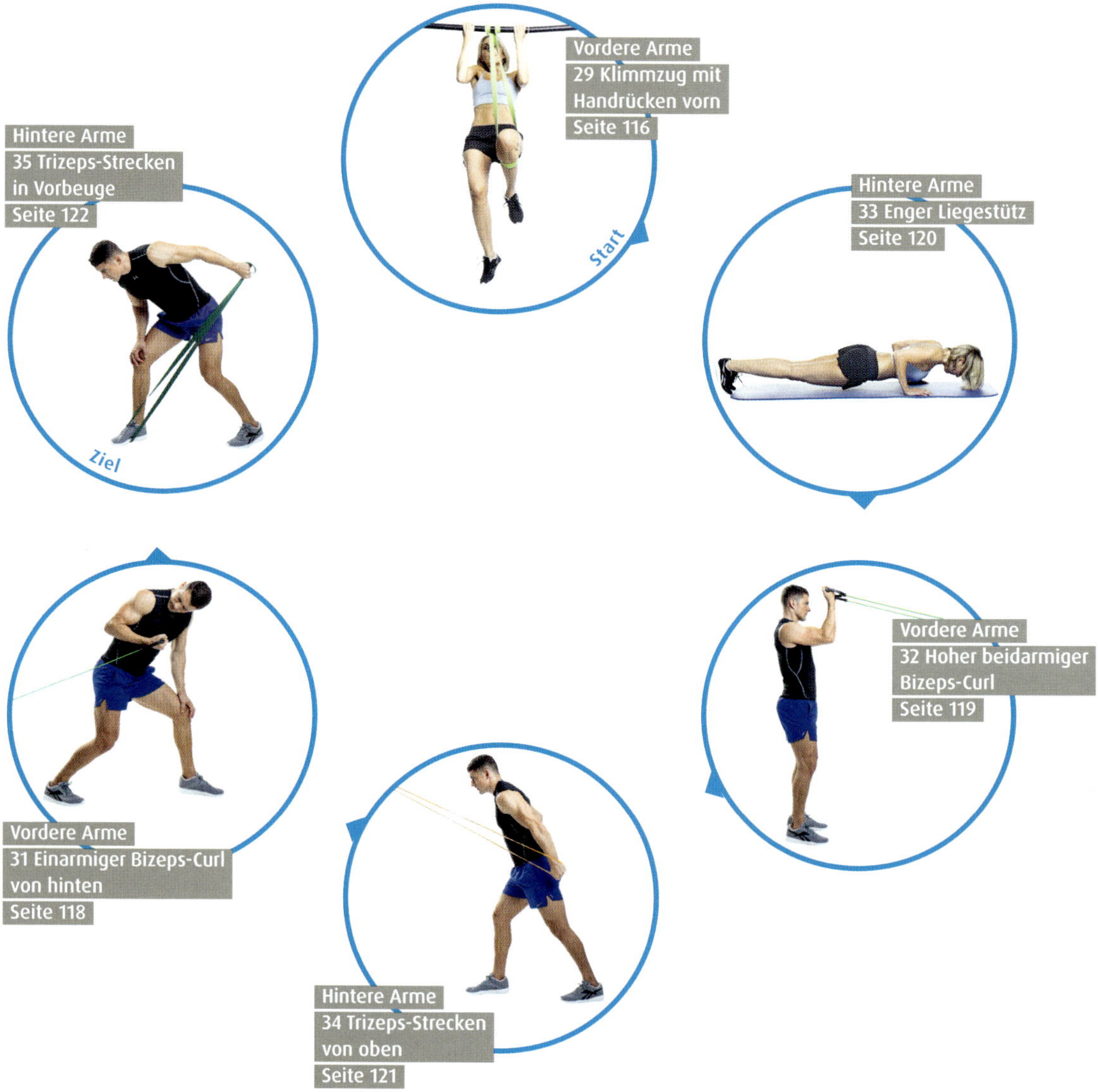

Work-out 22 Beine

Schwierigkeitsgrad	mittel
Sätze	3
Satzdauer/Wiederholungen	32–48 oder 60–80 Sek./ 8–12 oder 15–20 Wdh.

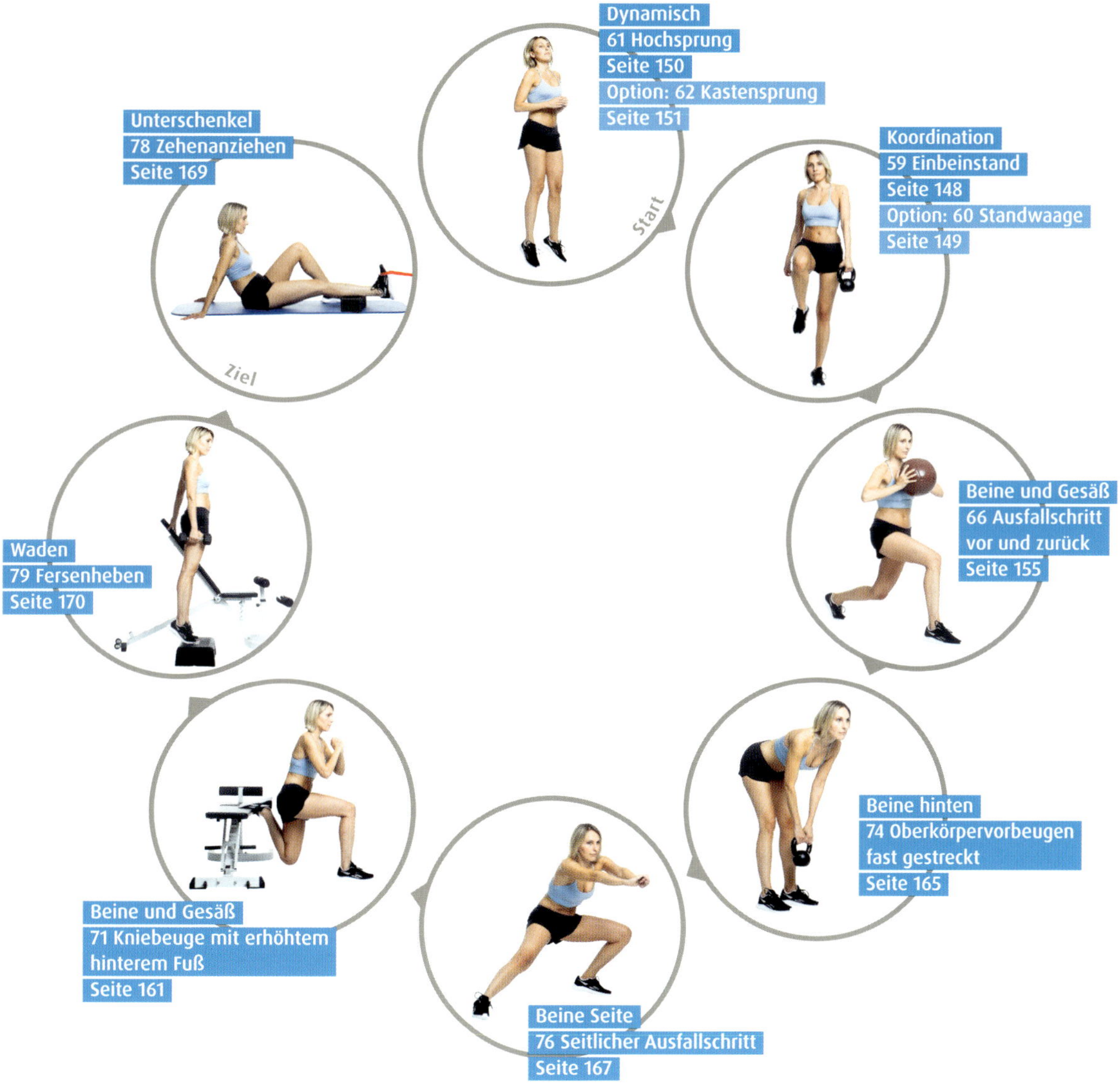

Dynamisch
61 Hochsprung
Seite 150
Option: 62 Kastensprung
Seite 151
Start
Koordination
59 Einbeinstand
Seite 148
Option: 60 Standwaage
Seite 149
Beine und Gesäß
66 Ausfallschritt vor und zurück
Seite 155
Beine hinten
74 Oberkörpervorbeugen fast gestreckt
Seite 165
Beine Seite
76 Seitlicher Ausfallschritt
Seite 167
Beine und Gesäß
71 Kniebeuge mit erhöhtem hinterem Fuß
Seite 161
Waden
79 Fersenheben
Seite 170
Unterschenkel
78 Zehenanziehen
Seite 169
Ziel

TEIL 5:
Die Übungen

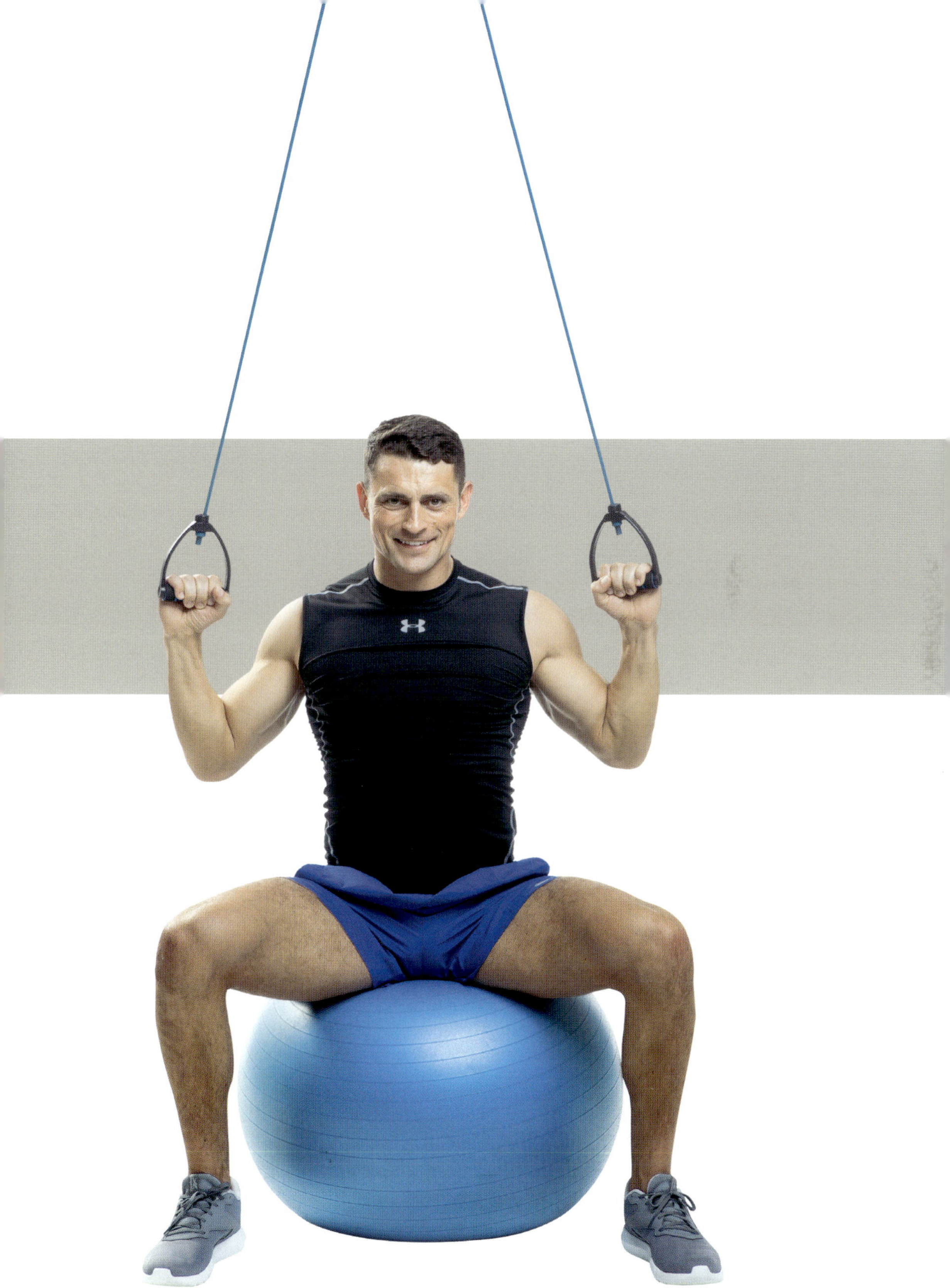

So führst du die Übungen aus

In den folgenden Abschnitten findest du die Übungen zur besseren Übersichtlichkeit unterteilt in »Oberkörper«, »Rumpf« und »Gesäß und Beine«. Den Bereich, den die Übungen hauptsächlich kräftigen, findest du in der »Kräftigung«-Angabe bei der Übungsbeschreibung. Führe dein Training nach den folgenden Prinzipien aus.

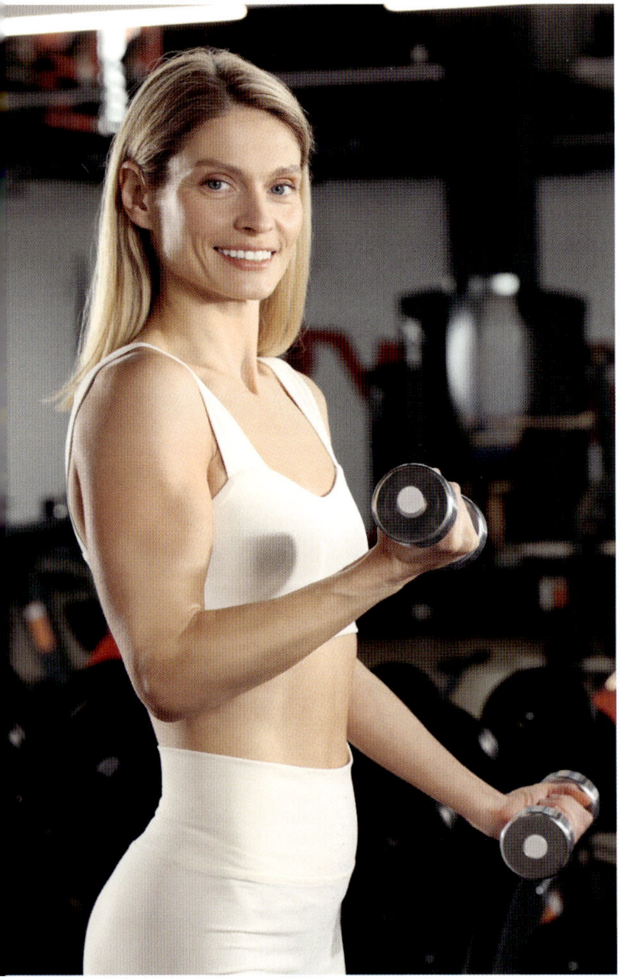

Konzentriere dich bei »30 Bizeps-Curl« auf die vordere Oberarmmuskulatur.

• Passende Belastung

Wähle die Bodyweight-Übungsvariante beziehungsweise die Bandspannung oder das Zusatzgewicht so, dass du den vollständigen Bewegungsumfang der Übung technisch korrekt ausführen kannst.

• Stabile Übungsposition

Beginne in einer stabilen Ausgangsposition, die Standübungen mit aufrechtem Oberkörper. Aktiviere deine Bauch- und die Gesäßmuskulatur und ziehe die Schulterblätter nach hinten unten. Halte bei der Übungsdurchführung die Körperspannung aufrecht. Stelle sicher, dass deine Schultern auf gleicher Höhe sind und der Rücken gerade ist. Überprüfe hin und wieder deine Übungsdurchführung vor einem Spiegel.

• Korrekte Technik

Konzentriere dich während des Trainings und achte auf korrekte Ausführung entsprechend der Übungsbeschreibung. Vermeide Ausweichbewegungen wie Verdrehen des Körpers und das Holen von Schwung, da dies nicht zu besseren Trainingsergebnissen führt, sondern das Verletzungsrisiko erhöht. Du kannst beispielsweise bei »9: Klimmzug« durch ruckartige Bewegungen, das Verdrehen der Schultern und das Anheben des Nackens vielleicht eine zusätzliche Wiederholung schaffen, jedoch wird dadurch die Muskulatur nicht besser trainiert, sondern die Übung wird mit Körperfehlstellungen bewältigt.
Falls du Ausweichbewegungen benötigst, um die geplante Intervalldauer oder Wiederholungszahl zu erreichen, solltest du die Band-

spannung und/oder das Zusatzgewicht reduzieren oder eine einfachere Übungsvariante nutzen.

Aktivierung der Zielmuskulatur

Die Zielmuskulatur muss während der gesamten Übungsdurchführung aktiviert bleiben. Beispielsweise solltest du bei »30 Bizeps-Curl« deine Arme während der Streckbewegung nicht durchhängen lassen, sondern leicht gebeugt und in Spannung halten. Die Muskelaktivität nimmt während der Bewegung zu und ist in der Endposition am stärksten. Deshalb kann die Übung auch durch das Halten der Endposition und durch Teilbewegungen intensiviert werden.

Ausgeglichenes Training

Führe dein Krafttraining ausgeglichen aus, d. h. trainiere die rechte und die linke Körperseite mit der gleichen Intensität. Kräftige eine Bewegungsrichtung (Muskelgruppe) mit der gleichen Satzzahl wie die Gegenbewegung (Gegenspieler).
Wenn du dein Training in unterschiedliche Workouts aufteilst, dann achte darauf, dass die Bewegungen im Wochenplan ausgeglichen vorhanden sind. Grundlegend ist es, dass du alle im Buch als wichtig vorgestellten Bewegungsrichtungen/Körperbereiche zumindest 1-mal pro Woche trainierst.
Einseitiges Training sowie Verletzungen können dazu führen, dass sich Muskelungleichgewichte bilden und eine schlechte Körperhaltung entwickelt wird. Es ist wichtig, solche Schwachstellen zu beseitigen, da sie zu verminderter Leistungsfähigkeit führen können, die Verletzungsgefahr generell erhöhen und die Gelenke belasten. Mache zuerst den Satz für die schwächere Körperseite. Mache mehr oder sogar die doppelte Anzahl an Sätzen für die schwächere Muskulatur über mehrere Wochen hinweg, bis sich wieder ein ähnliches Kraftverhältnis eingestellt hat.

Intensives, schmerzfreies Training

Trainiere intensiv, aber ohne Schmerzen. Sollten während einer Übungsbewegung Schmerzen auftreten, musst du sofort aufhören. Wenn der Schmerz sofort nachlässt, achte auf deine Körperhaltung und versuche die Übung erneut. Tritt der Schmerz wieder auf, wähle eine andere Übung mit derselben Bewegungsrichtung oder gehe zur nächsten Übung im Trainingsplan über. Sollte der Schmerz jedoch auch im Ruhezustand nicht nachlassen, beende das Training und besprich dich mit einem Arzt.

INFO: Übungsdurchführung

Wiederhole die Übung so lange beziehungsweise so oft, wie es deinem Leistungsniveau entspricht und im Trainingsplan vorgesehen ist.
Du musst immer beide Körperseiten kräftigen, auch wenn eine Übung nur zu einer Seite beschrieben ist.
Stelle sicher, dass du den Körper während Übungszeit möglichst intensiv belastest, jedoch nicht darauf abzielst, möglichst viele Wiederholungen schnell auszuführen.
Intensiviere eine Übung erst, wenn du in der Lage bist, mehr als die geplante Wiederholungszahl (beziehungsweise Übungszeit) technisch perfekt und in angemessener Geschwindigkeit auszuführen.
Die Zeichen (++) und (+) verdeutlichen, ob eine Übung einen Muskel vorrangig kräftigt oder mitkräftigt.

Übungen für den Oberkörper

Richtige Kraft im Oberkörper entwickelst du mit Übungen aus dem funktionellen Training, die eine Vielzahl von Muskeln gleichzeitig aktivieren. Hierbei kannst du sowohl Übungen mit dem eigenen Körpergewicht als auch Tools wie Fitnessbänder und Zusatzgewichte verwenden. Zusätzlich kannst du ergänzend Übungen für einzelne Muskelpartien (z. B. Bizeps) einsetzen.

Für effektives Training des Oberkörpers achte darauf, dass du den Körper ausgeglichen trainierst. So erfolgen nicht nur die Bewegungen in Alltag und Sport optimal, sondern der Körper ist auch bestmöglich vor Verletzungen und vor Verschleiß geschützt. Trainierst du hingegen einseitig deine »Lieblingsmuskeln«, dann führt dies zu Bewegungseinschränkungen und Verletzungen. Einige Fitnesssportler trainieren beispielsweise die Druckbewegung nach vorn viel intensiver als die Zugbewegung nach hinten. Aus einem solchen Ungleichgewicht können sich Körperfehlstellungen wie eine durchgehende Schulterspannung nach vorn oben entwickeln. Als Folge davon wird der Körper zu Ausweichbewegungen veranlasst, welche die Verletzungsanfälligkeit erhöhen, Schulterschmerzen und erhöhte Gelenkabnutzung verursachen. Wenn bei dir ein Muskelungleichgewicht besteht, dann mache wöchentlich bewusst mehr Sätze für die schwächere Muskulatur beziehungsweise Bewegungsrichtung – so lange, bis das Ungleichgewicht behoben ist. Bei Schulterproblemen werden häufig Defizite in der hinteren Schultermuskulatur, den Außenrotatoren und der Stabilisation der Schulterblätter festgestellt. Deshalb findest du in diesem Programm ergänzende Übungen. Auch lohnt es für einige Fitnesssportler, die Nackenmuskulatur zu stärken, insbesondere, wenn sie durch langanhaltende Schreibtischarbeit eingeschränkt ist.

Die Übungen werden zur übersichtlichen Darstellung in Rubriken geordnet. Zahlreiche Übungen trainieren jedoch mehrere Körperbereiche.

Brust	1–7
Rücken	8–12
Schultern	13–22
Nacken, Schulterblätter, Außenrotatoren	23–28
Vordere Oberarme	29–32
Hintere Oberarme	33–36

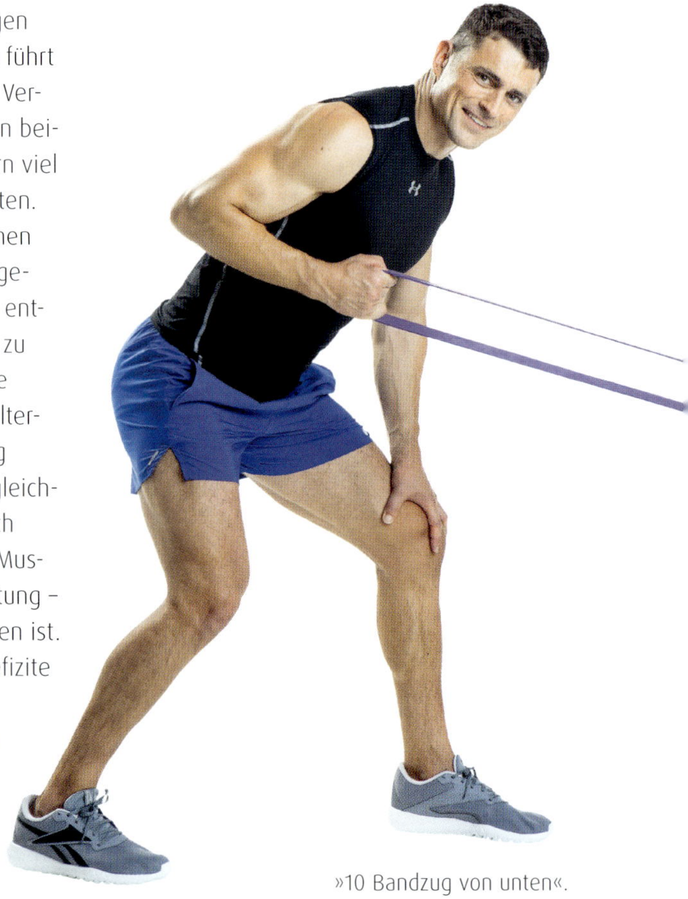

»10 Bandzug von unten«.

1 Beidarmige Brustpresse

KRÄFTIGUNG
++ Brust- und vordere Schultermuskulatur
+ hintere Oberarm- und Rumpfmuskulatur

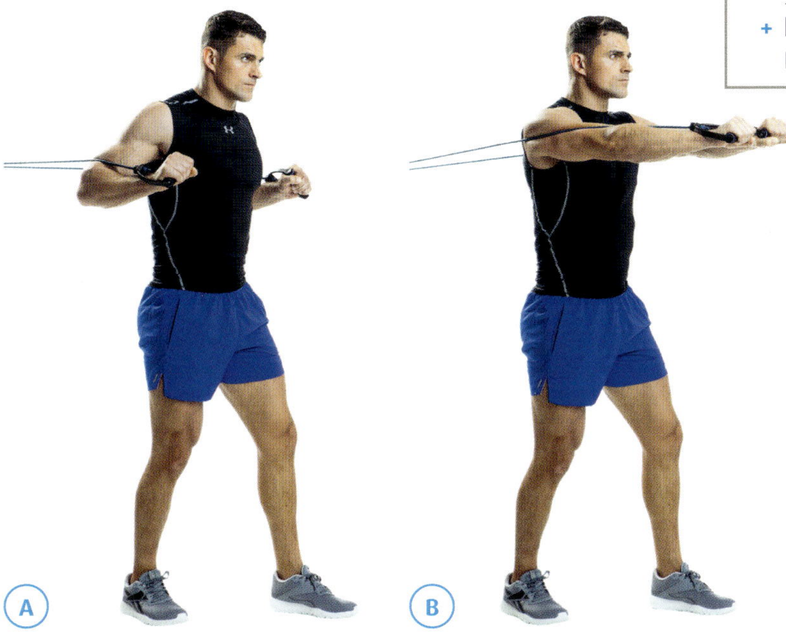

Die Ausgangs- und die Endposition.

SO GEHT´S

- Das Band ist etwa in Schulterhöhe an einem stabilen Gegenstand oder mit Bandanker an der Tür befestigt. Du stehst im leichten Ausfallschritt mit dem Rücken zur Befestigung. In den Händen hältst du die Griffe oder Enden des Bandes. Die Arme sind gebeugt und die Handflächen zeigen nach unten oder zueinander. Mach einen Schritt vor, damit das Band mindestens mittlere Spannung hat (A).
- Spanne die Bauch- und die Gesäßmuskulatur an und ziehe die Schulterblätter nach hinten und in Richtung Gesäß. Nun atmest du ein.
- Drücke die Hände gegen den Bandwiderstand gerade nach vorn und etwas zusammen (B). Gleichzeitig atmest du aus. Halte kurz die Position.
- Bewege die Hände bewusst langsam zurück und atme ein. Achte darauf, die Bewegung zu kontrollieren und lass die Hände nicht durch die Bandspannung zurückschnellen. Wiederhole die Übung.
- Vermeide die Schultern anzuheben, halte den Rumpf in Spannung und achte auf gerade Handgelenke.

VARIANTEN

Du kannst mit Handdrehung üben, indem du mit den Handflächen zueinander gerichtet startest und sie beim Drücken nach unten drehst.
Als Option, wenn du kein Anker verfügbar hast, legst du das Band um den Rücken.

2 Einarmige Brustpresse von unten

KRÄFTIGUNG

++ Brust-, insbesondere oberer Anteil, und vordere Schultermuskulatur
+ hintere Oberarm- und Rumpfmuskulatur

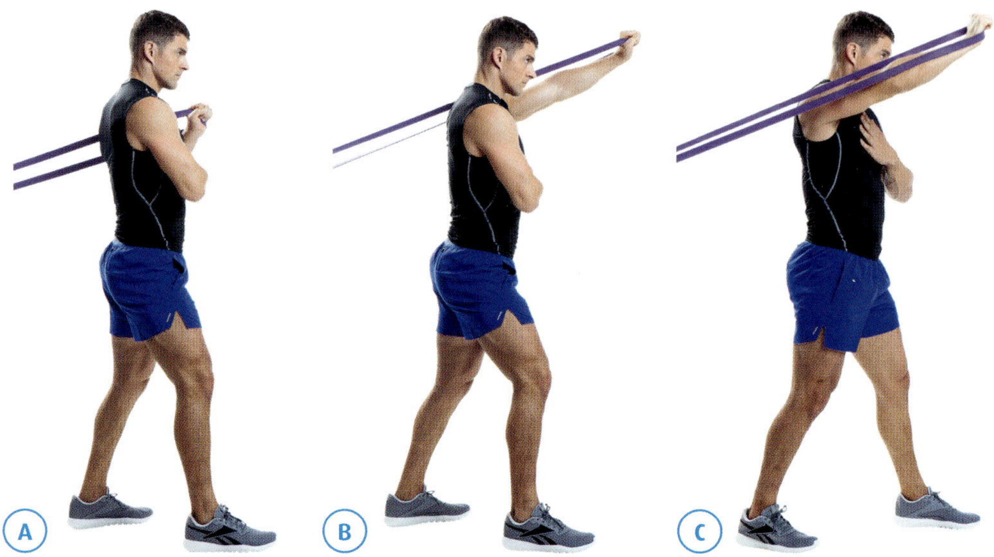

Die Ausgangs- und die Endposition mit links.

Die Endposition mit rechts.

SO GEHT´S

- Das Band ist etwa in Hüfthöhe an einem stabilen Gegenstand befestigt. Du stehst im leichten Ausfallschritt mit dem Rücken zur Befestigung. In der hinteren Hand hältst du das Band, die Handfläche zeigt nach unten. Der Ellbogen der Übungsseite ist leicht angehoben, jedoch nicht waagrecht.
- Die vordere Hand kannst du an die Seite stützen oder auf den oberen Bereich der Brustmuskulatur legen, um deren Aktivität beim Training zu spüren. Mache einen Schritt vor, damit sich das Band in mittlerer Spannung befindet (A). Spanne die Bauch- und die Gesäßmuskulatur an und atme ein.
- Drücke die Hand zügig gegen den Widerstand des Bands nach vorn oben, etwa in Augenhöhe (B). Gleichzeitig atmest du aus. Halte kurz die Position.
- Bewege die Hand bewusst langsam in die Ausgangsposition zurück und atme ein, um dann die Übung zu wiederholen.
- Vermeide es die Schulter anzuheben, halte den Rumpf durchgehend in Spannung und achte auf ein gerades Handgelenk.
- Anschließend trainierst du die andere Körperseite (C).

VARIANTEN

Wenn du keinen Ankerpunkt hast, dann stelle dich mit dem hinteren Fuß auf das Band, um es zu fixieren.
Drücke nicht zu steil nach oben, sonst übernimmt die Schulter viel der Aktivität und du übst »Schulterpresse«.
Du kannst das Band alternativ waagrecht nach vorn drücken.

3 Beidarmige Fliegende

KRÄFTIGUNG
++ Brust- und vordere Schultermuskulatur
\+ Rumpfmuskulatur

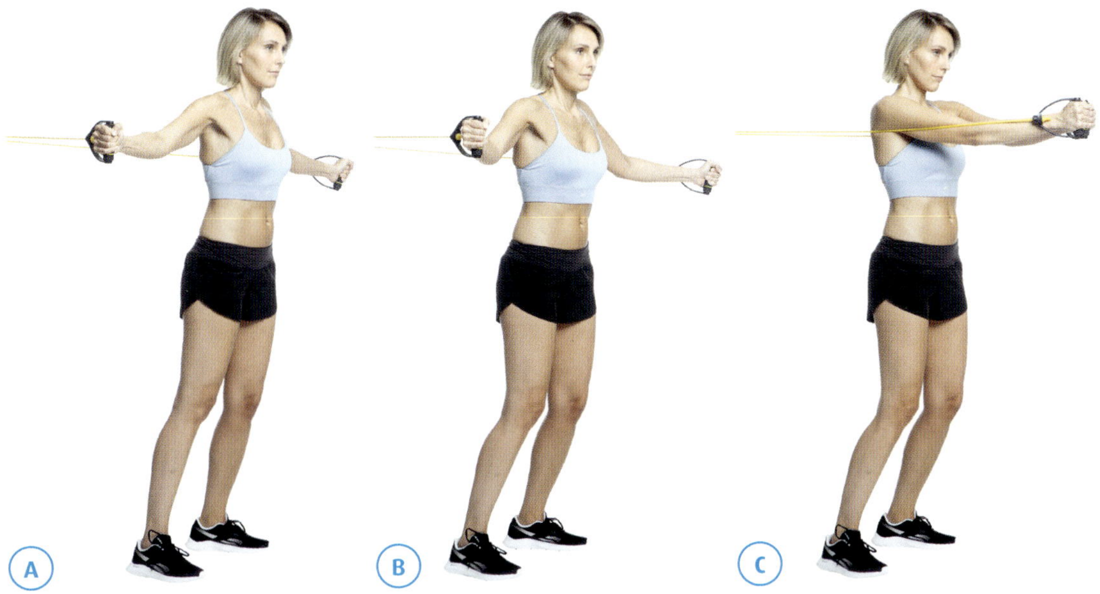

Der Bewegungsablauf.

SO GEHT´S

- Das Band ist etwa in Schulterhöhe befestigt. Du stehst im athletischen Stand, d.h. aufrecht, mit leicht gebeugten Beinen, das Gewicht gleichmäßig verteilt, mit dem Rücken zur Befestigung. Die Arme sind auf Schulterhöhe nach außen gerichtet und leicht gebeugt, und die Handflächen zeigen nach vorn (A). Das Band befindet sich in mittlerer Spannung.
- Aktiviere die Bauch- und die Gesäßmuskulatur, spanne die Schulterblätter nach hinten unten und atme ein.
- Bewege die Hände zusammen, als würdest du einen Baum umfassen (B)–(C), während du ausatmest. Die Arme sind durchgehend leicht gebeugt. Halte kurz die Position und achte auf die Brustmuskelaktivität sowie Schulterblattspannung nach unten.
- Bewege die Hände langsam in die Ausgangsposition zurück und atme ein, um die Übung zu wiederholen.
- Achte darauf, dass sich nur die Arme bewegen. Vermeide die Schultern anzuheben, halte den Rumpf durchgehend aktiviert und die Handgelenke in stabiler Position.

VARIANTEN

Du kannst dich vorlehnen, um mehr Spannung auf das Band zu bekommen.
Du kannst den Zug etwas von oben nach unten beziehungsweise von unten nach oben ausführen, um die Muskelanteile der Brust unterschiedlich zu aktivieren.
Hast du keinen Gegenstand zur Bandbefestigung zur Verfügung, kannst du das Band um den oberen Rücken legen.

4 Beidarmige Fliegende von unten

KRÄFTIGUNG
++ Brust-, insbesondere oberer Anteil, und vordere Schultermuskulatur
\+ Rumpfmuskulatur

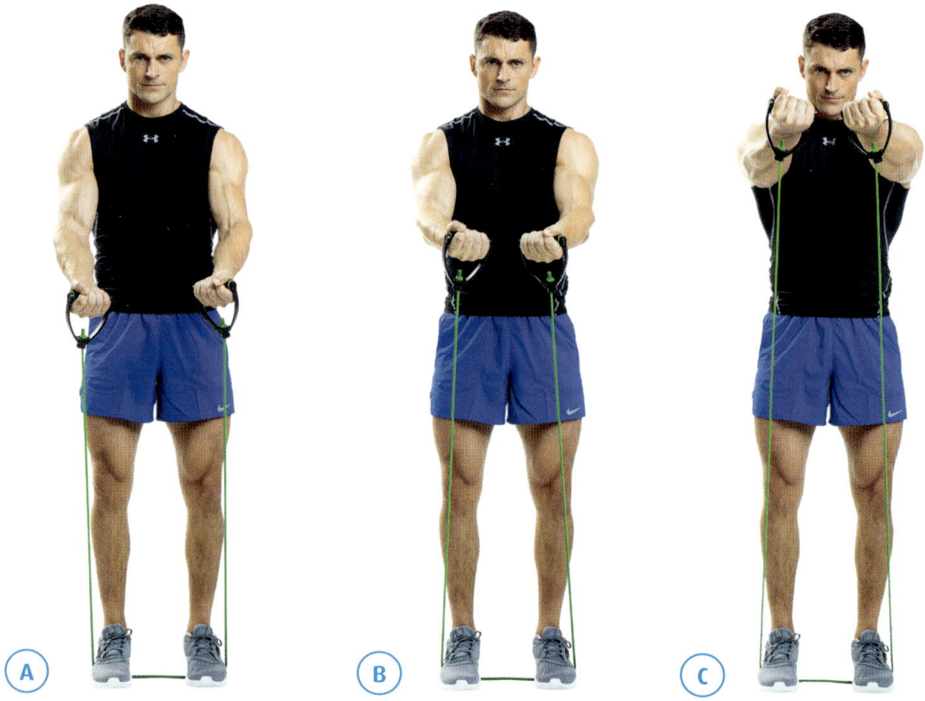

Der Bewegungsablauf.

SO GEHT´S

- Du stehst auf dem Fitnessband im breiten Parallelstand. Die Schultern sind tief, die leicht gebeugten Arme hast du unten und die Handflächen zeigen vor. Das Band befindet sich in mittlerer Spannung (A).
- Aktiviere die Bauch- und die Gesäßmuskulatur, spanne die Schulterblätter nach hinten unten und atme ein.
- Hebe die Arme auf Kinn- bis Augenhöhe an und bringe dabei die Handaußenseiten zusammen (B)–(C), wobei du ausatmest. Die Arme bleiben leicht gebeugt. Halte kurz die obere Position und konzentriere dich auf maximale Brustmuskelspannung.
- Senke die Arme langsam in die Ausgangsposition zurück und atme ein, um die Übung zu wiederholen.
- Achte darauf, dass du die Arme hebst, ohne sie zu beugen. Es erfolgt keine Bewegung im Ellbogen. Halte den Rumpf durchgehend aktiviert, die Schulterspannung nach hinten unten und die Handgelenke in stabiler Position.

VARIANTEN

Du kannst mit den Handflächen innen beginnen und sie beim Heben nach oben rotieren.
Als Option kannst du das Band an einem tiefen Ankerpunkt anbringen und dich mit dem Rücken nah an die Befestigung stellen.

5 Einarmige Fliegende

KRÄFTIGUNG
++ Brust- und vordere Schultermuskulatur
+ Rumpfmuskulatur

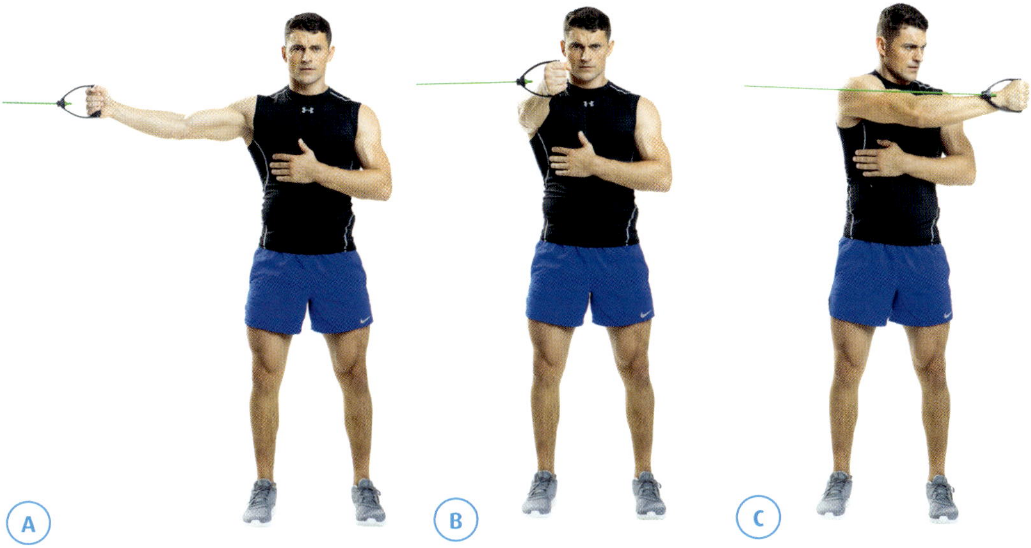

Der Bewegungsablauf.

SO GEHT´S

- Das Band ist etwa in Schulterhöhe befestigt. Du stehst seitlich zur Bandbefestigung. Der leicht gebeugte Übungsarm ist nach außen gerichtet und die Handfläche zeigt nach vorn (A). Die freie Hand kannst du auf die Brust legen, um die Muskelbeanspruchung zu spüren. Alternativ legst du sie auf den Bauch oder an die Hüfte.
- Mache einen Schritt nach außen vom Bandanker weg, damit das Band eine mittlere Spannung aufweist.
- Aktiviere die Bauch- und die Gesäßmuskulatur, spanne die Schulterblätter nach hinten unten und atme ein.
- Ziehe den Arm weit nach innen (B)-(C), wobei du ausatmest. Der Arm bleibt leicht gebeugt. Halte die Position kurz und achte auf die Brustmuskelaktivität.
- Bewege die Hand bewusst langsam in die Ausgangsposition zurück und atme ein, um die Übung zu wiederholen.
- Achte darauf, dass das Ellbogengelenk stabilisiert ist und nicht bewegt wird. Vermeide die Schultern anzuheben und spanne den Rumpf immer wieder bewusst nach.

VARIANTEN

Du kannst einen tiefen Ankerpunkt nutzen und diagonal zur anderen Seite in etwa auf Kopfhöhe ziehen, um den oberen Anteil der Brust stärker zu aktivieren.
Du kannst den Ankerpunkt höher wählen und den Zug diagonal nach unten zur anderen Körperseite ausführen, um den Anteil der unteren Brust mehr zu aktivieren.

6 Liegestütz

KRÄFTIGUNG
++ Brust- und vordere Schultermuskulatur
+ hintere Oberarm- und Rumpfmuskulatur

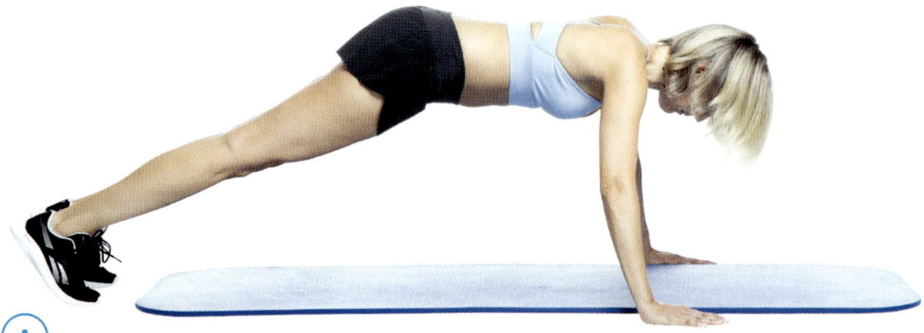

(A)

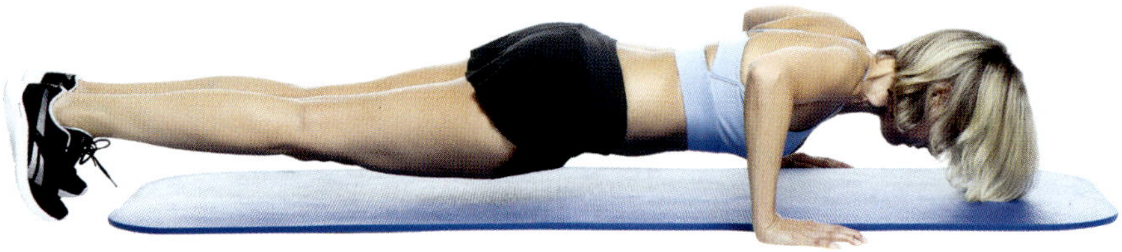

(B)

Der Bewegungsablauf.

SO GEHT´S

- Du bist in der Liegestützposition mit gestreckten Armen. Die Hände sind weiter als schulterbreit auseinander. Die Füße sind nahe beieinander und die Zehen sind aufgestellt.
- Spanne die Gesäß- und die Bauchmuskulatur an, indem du den Bauchnabel nach innen ziehst. Die Schulterblätter spannst du zusammen und in Richtung Gesäß (A).
- Beuge die Arme, bis die Brust fast den Boden berührt (B) und atme ein. Die Ellbogen werden recht nahe am Körper entlang bewegt. Halte kurz diese Position.
- Drücke dich mit Ausatmung nach oben und wiederhole die Übung.
- Halte den Körper durchgehend in Spannung und vermeide es, ein Hohlkreuz einzunehmen. Halte den Kopf gerade, schiebe ihn nicht runter. Damit dies nicht passiert, kannst du dir vorstellen, dass es unter deinem Kopf »brennt«.

INFO

Hier ist eine breite Handposition gewählt, damit die Brustmuskulatur intensiv arbeitet. Je näher du die Ellbogen am Körper bewegst, desto mehr Aktivität wird von der hinteren Armmuskulatur ausgeführt. Eng am Körper wird dann vorrangig die hintere Oberarmmuskulatur gekräftigt (»33 Enger Liegestütz«, Seite 120).

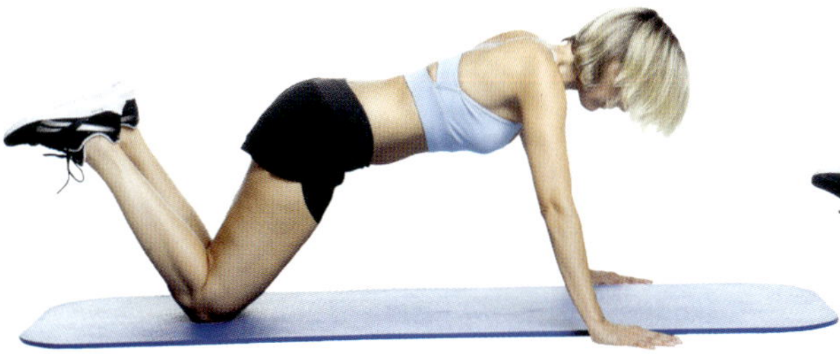

C

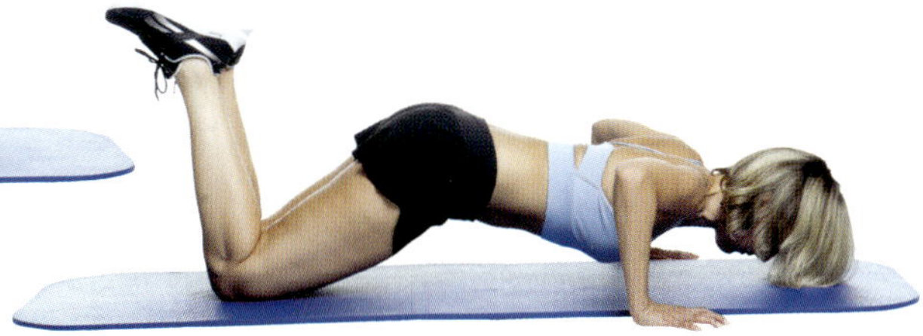

D

Die Vereinfachung mit den Knien auf dem Boden.

VARIANTEN

Du vereinfachst die Übung, indem du die Hände auf eine Erhöhung wie einen Stepper stellst oder die Knie auf dem Boden (C)–(D) positionierst. Achte darauf, dass der Winkel zwischen Oberschenkeln und Bauch groß genug ist, um eine gute Aktivität der Brustmuskultur zu erreichen.

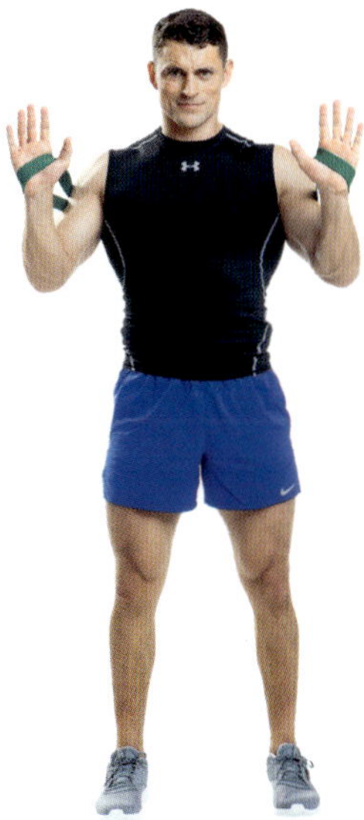

E

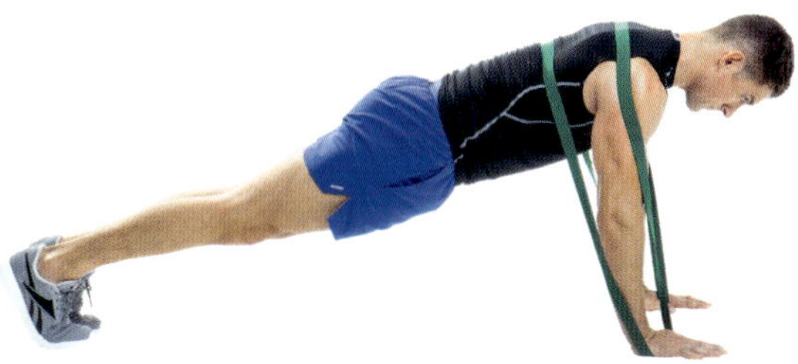

F

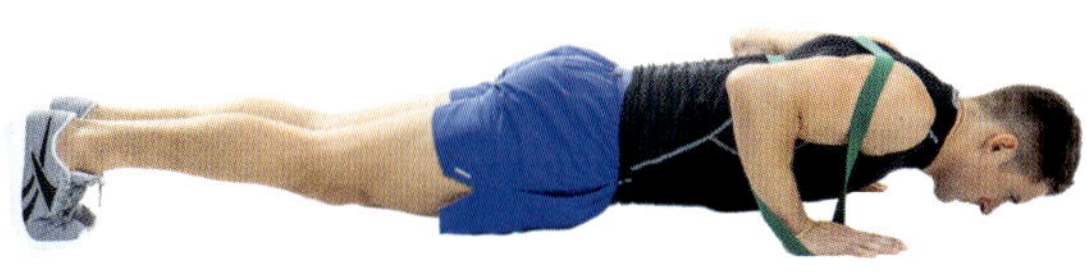

G

Die Intensivierung mit Band.

Du intensivierst die Übung, indem du einen Fuß anhebst.
Auch kannst du in tiefer Position dein Gewicht nach links und rechts verlagern.
Auch mit Band kannst du die Übung intensivieren (E)–(G). Lege es so um die Schulterblätter, dass es nicht abrutscht.

Fortgeschrittene können »Spiderman-Liegestütz« ausführen. Bei dieser Variante setzt du die Hände etwa schulterbreit auf. Beim Beugen der Arme bewegst du gleichzeitig das rechte Knie über außen zum rechten Ellbogen. Drücke dich wieder hoch und führe dann die Bewegung zur linken Seite aus.

7 Bankdrücken mit Hanteln

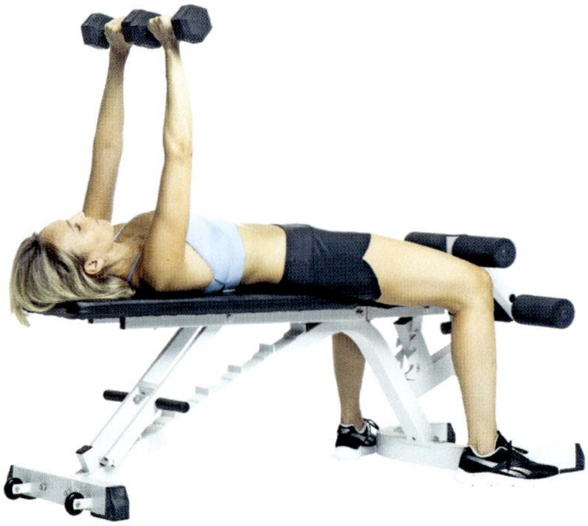

A

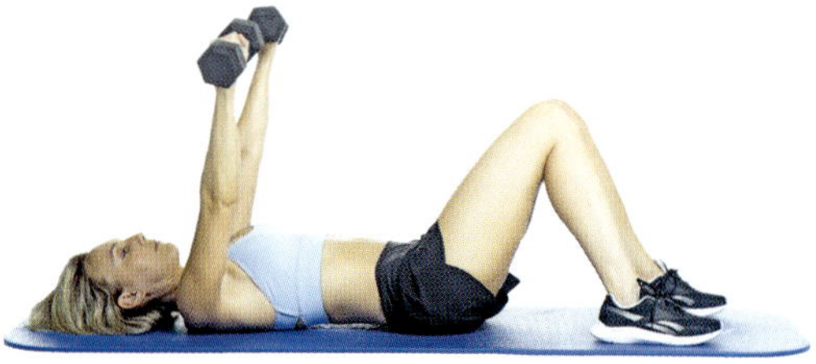

C

KRÄFTIGUNG

++ Brust-, hintere Oberarm- und vordere Schultermuskulatur

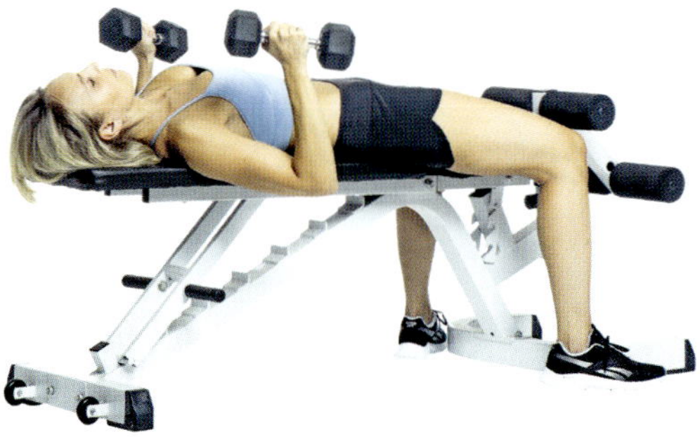

B

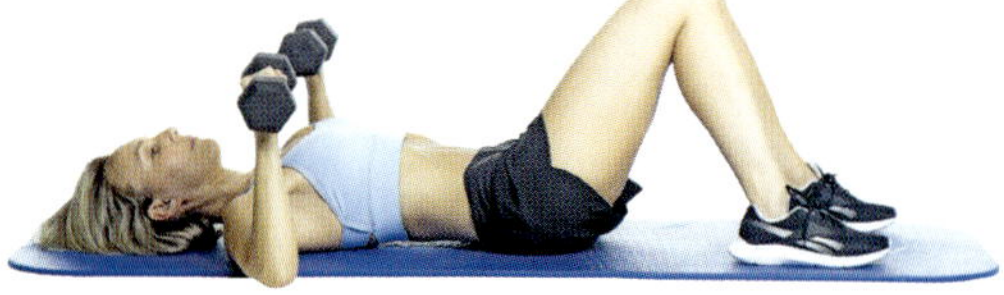

D

Der Bewegungsablauf.

Die Variante auf dem Boden.

SO GEHT´S

- Du liegst mit dem Rücken auf einer Hantelbank oder, falls nicht vorhanden, auf einem Gymball oder dem Boden. Die Arme streckst du senkrecht in die Luft, etwa schulterbreit auseinander, und in den Händen hast du Kurzhanteln, die Handflächen zeigen zu den Füßen (A).
- Drücke die Füße auf den Boden und spanne die Bauch- und die Gesäßmuskulatur an.
- Senke die Hanteln und führe sie etwas nach außen, bis die Oberarme etwa waagrecht sind (B), d.h. die Ellbogen sind etwa auf Linie der Schultern. Dabei kannst du Handflächen leicht nach innen drehen. Gleichzeitig atmest du ein. Halte kurz die Position.
- Drücke die Hanteln hoch, wobei du ausatmest. Dann wiederholst du die Übung.
- Vermeide es, die Schultern anzuheben, und halte die Handgelenke gerade.

VARIANTEN

Du kannst die Hanteln abwechselnd anheben. Du kannst mit den Handflächen zueinander oder vorgerichtet üben.
Senke auf dem Boden die Hanteln nur so weit, dass die Oberarme nicht aufliegen (C)–(D).

8 Bandzug von oben

KRÄFTIGUNG
++ obere Rücken- und vordere Oberarmmuskulatur
+ hintere Schulter-, Nacken- und Rumpfmuskulatur

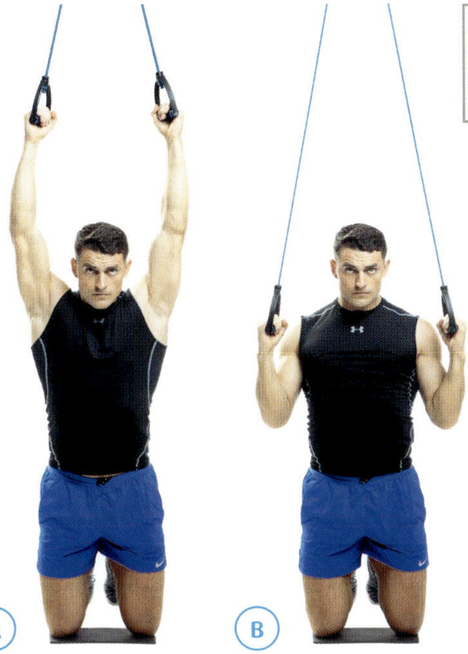

Ⓐ Ⓑ Der Bewegungsablauf im Kniestand mit dem neutralen Griff.

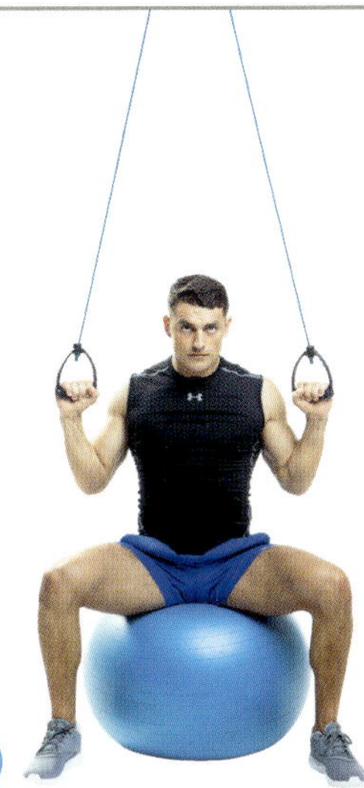

Ⓒ Zug mit Handflächen vorgerichtet im Sitz.

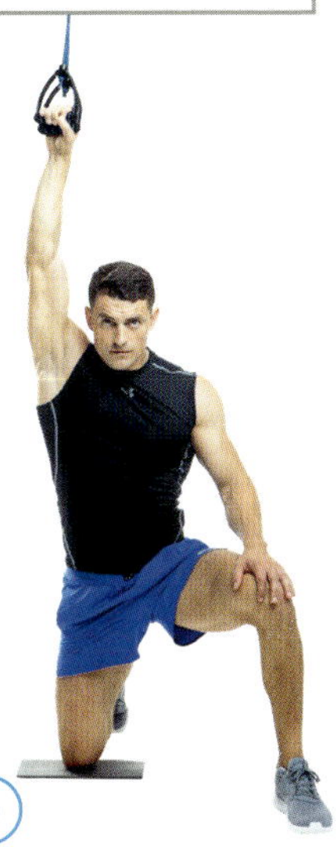

Ⓓ Die einarmige Variante im abgelegten Ausfallschritt.

SO GEHT´S

- Bei dieser Übung erfolgt der Zug möglichst gerade nach unten. Wenn du das Band weit über Kopf befestigt hast, kannst du im Stehen üben. Ansonsten nimmst du den Kniestand ein. Dein Gesicht ist zum Ankerpunkt gerichtet, das Band hebst du in den Händen mit hochgestreckten Armen. Die Handflächen zeigen zueinander (»Neutralgriff«) oder nach vorn. Das Band ist in mittlerer Spannung Ⓐ.
- Aktiviere die Bauch- und die Gesäßmuskulatur und atme ein. Nun ziehst du die Schulterblätter nach hinten unten, ohne die Arme zu beugen.
- Ziehe die Ellbogen seitlich am Körper zu den Rippen Ⓑ und atme dabei aus. Halte kurz die Position und achte darauf, dass die Schulterblätter zusammen und nach unten gespannt sind.
- Bringe die Arme bewusst langsam in die Ausgangsposition zurück. Gleichzeitig atmest du ein. Kontrolliere das Band, lasse deine Arme nicht zurückschnellen. Dann wiederholst du die Übung.
- Achte darauf, dass sich nur die Arme bewegen. Bringe die Ellbogen so nach unten, als würden sie etwas nach unten drücken. Vermeide die Schultern anzuheben.

VARIANTEN

Bei »Zug von oben« werden die Ellbogen nach unten an die Rippen gebracht. Im Gegensatz dazu werden bei »Zug von vorn« die Ellbogen zurückgezogen.
Alternativ kannst du im Ausfallschritt oder Sitz Ⓒ üben. Du kannst mit oder ohne Rotation üben, zudem auch einarmig Ⓓ.

9 Klimmzug

KRÄFTIGUNG
++ obere Rücken- und Unterarmmuskulatur
+ vordere Oberarm-, Schulter- und Rumpfmuskulatur

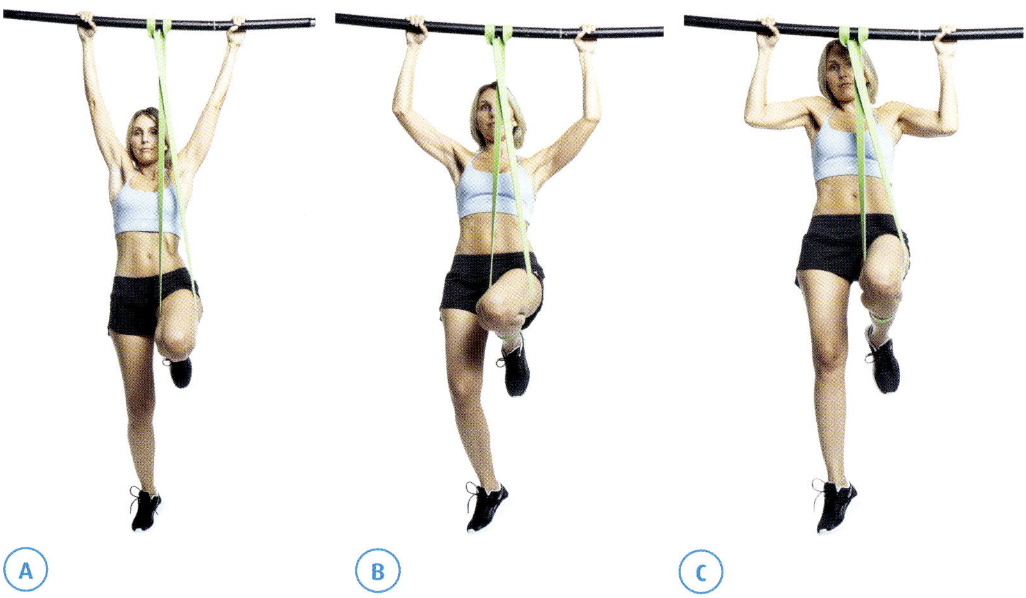

Der Bewegungsablauf.

SO GEHT´S

- Du hängst an einer Stange. Die Arme sind schulterbreit oder etwas weiter auseinander, mit den Handflächen nach vorn gerichtet und einem festem Griff. Zwischen den Armen hast du ein stabiles Fitnessband an der Stange befestigt. Positioniere ein oder beide Knie oder Füße in das Band (A).
- Spanne die Bauch- und die Gesäßmuskulatur an und atme ein. Im ersten Schritt aktivierst du die Schulterblätter, indem du sie nach hinten unten ziehst (B).
- Ziehe die Ellbogen nach unten zu den Rippen und dich so in einer gleichmäßigen Bewegung nach oben, bis die Brust nahe der Stange ist (C). Dabei atmest du aus. Visualisiere, dass du die Stange nach unten ziehst; versuche dich hingegen nicht nach oben zu bringen, denn sonst machst du schnell Ausweichbewegungen.
- Halte die Position kurz und achte darauf, dass die Schultern unten und die Schulterblätter zusammengespannt sind.
- Senke dich langsam ab und atme ein. Wiederhole die Übung.
- Vermeide Ausweichbewegungen wie Schwungholen und Anheben der Schultern.

VARIANTE

Fortgeschrittene üben ohne Pull-up-Band.

10 Bandzug von unten

KRÄFTIGUNG
++ obere Rücken-, Unterarm-, vordere Oberarm- und hintere Schultermuskulatur
\+ Rumpfmuskulatur

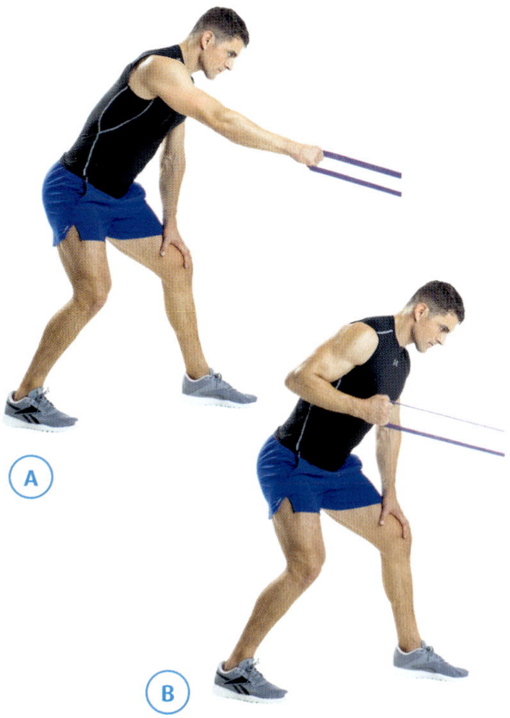

Die Ausgangs- und die Endposition.

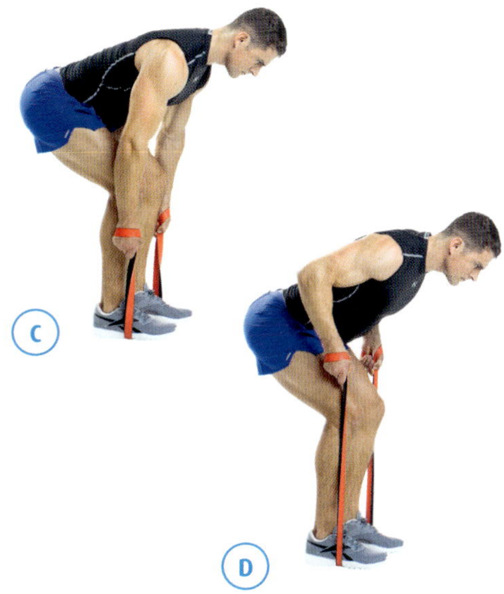

Der beidarmige Bandzug von unten.

SO GEHT´S

- Du hast das Fitnessband in tiefer Position angebracht. Du stehst im Ausfallschritt mit dem rechten Fuß hinten. In der rechten Hand hast du das Band, die Handfläche zeigt nach unten. Die linke Hand stützt du auf den Oberschenkel zur Stabilisation der Position.
- Richte deinen Blick nach vorn, halte die Brust vorn und den Rücken gerade. Spanne die Bauch- und die Gesäßmuskulatur an und atme ein. Aktiviere die Schulterblätter nach hinten unten (A).
- Ziehe den Ellbogen nach hinten, eng am Körper entlang (B), und atme dabei aus. Gleichzeitig rotierst du den Daumen nach oben. Halte kurz die Position.
- Bewege den Ellbogen langsam in die Ausgangsposition zurück und atme ein. Wiederhole die Übung.
- Vermeide es, die Schultern hochzuziehen, und halte den Rücken gerade. Der Ellbogen führt die Bewegung. Lass den Arm nicht vom Bandwiderstand gezogen zurückschnellen.

VARIANTEN

Du kannst ohne Rotation üben.
Fortgeschrittene können die Übung ohne Abstützen ausführen.
Wenn du keinen Anker hast, kannst du dich auf das Fitnessband stellen.
Auch die beidarmige Ausübung ist möglich (C)–(D).

11 Bandzug von vorn

KRÄFTIGUNG

++ obere Rücken-, vordere Oberarm- und Rumpfmuskulatur

\+ hintere Schulter- und Nackenmuskulatur

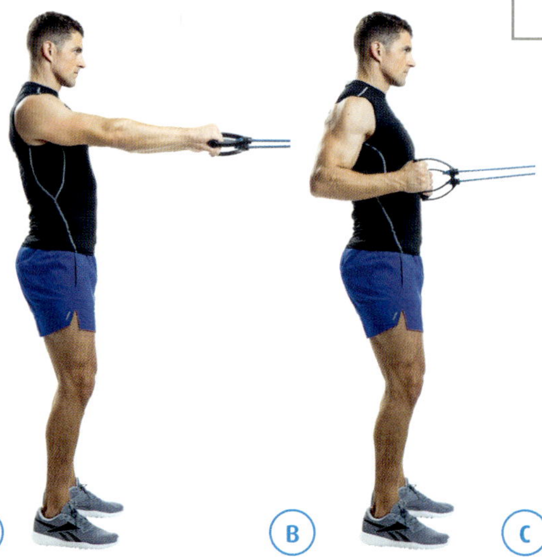

A B

Die Ausgangs- und die Endposition.

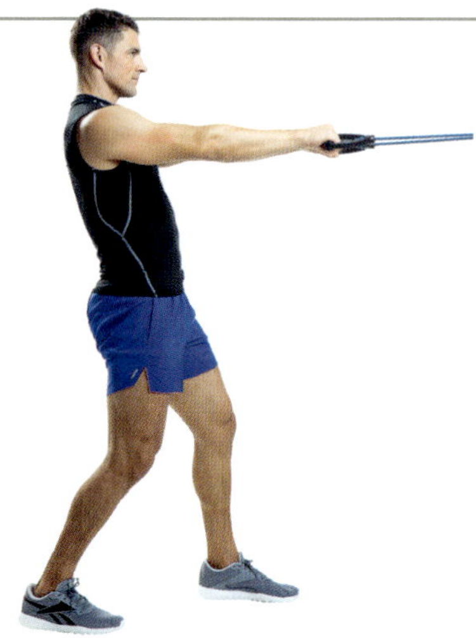

C

Die Ausführung im Ausfallschritt und zurückgelehnt.

SO GEHT´S

- Das Band ist etwa in Brusthöhe befestigt und du stehst in Richtung der Befestigung. Du musst einen für dich stabilen Stand einnehmen, sonst zieht das Band dich nach vorn.
- Die Arme sind vorgerichtet, in den Händen hältst du das Band mit den Handflächen nach unten gerichtet. Das Band befindet sich in mittlerer Spannung.
- Hebe das Kinn leicht an und strecke die Brust raus. Aktiviere die Bauch- und die Gesäßmuskulatur, ziehe die Schulterblätter nach hinten unten und atme ein (A).
- Ziehe die Ellbogen hinter den Körper recht eng an den Rippen entlang, ohne den Rücken zu bewegen, die Handflächen rotieren nach innen (B). Dabei atmest du aus. Die Ellbogen führen die Zugbewegung – nicht die Hände. Halte die Position kurz und achte auf die Schulterblattspannung.
- Strecke die Arme langsam in die Ausgangsposition zurück und atme ein, um die Übung zu wiederholen.
- Konzentriere dich auf den Zug der Ellbogen; wenn du dich hingegen auf die Hände konzentrierst, aktivierst du automatisch mehr den Bizeps. Vermeide es die Schultern anzuheben, halte den Rumpf in Spannung und die Handgelenke in stabiler Position.
- Wähle Bandspannung und Übungsposition so, dass du sie kontrollieren kannst. Lass die Arme beim Rückführen nicht zurückschnellen.

VARIANTEN

Wenn deine Standposition im Parallelstand nicht stabil ist, kannst du einen Fuß etwas zurückstellen und den Oberkörper leicht zurücklehnen (C).

Du kannst auch ohne Rotation der Handflächen üben.

Als Option kannst du im Sitzen üben, wodurch der Rumpf weniger arbeiten muss.

12 Hantel-Rudern

KRÄFTIGUNG
++ obere Rückenmuskulatur
+ Unterarm-, vordere Oberarm-, hintere Schulter- und Nackenmuskulatur

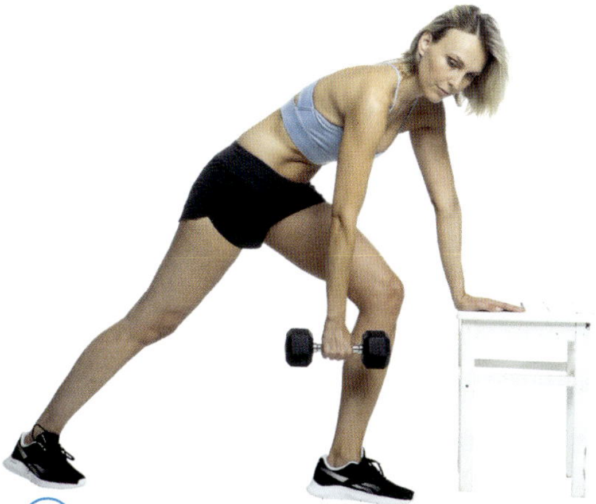
A

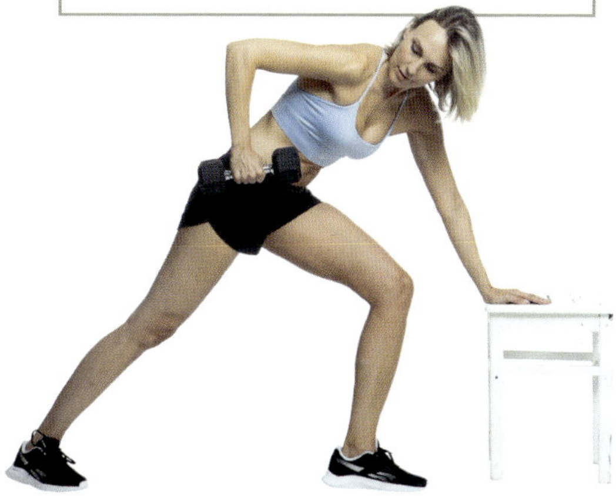
B

Die Ausgangs- und die Endposition.

SO GEHT´S

- Du stehst im Ausfallschritt und stützt dich mit einer Hand auf die Trainingsbank oder auf einen Stuhl. In der anderen Hand hast du eine Kurzhantel oder eine Kettlebell, der Arm hängt nach unten und die Handfläche ist zum Körper gerichtet.
- Halte den Rücken gerade und aktiviere die Bauch- und die Gesäßmuskulatur. Spanne die Schulterblätter zusammen und in Richtung Gesäß (A) und atme ein.
- Ziehe den Ellbogen weit nach hinten oben, eng am Körper entlang (B), und atme dabei aus. Halte kurz die Position.
- Senke die Hantel kontrolliert, ohne die Schulterblattspannung zu lösen, und atme ein. Dann wiederholst du die Übung.
- Vermeide es, während der Übung die Schultern anzuziehen, und halte den Oberkörper gerade. Bewege den Ellbogen nach hinten oben – nicht gerade nach oben.

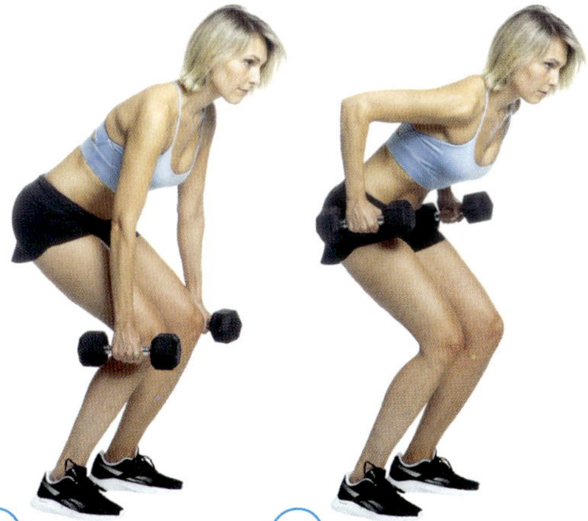
C D

Die beidarmige Ausführung.

VARIANTEN

Alternativ können Fortgeschrittene ohne Abstützen üben, einarmig oder beidarmig (C)–(D). Aus dem aufrechten Stand beugst du die Beine etwas und verlagerst den Oberkörper vor. Achte dabei besonders auf durchgehende Rumpfspannung.

13 Frontheben

KRÄFTIGUNG

++ Schultermuskulatur, insbesondere vorderer Anteil

\+ Nacken- und Brustmuskulatur

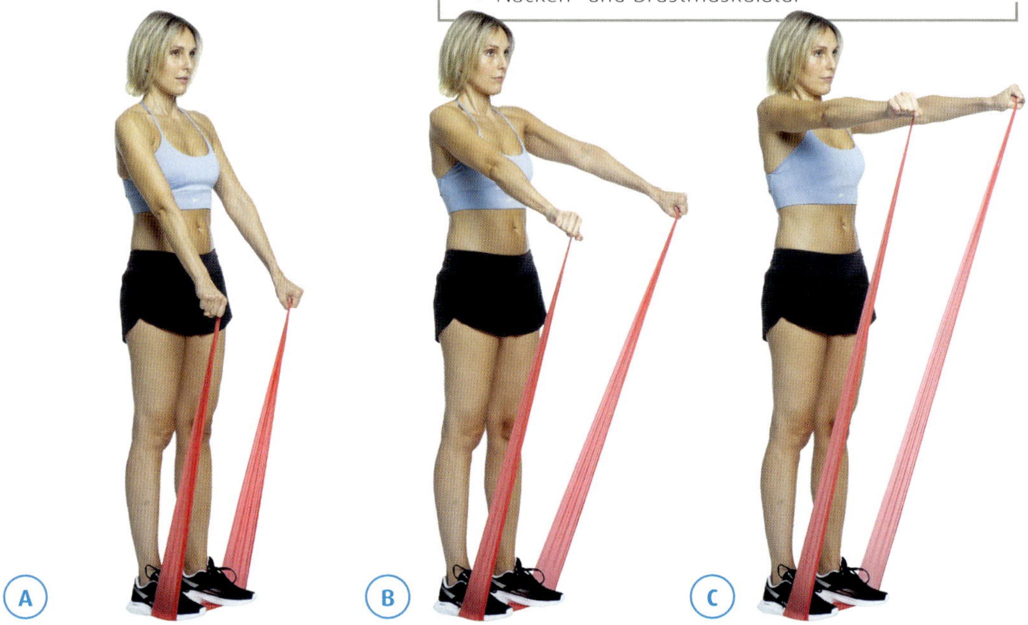

Der Bewegungsablauf.

SO GEHT´S

- Du stehst mittig auf dem Fitnessband. Die Beine sind leicht gebeugt und gleichmäßig belastet. Die Arme sind an den Beinen, mit den Handflächen nach unten gerichtet (A). Die Hände sind mindestens schulterbreit auseinander. Das Band ist leicht bis mittelstark gespannt.
- Aktiviere die Bauch- und die Gesäßmuskulatur, spanne die Schulterblattmuskulatur zusammen und nach unten und atme ein.
- Hebe die Arme frontal bis auf Schulterhöhe an (B)-(C) und atme gleichzeitig aus. Halte kurz die Position und konzentriere dich auf die Aktivität der Schultermuskulatur.
- Senke die Arme bewusst langsam ab, jedoch nicht zu weit, damit das Band und somit die Muskulatur in Spannung bleiben. Wiederhole die Übung.
- Führe die Übung ohne Schwung aus, halte die Schultern unten, den Oberkörper aufrecht und die Handgelenke gerade.

VARIANTEN

Falls die Ausführung mit den Handflächen nach unten zeigend für deine Schultern unangenehm ist, dann teste die Variante mit den Handflächen nach innen.
Die Übung lässt sich auch mit Kurzhanteln durchführen.
Du kannst die Hände etwa 45 Grad auseinandernehmen, um den seitlichen Schulterbereich etwas stärker einzubringen.

14 Seitheben

KRÄFTIGUNG

++ Schultermuskulatur, insbesondere seitlicher Anteil

\+ Nacken- und hintere Oberarmmuskulatur

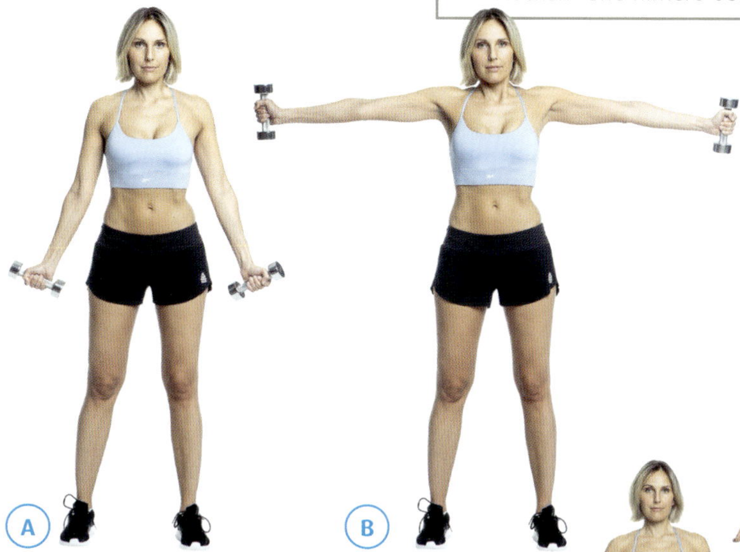

Die Ausgangs- und die Endposition.

SO GEHT´S

- Du stehst aufrecht, die Beine sind leicht gebeugt und gleichmäßig belastet. Die Arme hast du seitlich neben dem Körper oder vor den Oberschenkeln (A). Halte die Kurzhanteln mit vorzeigenden Handflächen und geraden Handgelenken.
- Hebe den Brustkorb etwas an, die Schultern sind bewusst unten. Aktiviere die Bauch- und die Gesäßmuskulatur und atme ein.
- Hebe die Arme seitlich bis auf Schulterhöhe an (B) und atme dabei aus. Halte kurz die Position und konzentriere dich auf die seitliche Schultermuskulatur.
- Senke die Hanteln langsam ab und atme ein, um die Übung zu wiederholen.
- Führe die Übung ohne Schwung aus und achte auf einen geraden Rücken. Vermeide Ausweichbewegungen wie Hochziehen von Schultern und Nacken.

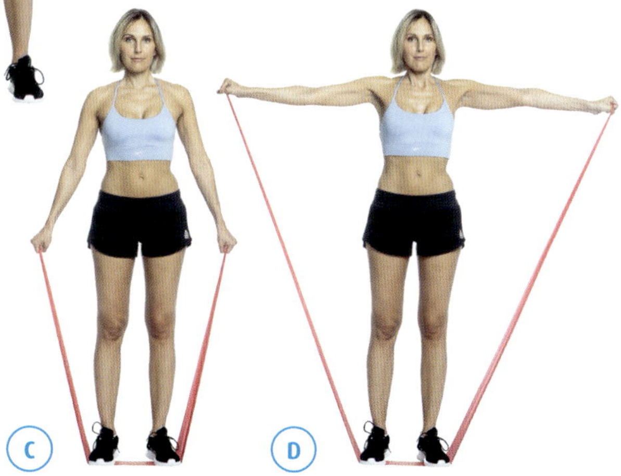

Die Variante mit Theraband®.

VARIANTEN

Du kannst die Arme abwechselnd anheben. Die Übung lässt sich mit Fitnessband durchführen (C)–(D). Stelle dich mittig auf das Band. Bei gesenkter Armposition ist es leicht bis mittelstark gespannt.

Du kannst mit den Handflächen nach unten gerichtet üben, was die Schulterseite noch mehr aktiviert, aber nur, wenn das vollständig schmerzfrei für deine Schultern ist.

15 Schulterpresse am Boden

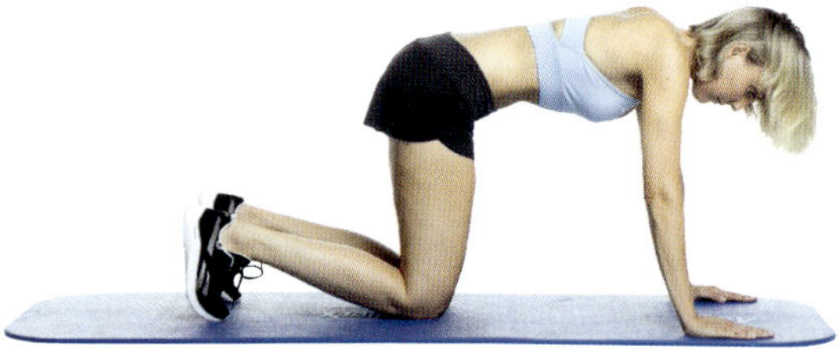

(A)

KRÄFTIGUNG

++ seitliche Schulter-, Nacken- und hintere Oberarmmuskulatur

\+ Rumpf-, Brust- und vordere Schultermuskulatur

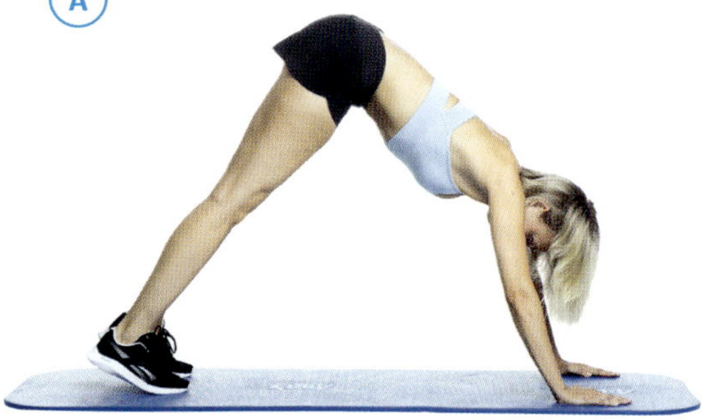

(B)

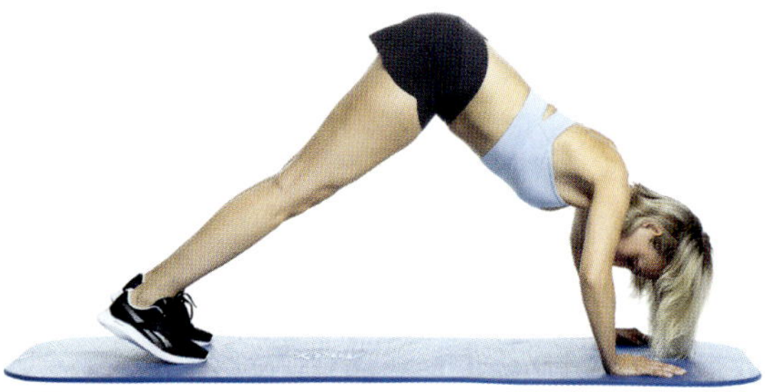

(C)

Der Bewegungsablauf.

SO GEHT´S

- Du befindest dich im Vierfüßlerstand, die Hände sind schulterbreit, die Finger sind gespreizt und die Mittelfinger zeigen gerade nach vorn (A).
- Schiebe das Gesäß so weit wie möglich nach oben hinten und strecke dabei möglichst weit die Beine, die Fersen bleiben angehoben (B). Spanne die Bauch- und die Gesäßmuskulatur an.
- Beuge langsam die Arme, bis der Kopf fast den Boden berührt (C), ohne dich mit dem Kopf abzustützen. Gleichzeitig atmest du ein. Die Ellbogen werden etwa 45 Grad am Körper entlang bewegt, schiebe sie nicht auf Schulterhöhe nach außen.
- Halte kurz die Position und achte darauf, wie die aktivierte Muskulatur arbeitet.
- Strecke die Arme mit Ausatmung und bewege dich so in die Ausgangsposition zurück. Dann wiederholst du die Übung.
- Achte auf Rumpfspannung und darauf, dass das Gesäß durchgehend hochgehoben ist.

(D)

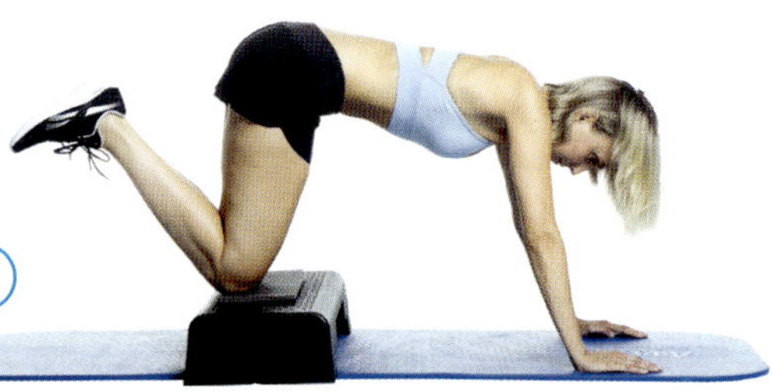

Die Einsteigervariante mit den Knien auf Bank/Stuhl.

VARIANTEN

Du kannst die Übung aus dem Stand beginnen und die Hände vor dich aufstellen.
Du vereinfachst die Übung, indem du die Hände auf einen tiefen Gegenstand wie einen Stepper stützt. Du kannst auch die Knie auf Stepper oder Trainingsbank positionieren (D).
Du intensivierst die Übung, wenn du die Füße bei gestreckten Beinen auf Bank oder Stepper aufstellst.

16 Schulterpresse

KRÄFTIGUNG
++ Schultermuskulatur, insbesondere mittlerer Anteil
+ Nacken- und Brustmuskulatur

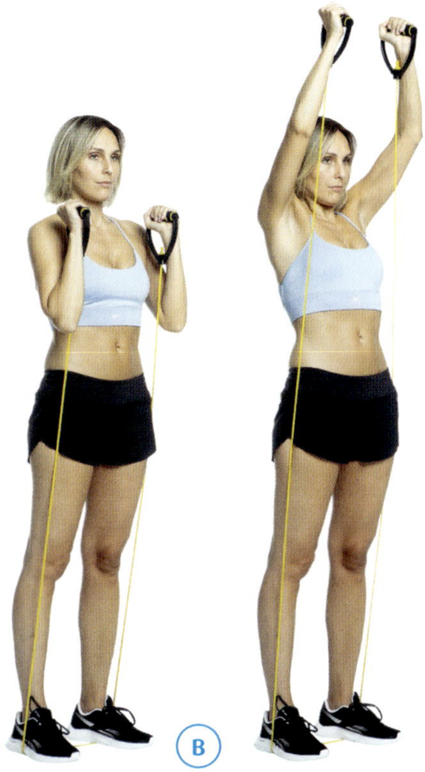

A B

Die Ausgangs- und die Endposition.

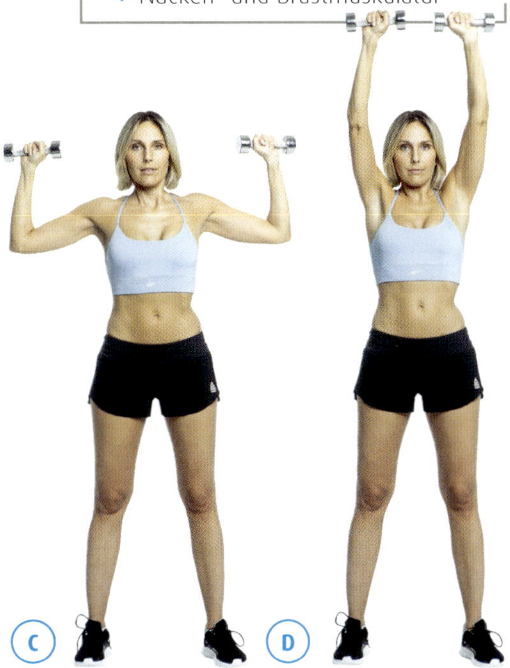

C D

Die Variante mit vorgerichteten Handflächen und Hanteln.

SO GEHT´S

- Du stehst mittig auf dem Fitnessband (Loop-Band oder Theraband®). Die Beine sind leicht gebeugt, hüft- bis schulterbreit auseinander und gleichmäßig belastet. Die Arme sind gebeugt angehoben, die Ellbogen weisen nach vorn außen, etwa 45 Grad, und die Handflächen zeigen zueinander. Das vorgespannte Band kann innen (A) oder außen an den Armen entlang verlaufen, teste, was dir angenehmer ist.
- Aktiviere die Bauch- und die Gesäßmuskulatur, spanne die Schulterblätter nach hinten unten und atme ein.
- Drücke die Hände gerade nach oben und etwas zusammen (B), während du ausatmest. Halte kurz die Position.
- Senke die Arme bewusst langsam in die Ausgangsposition zurück und atme ein. Wiederhole die Übung.
- Führe die Übung ohne Schwung aus und halte den Rücken gerade. Vermeide es, den Nacken hochzuziehen, sowie Ausweichbewegungen mit den Händen.

VARIANTEN

Du kannst die Arme abwechselnd anheben. Du kannst die Übung mit Kurzhanteln ausführen (C)-(D). Du kannst mit vorzeigenden Handflächen üben und die Ellbogen nach außen nehmen.

17 Schulterpresse mit Rotation

KRÄFTIGUNG
++ seitliche und vordere Schultermuskulatur
+ Brust- und hintere Oberarmmuskulatur

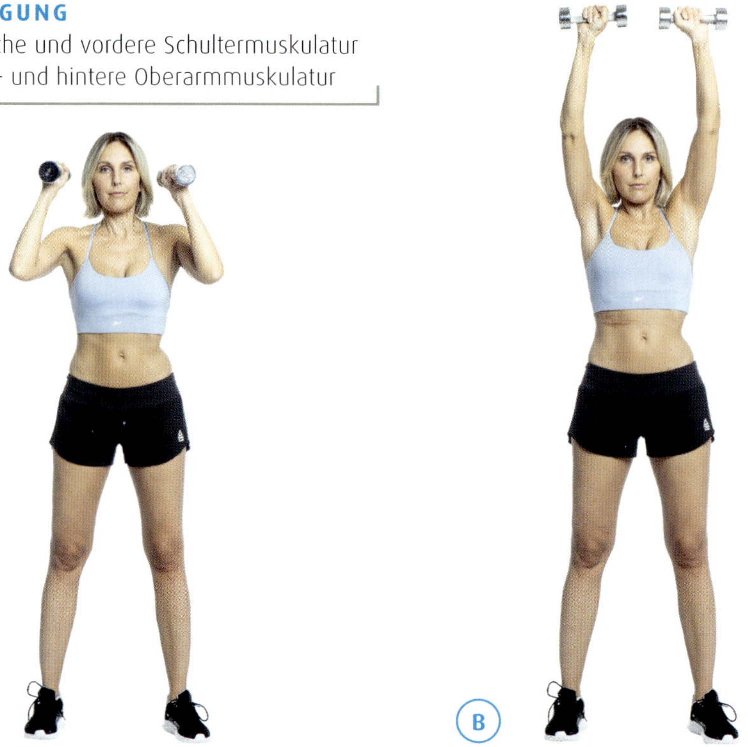

A B

Die Ausgangs- und die Endposition.

SO GEHT´S

- Du stehst aufrecht, die Beine sind leicht gebeugt, hüft- bis schulterbreit auseinander und gleichmäßig belastet. In den Händen hast du Kurzhanteln, die gebeugten Arme sind in der Luft, mit den Ellbogen vorgerichtet und den Handflächen zueinander zeigend (A).
- Aktiviere die Bauch- und die Gesäßmuskulatur, spanne die Schulterblätter nach hinten unten und atme ein.
- Drücke die Hände mit Rotation nach oben und etwas zusammen (B), sodass die Handflächen in der oberen Position vorzeigen. Dabei atmest du aus. Halte kurz die Position.
- Senke die Arme langsam in die Ausgangsposition zurück und atme ein. Wiederhole die Übung.
- Führe die Übung ohne Schwung aus. Halte Bauch- und Gesäßmuskulatur in Spannung, um ein Hohlkreuz zu vermeiden. Vermeide es, den Nacken hochzuziehen, den Kopf vorzuschieben sowie Ausweichbewegungen mit den Hanteln.

VARIANTEN

Du kannst auch im Sitz auf einer Bank, einem Stuhl oder einem Gymball üben.
Die Schulterpresse mit Rotation ist auch mit Fitnessband durchführbar.
Du kannst alternativ die »Arnold«-Presse im Sitz durchführen, wobei die Handflächen in der Ausgangsposition zu dir zeigen und beim Hochdrücken nach vorn gedreht werden, sodass eine größere Rotationsbewegung erfolgt.

18 Handstand-Liegestütz

KRÄFTIGUNG
++ seitliche Schulter-, Nacken-, Unterarm- und hintere Oberarmmuskulatur
+ Brust-, Rumpf-, vordere und hintere Schultermuskulatur

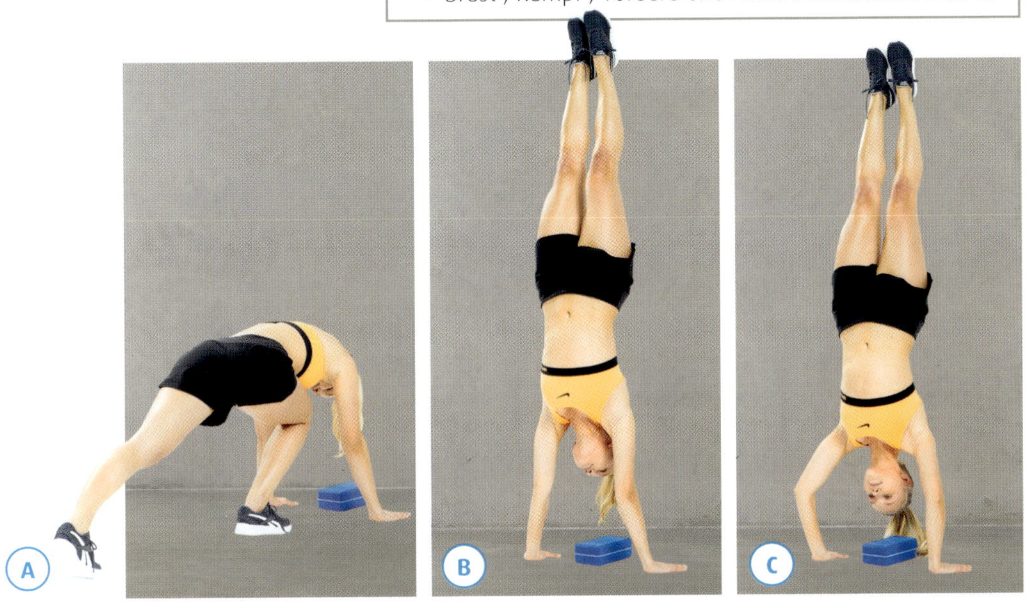

Der Bewegungsablauf.

SO GEHT´S

- Du benötigst eine Wand, an der du keine Fußabdrücke hinterlässt. Lege einen kleinen Gegenstand (z. B. Yoga-Block) mit etwas Abstand davor. Stütze dich mit den Händen neben dem Gegenstand ab, sodass sie etwa 20–30 Zentimeter von der Wand entfernt sind. Die Hände sind mindestens schulterbreit auseinander, die Finger zeigen zur Wand und sind gespreizt. Ein Bein ist etwas angezogen und das andere Bein ist nach hinten gestreckt (A).
- Hole Schwung und bringe die Beine an die Wand, das gestreckte Bein zuerst.
- Balanciere die Position aus (B). Während dem Ausbalancieren atmest du gleichmäßig. Drücke die Hände in den Boden und die Schultern weg von den Ohren. Aktiviere die Bauch- und die Gesäßmuskulatur.
- Beuge langsam die Arme, bis der Kopf den Gegenstand berührt (C). Stütze dich jedoch nicht mit dem Kopf ab. Gleichzeitig atmest du ein.
- Drücke die Hände fest auf den Boden, strecke die Arme und atme dabei aus, um dich in die Ausgangsposition zurückzubewegen. Dann wiederholst du die Übung.
- Halte den ganzen Körper in Spannung und achte auf geraden Rücken.

VARIANTEN

Du kannst an einer Tür üben, wenn sie nicht von außen geöffnet werden kann.
Wenn du die geplante Wiederholungszahl erreichst, nutzt du einen tieferen Gegenstand und gehst so fortlaufend vor, bis du zum Boden kommst.

19 Rückwärtige Fliegende »Reverse Flys«

KRÄFTIGUNG
++ obere Rücken- und hintere Schultermuskulatur
+ Nacken- und Rumpfmuskulatur

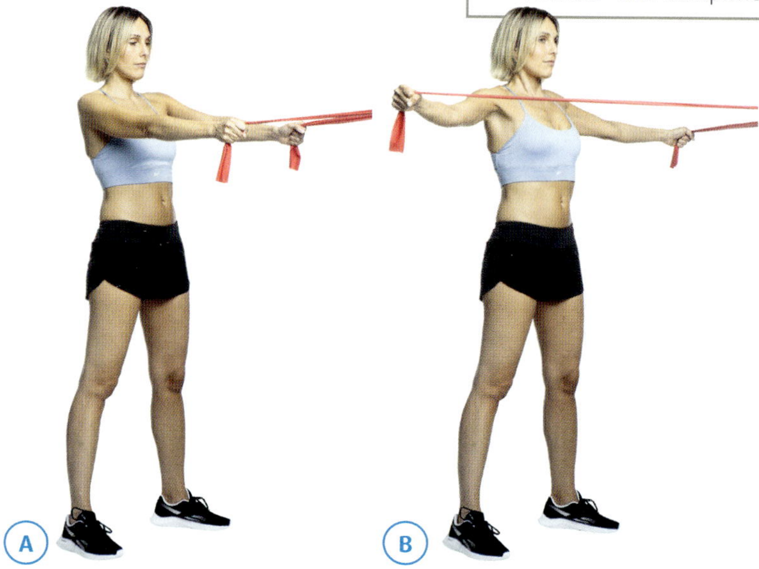

Die Ausgangs- und die Endposition.

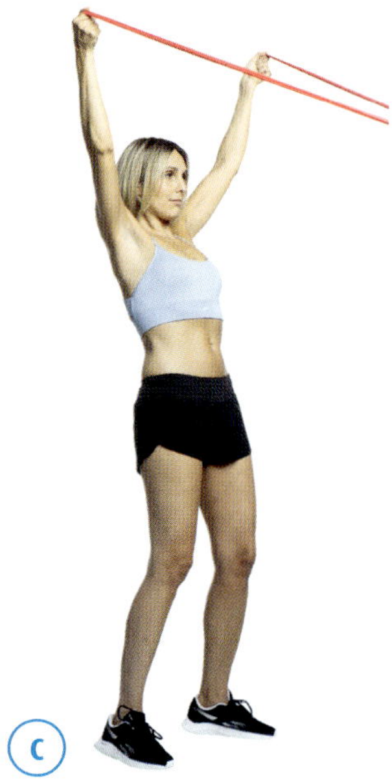

Die Variante mit Zug nach oben in V-Haltung.

SO GEHT´S

- Das Band ist in Schulterhöhe befestigt und du stehst in Richtung der Befestigung. Die Arme sind fast gestreckt und vorgerichtet. In den Händen hast du das Band, mit den Handflächen zueinander gerichtet. Das Band befindet sich in leichter Spannung.
- Aktiviere die Bauch- und die Gesäßmuskulatur, spanne die Schulterblätter nach hinten unten (A) und atme ein.
- Ziehe die fast gestreckten Arme in Schulterhöhe zurück, ohne den Rücken zu bewegen (B). Gleichzeitig atmest du aus. Spanne die Schulterblattmuskulatur nach und halte kurz die Position.
- Bewege die Arme langsam in die Ausgangsposition zurück und atme ein. Dann wiederholst du die Übung.
- Achte darauf, dass sich nur die Arme bewegen. Vermeide es die Schultern anzuheben und halte den Rumpf durchgehend in Spannung.

VARIANTEN

Du kannst mit hochzeigenden Handflächen üben. Du kannst auch mit Rotation üben, z. B. mit den Handflächen unten starten und dann die Daumen beim Zug nach hinten hoch rotieren.
Als weitere Option kannst du aus der oben beschriebenen Ausgangsposition nach oben in eine V-Haltung ziehen (C).

20 Hinterer Schulterzug einarmig

KRÄFTIGUNG
++ hintere Schultermuskulatur
+ obere Rückenmuskulatur

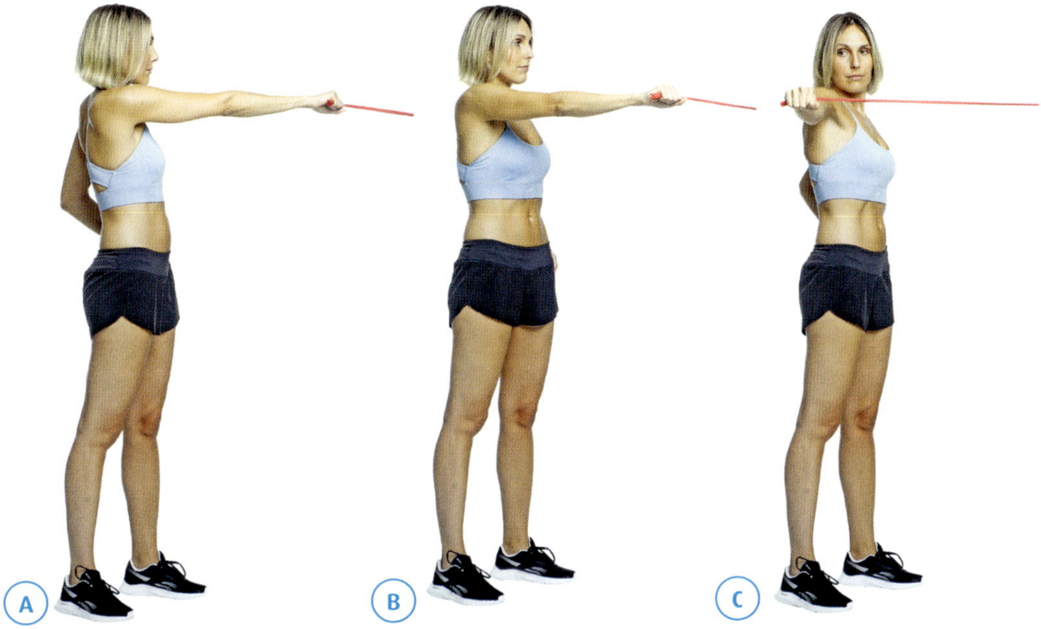

Der Bewegungsablauf.

SO GEHT´S

- Du hast ein Fitnessband an einem Gegenstand schulterhoch fixiert. Du stehst mit der linken Körperseite zur Befestigung und hast deinen rechten Arm dorthin gerichtet. In der Hand hast du das Band, mit der Handfläche nach unten zeigend, bei leichter Bandspannung.
- Aktiviere die Bauch-, Gesäß- und Schulterblattmuskulatur und atme ein (A).
- Ziehe das Band kontrolliert nach rechts außen, wobei du ausatmest (B)–(C). Der Arm ist durchgehend fast gestreckt. Halte kurz die Position und konzentriere dich auf die Aktivität der hinteren Schultermuskulatur.
- Führe die Hand ganz langsam in die Ausgangsposition zurück. Gleichzeitig atmest du ein. Dann wiederholst du die Bewegung.
- Nun bringst du die rechte Seite zur Befestigung und trainierst den linken Arm.
- Vermeide Ausweichbewegungen wie Schulterhochheben und Schwungholen. Halte den Rumpf stabil; drehe ihn nicht mit. Achte zudem darauf, dass das Handgelenk gerade ist.

VARIANTEN

Mit der Übung aktivierst du die hintere Schultermuskulatur über einen großen Bewegungsumfang. Tut dir diese Ausführung allerdings nicht gut, dann kannst du mit gebeugtem Arm üben. Zudem kannst du die Varianten mit nach innen oder nach oben gerichteter Handfläche testen.

21 Mittleres Ziehen nach außen

KRÄFTIGUNG
++ hintere Schulter- und obere Rückenmuskulatur
+ hintere Oberarmmuskulatur

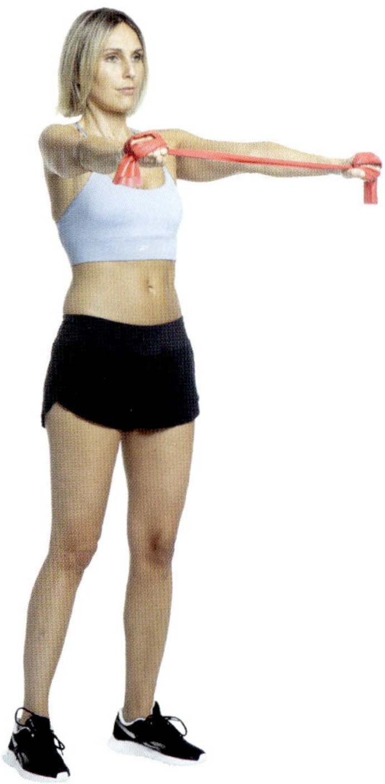
A

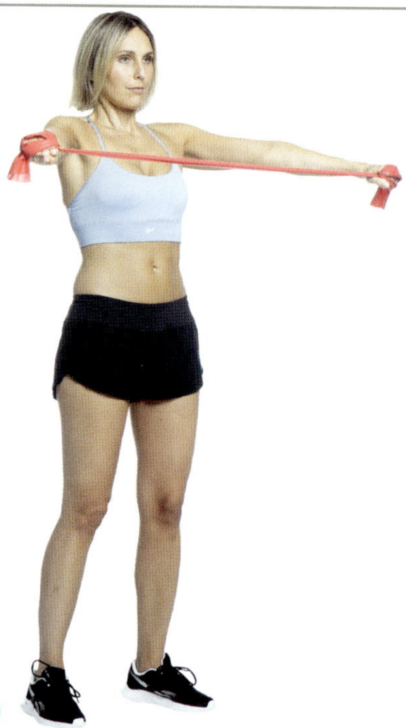
B

Die Ausgangs- und die Endposition.

SO GEHT´S

- Du befindest dich im aufrechten Stand. Die Arme sind vorgestreckt, in den Händen hast du ein Fitnessband. Die Hände sind schulterbreit auseinander, die Handflächen zeigen nach unten und das Band befindet sich in Vorspannung.
- Aktiviere die Bauch-, die Gesäß- und die Schulterblattmuskulatur und atme ein (A).
- Ziehe das Band mit leicht gebeugten Armen kontrolliert nach außen, wobei du ausatmest. Halte kurz die Position und konzentriere dich auf die Muskelaktivität (B).
- Führe die Hände ganz langsam mit Einatmung in die Ausgangsposition zurück.
- Vermeide Schwungholen und halte die Rumpf- und Gesäßspannung aufrecht. Achte darauf, dass die Schultern durchgehend unten sind sowie auf gerade Handgelenke.

VARIANTEN

Du kannst mit nach innen oder hoch gerichteten Handflächen üben, was etwas andere Schwerpunkte setzt und die Aktivität der hinteren Schultermuskulatur verringert. Teste, und wähle was deinen Schultern guttut.
Du kannst dich mit dem Rücken in leichter Schräglage an eine Wand stellen, um Ausweichen durch Schwungholen zu vermeiden.

22 Ziehen von oben nach außen

KRÄFTIGUNG

++ obere Rücken-, insbesondere untere Trapezmuskulatur, und Außenrotatoren

\+ hintere Schultermuskulatur

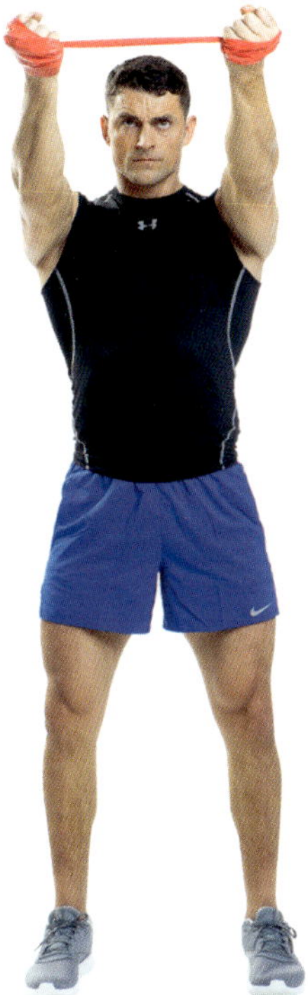

A

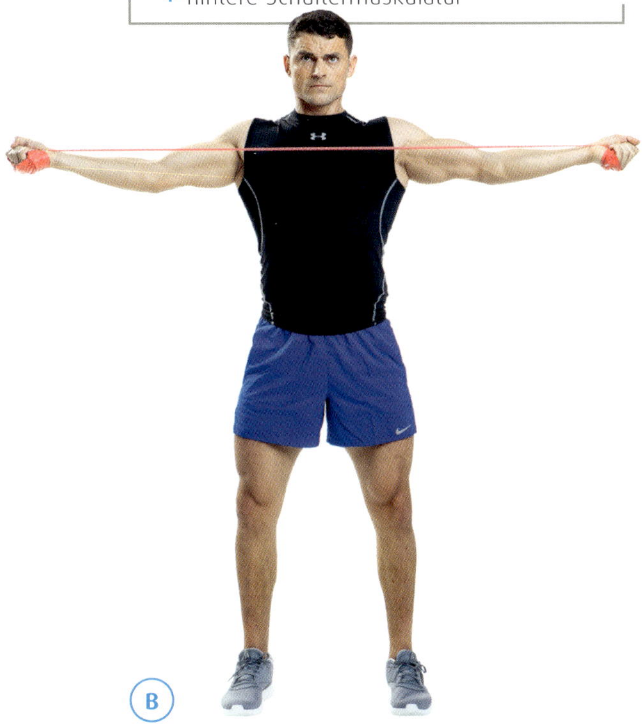

B

Die Ausgangs- und die Endposition.

SO GEHT´S

- Du bist im aufrechten Stand. Die Arme sind etwa im 45-Grad-Winkel nach oben gestreckt. In den Händen hältst du ein dünnes Fitnessband. Die Hände sind schulterbreit auseinander, die Handflächen zeigen nach oben und das Band befindet sich in Vorspannung.
- Aktiviere die Bauch-, die Gesäß- und die Schulterblattmuskulatur und atme ein (A).
- Ziehe das Band kontrolliert nach außen unten, wobei du ausatmest. Halte kurz die Position und konzentriere dich auf die Muskelaktivität (B).
- Führe die Hände bewusst langsam mit Einatmung in die Ausgangsposition zurück und wiederhole die Übung.
- Vermeide Schwungholen und halte die Rumpf- und Gesäßspannung aufrecht. Achte darauf, dass die Schultern durchgehend unten und die Handgelenke stabil sind.

VARIANTEN

Du kannst mit nach unten oder nach innen gerichteten Handflächen üben, um die hinteren Schultern stärker zu aktivieren.

23 Nackenspannen

KRÄFTIGUNG
++ Nacken- und Halsmuskulatur

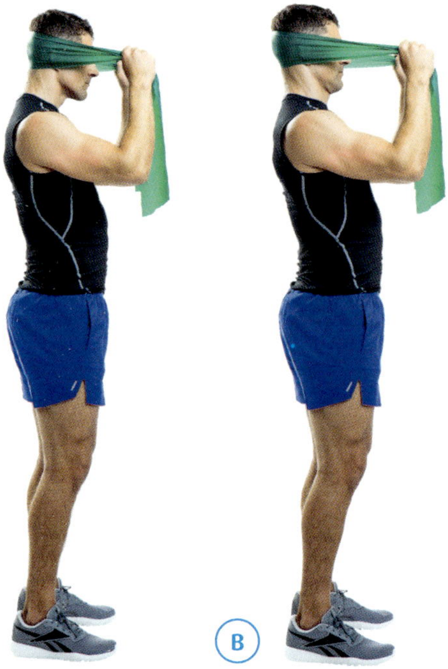

A B

Der Bewegungsablauf.

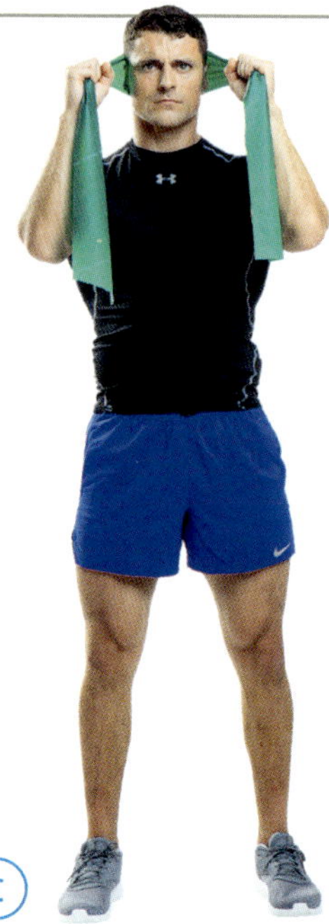

C

Die Endposition in frontaler Ansicht.

SO GEHT´S

- Mache zuerst einige Mobilisierungsbewegungen (z. B. »M 1 Kopf-Halbkreise«, Seite 40), bevor du diese Muskulatur kräftigst.
- Lege ein Fitnessband um den Hinterkopf. Ein Theraband® ist gut geeignet, da du es großflächig anlegen kannst, damit es nicht abrutscht.
- Nimm einen aufrechten Stand ein. Achte darauf, dass der Kopf gerade ist, dein Blick nach vorn gerichtet ist und die Schultern auf gleicher Höhe sind. Ziehe dein Kinn leicht an.
- Spanne die Schulterblätter nach hinten unten und aktiviere die Bauch- und die Gesäßmuskulatur. Lehne den Kopf etwas vor und baue Bandspannung auf (A).
- Bewege den Kopf langsam gegen die Bandspannung in die aufrechte Position zurück (B), dabei ziehst du das Kinn weiter an. Die Blickrichtung bleibt gerade nach vorn. Halte kurz die Position.
- Bewege den Kopf wieder ganz langsam vor, in dem du das Kinn vorschiebst, um dann die Übung zu wiederholen.

VARIANTEN

Du kannst das Band an einem hohen Ankerpunkt anbringen.
Willst du das Training der Hals- und Nackentraining erweitern, dann kannst du das Band an die Stirn legen und nach vorn spannen. Ebenso kannst du das Band seitlich anlegen und seitliche Spannung aufbauen.
Du kannst alternativ die Handfläche an Hinterkopf, Stirn oder Kopfseite legen und mit dem Kopf dagegen spannen.

24 U-V-T-Armheben in Bauchlage

KRÄFTIGUNG

++ hintere Schulter-Nacken- untere und obere Rückenmuskulatur

\+ seitliche Schultermuskulatur

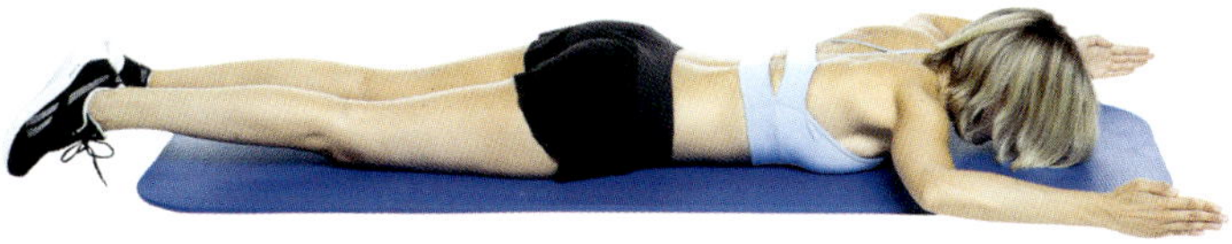

(A)

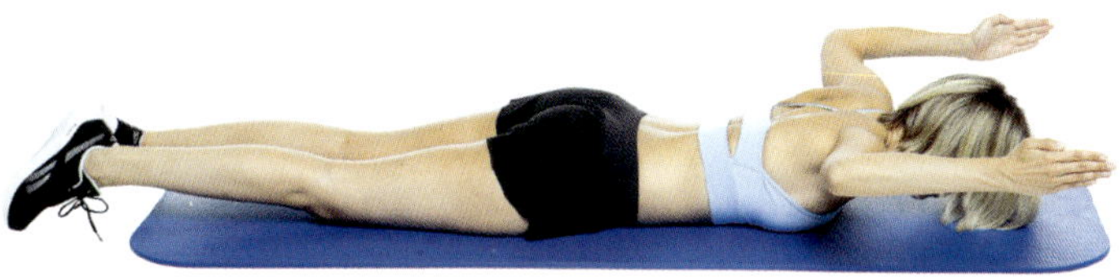

(B)

Die Ausgangs- und die Endposition bei der U-Haltung.

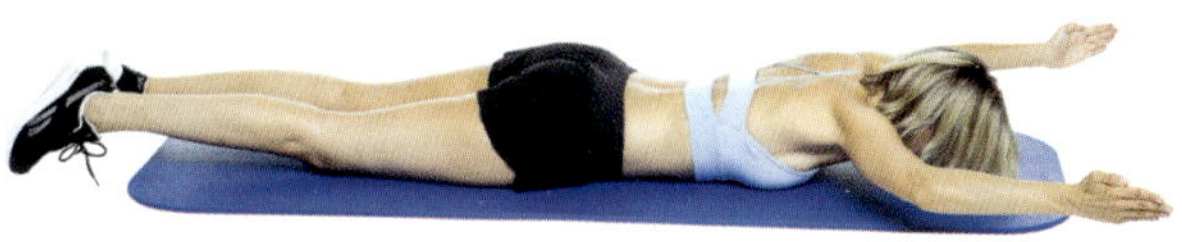

(C)

Die V-Haltung.

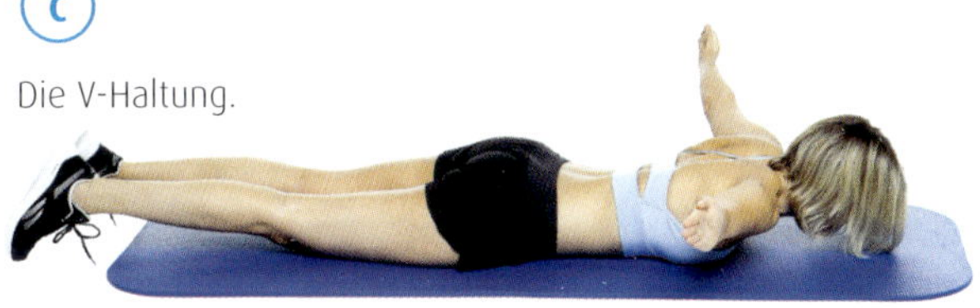

(D)

Die T-Haltung.

SO GEHT´S

- Du liegst auf dem Bauch. Die Arme sind in U-, V- oder T-Haltung abgelegt, mit dem Daumen nach oben gerichtet.
- Spanne die Bauchmuskulatur nach innen oben und die Gesäßmuskulatur an.
- Hebe gleichzeitig Kopf und Arme ab, die Stirn ist parallel zum Boden.

U-Haltung: Im ersten Übungssatz hebst du die Arme in U-Haltung an (A)–(B). Die Ellbogen sind auf Höhe der Schultern.

V-Haltung: Im zweiten Übungssatz hebst du die gestreckten Arme in V-Haltung an (C).

T-Haltung: Im dritten Übungssatz hebst du die gestreckten Arme in T-Haltung an (D). Die Arme sind zur Seite gestreckt.

- Halte die jeweilige Position abhängig vom Leistungsniveau für 40–80 Sekunden und atme dabei gleichmäßig.
- Spanne die Bauch- und die Gesäßmuskulatur immer wieder nach.

VARIANTEN

Du kannst die Stirn abgelegt lassen, wenn es dir so einfacher fällt, die Übungsbewegung kontrolliert auszuführen.

Wenn du gezielt einen Bereich stärker ansprechen willst, dann führe alle 3 Sätze in der gewünschten Armhaltung aus.

Du kannst auf einer langen Bank oder auf dem Boden üben. Auf der Bank hast du mehr Bewegungsspielraum; du erzielst den gewünschten Trainingseffekt auch bei Ausführung auf dem Boden.

Du intensivierst die Übung mit leichten Kurzhanteln.

25 Rückwärtige A-Fliegende

KRÄFTIGUNG
++ hintere Schulter- und obere Rückenmuskulatur
+ Nacken-, hintere Oberarm- und Rumpfmuskulatur

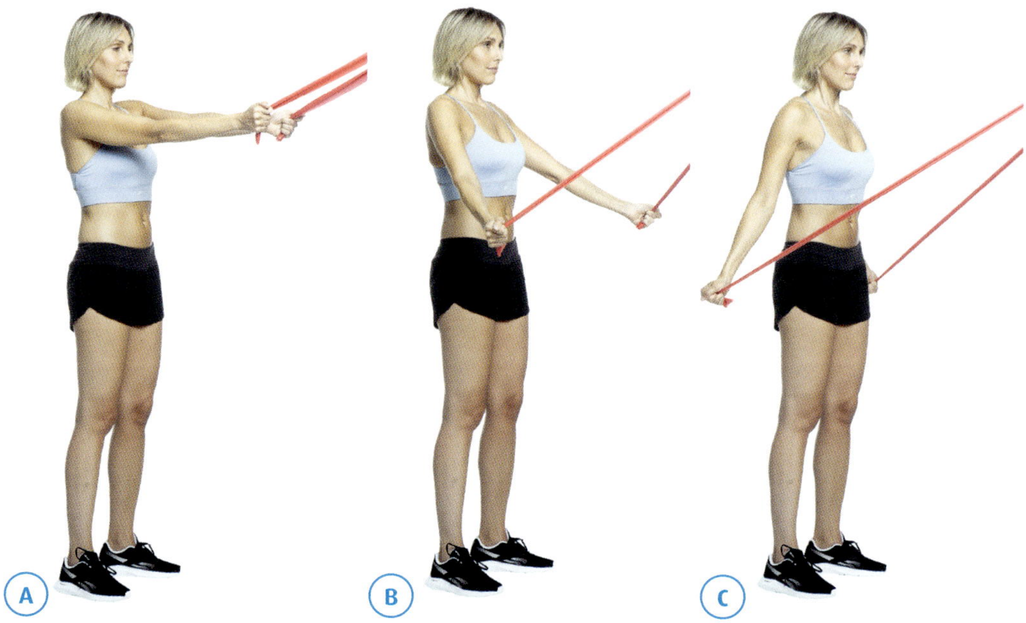

Der Bewegungsablauf.

SO GEHT´S

- Das Band ist mindestens in Kopfhöhe befestigt. Du stehst stabil und bist zur Befestigung hin ausgerichtet. Die Arme sind vorgerichtet, die Handflächen zeigen nach innen und das Band ist in leichter Spannung (A). Zur besseren Stabilität kannst du dir das Band um die Hände wickeln.
- Aktiviere die Bauch- und die Gesäßmuskulatur. Spanne die Schulterblätter nach hinten unten und atme ein.
- Ziehe die leicht gebeugten Arme nach unten, wobei du die Daumen nach außen rotierst (B)-(C). Gleichzeitig atmest du aus. Halte kurz die Position und kontrolliere die Position: Die Schulterblätter sind zusammengespannt und nach unten geschoben. Zudem sind die Bauch- und Gesäßmuskulatur fest angespannt.
- Bewege die Arme langsam in die Ausgangsposition zurück, ohne die Schultern anzuheben, und atme ein. Dann wiederholst du die Übung.
- Achte darauf, dass der Rumpf stabil ist und du nur die Arme bewegst. Halte die Handgelenke gerade.

VARIANTEN

Du kannst die Höhe der Ausgangsposition verändern.
Du kannst mit den Handflächen unten starten, um eine größere Handrotation durchzuführen.

26 Uhrzeiger-Hand-Walk

KRÄFTIGUNG
++ hintere Schultermuskulatur, Rotatoren und obere Rückenmuskulatur

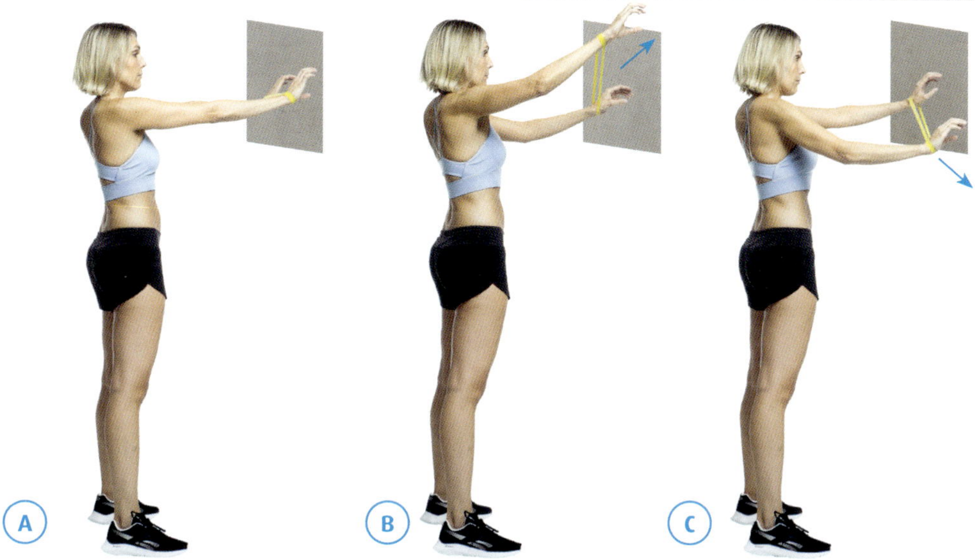

Der Bewegungsablauf: Angangsposition, die Bewegung nach rechts oben und die Bewegung nach rechts unten.

SO GEHT´S

- Mit dieser Übung förderst du die Schulterstabilität. Du hast ein dünnes Miniband um die Handgelenke gespannt. Du stehst in Wandrichtung, die Arme sind fast gestreckt und die Fingerspitzen an der Wand. Die Hände sind schulterbreit auseinander. Das Band ist in leichter bis mittlerer Spannung.
- Spanne die Gesäß- und die Bauchmuskulatur an. Die Schultern sind unten und die Schulterblätter stabilisiert (A).
- Bewege langsam die rechte Hand diagonal nach rechts oben (B), ohne die linke Hand zu bewegen.
- Bringe die rechte Hand ganz langsam zurück und dann nach rechts.
- Bringe die rechte Hand zurück und dann nach rechts unten (C).
- Bringe die rechte Hand zurück. Nun bewegst du die linke Hand nach links unten.
- Bringe die linke Hand zurück und bewege sie dann nach links.
- Bringe die linke Hand zurück und dann nach links oben.
- Fahre so für die geplante Übungszeit fort. Das Band bleibt durchgehend gespannt.
- Plane als Gesamtdauer für einen Satz 40–80 Sekunden. Die Wiederholungszahl ist nicht entscheidend.
- Übe ganz langsam, halte die Handgelenke gerade und vermeide es, mit den Händen nach innen auszuweichen sowie die Schultern hochzuziehen.

VARIANTEN

Du kannst ein Theraband® um die Handgelenke spannen.

Fortgeschrittene berühren mit der bewegten Hand nicht die Wand, sondern halten sie durchgehend in der Luft.

27 Außenrotation am Körper

KRÄFTIGUNG
++ Außenrotatoren
+ obere Rückenmuskulatur

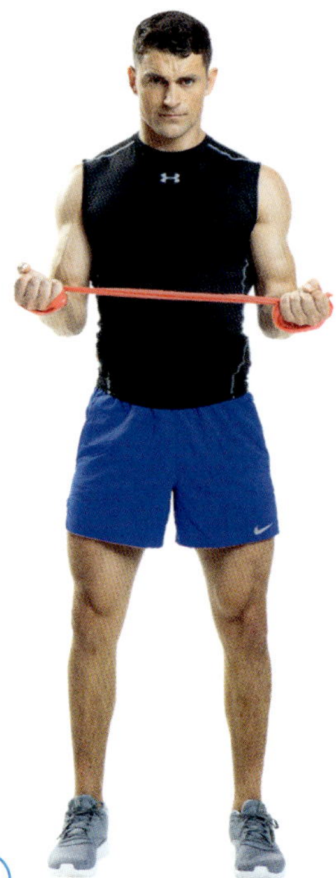
(A)

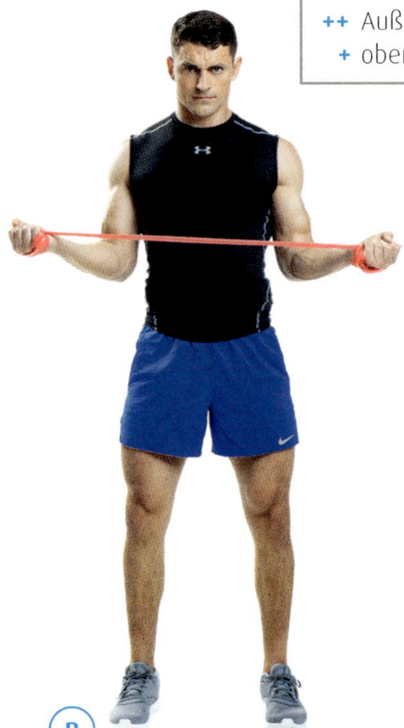
(B)

Die Ausgangs- und die Endposition.

SO GEHT´S

- Wähle ein Fitnessband mit geringer Stärke. Du stehst stabil und hast das Band so, dass es bei vorgestreckten Unterarmen in leichter Spannung ist. Die Ellbogen sind nah der Rippen und die Handflächen zeigen nach oben (A) oder zueinander.
- Spanne die Bauch- und Gesäßmuskulatur an und die Schultern nach hinten unten, und atme ein.
- Rotiere die Unterarme so weit wie möglich mit Ausatmung nach außen (B). Achte darauf, dass die Handgelenke gerade bleiben. Halte kurz die Position.
- Bewege die Hände bewusst langsam mit Einatmung in die Ausgangsposition zurück, jedoch nicht darüber hinaus, damit das Band unter Spannung bleibt.
- Halte die Schulterblätter in stabilisierter Position.

VARIANTEN

Einsteiger haben die Ellbogen an den Rippen stabilisiert. Sie können je ein gerolltes Handtuch mit den Ellbogen an die Rippen gedrückt halten. Fortgeschrittene können die Ellbogen leicht mitbewegen, da dies eine weitere Rotation ermöglicht.

Du kannst alternativ einarmig in seitlicher Position üben. Du beginnst mit dem Arm vorzeigend und rotierst ihn nach außen.

28 Hoher Facepull

KRÄFTIGUNG
++ hintere Schulter- und obere Rückenmuskulatur und Rotatoren
+ Nacken- und Rumpfmuskulatur

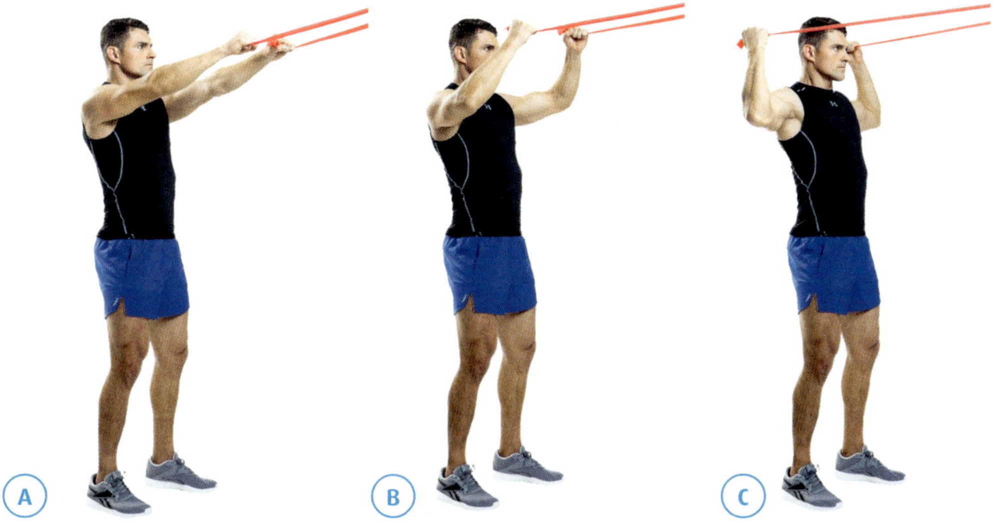

Der Bewegungsablauf.

SO GEHT´S

Du musst sorgsam das Fitnessband und die Befestigung prüfen (Seite 18), weil du zu den Augen hintrainierst. Hier ist ein Theraband® gewählt, da es beim Reißen weniger hart zurückschnalzt.

- Das Band ist über Kopfhöhe befestigt. Du stehst im athletischen Stand in Richtung der Befestigung, d.h. aufrecht und mit leicht gebeugten Beinen. Die Arme sind nach vorn gerichtet, die Daumen zeigen diagonal nach hinten und das Band ist in leichter Spannung (A). Aktiviere die Bauch- und die Gesäßmuskulatur und atme ein.
- Die Übung beginnt mit dem Zurückziehen der Schulterblätter nach hinten unten. In direkter Folge ziehst du die Hände in Kopfhöhe zurück. Die Ellbogen bewegen sich auf Schulterhöhe zurück und die Daumen rotieren nach hinten (B)-(C). Gleichzeitig atmest du aus. Spanne die Schulterblätter fest zusammen und halte kurz die Position.
- Bewege die Arme bewusst langsam in die Ausgangsposition zurück, ohne die Schultern anzuheben. Dabei atmest du ein. Dann wiederholst du die Übung.
- Die Hände führen bei dieser Übung die Bewegung. Achte darauf, dass der Rumpf, die Kopfposition und die Handgelenke stabil und die Schultern unten sind.

VARIANTEN

Die gezeigte Ausführung mit hohem Anker zielt besonders auf die Schultergesundheit und beabsichtigt dafür eine große Rotation. Es gibt auch Varianten mit tieferem Anker und etwas anderer Zielsetzung.

Viele Fitnesssportler nutzen ein dünnes Schlauchband. Wenn du dieses nutzt, prüfe es unbedingt vorher auf Risse.

29 Klimmzug mit Handrücken vorn

KRÄFTIGUNG

++ vordere Oberarm-, obere Rücken- und Unterarmmuskulatur
+ Schulter- und Rumpfmuskulatur

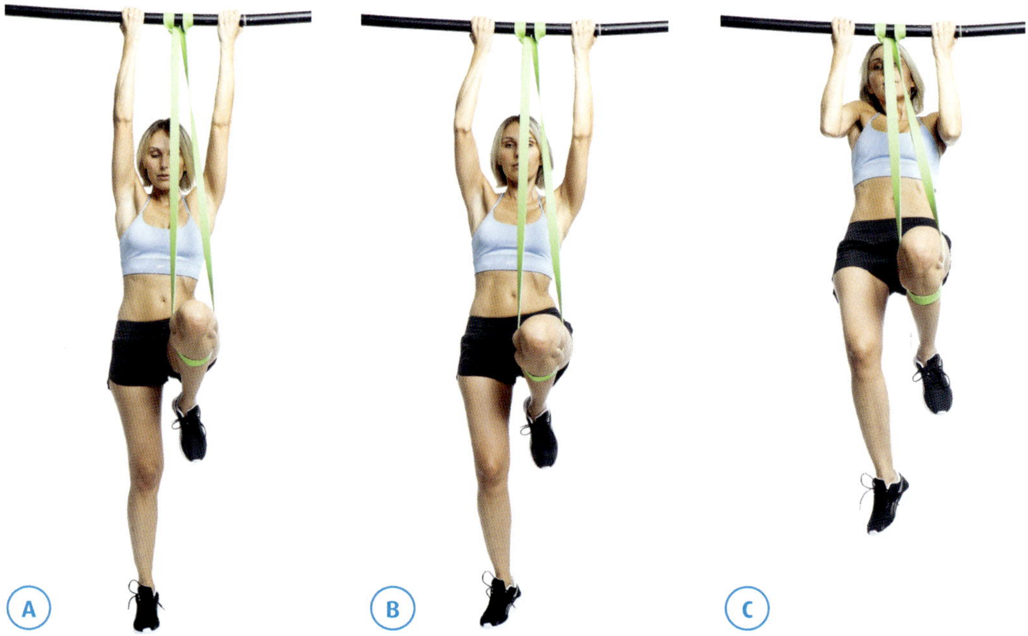

Der Bewegungsablauf.

SO GEHT´S

- Das Fitnessband ist an einer hohen Stange befestigt. Du hängst an der Stange; Knie oder Fuß sind im Band positioniert. Die Arme sind etwa schulterbreit auseinander, mit den Handrücken vorgerichtet und festem Griff (A).
- Aktiviere die Bauch- und die Gesäßmuskulatur, spanne die Schulterblätter nach hinten unten und atme ein.
- Ziehe dich in einer gleichmäßigen Bewegung hoch, bis die Brust nahe der Stange ist (B)–(C). Die Ellbogen bewegen sich zu den Rippen. Gleichzeitig atmest du aus.
- Halte kurz die hohe Position und spanne die Oberarmmuskulatur fest an. Kontrolliere deine Haltung: Die Schultern sind unten, die Schulterblätter fest zusammen und der Rumpf ist in Spannung.
- Lass dich bewusst langsam sinken und atme ein. Bewege dich nur so tief, dass die Schulterblattmuskulatur noch in Spannung ist und die Schultern unten sind. Dann wiederholst du die Übung.
- Visualisiere die Übung, indem du dir vorstellst, dass du die Stange nach unten ziehst. Vermeide Ausweichbewegungen wie Schwungholen und Anziehen der Schultern.

VARIANTE

Fortgeschrittene können ohne unterstützendes Band üben.

30 Bizeps-Curl

KRÄFTIGUNG
++ vordere Oberarmmuskulatur
+ Unterarmmuskulatur

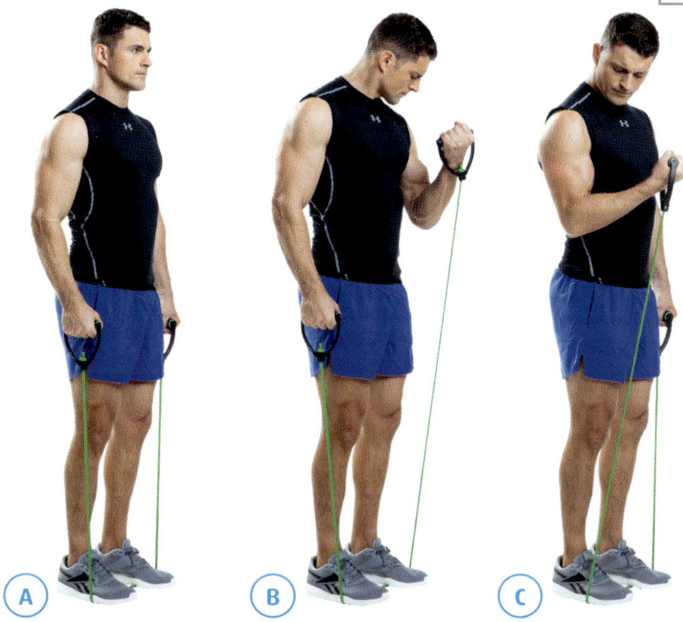

Der Bewegungsablauf.

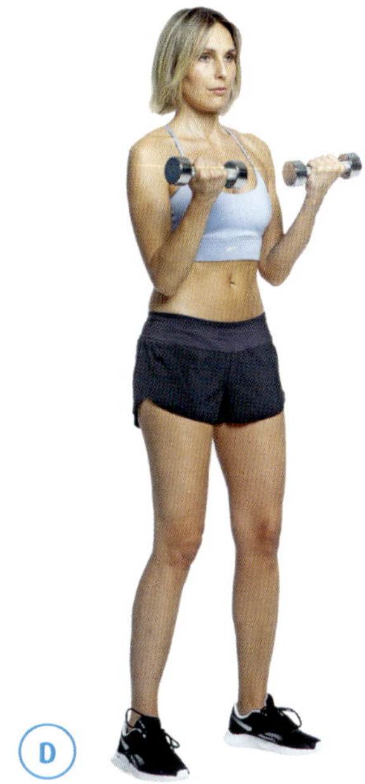

Die beidseitige Variante mit Kurzhanteln.

SO GEHT´S

- Du stehst im athletischen Stand mittig auf dem Fitnessband. Die Arme sind leicht gebeugt, die Ellbogen sind am Körper stabilisiert und die Hände sind an den Oberschenkeln. Halte die Handgelenke gerade und die Handflächen vor oder leicht nach innen gerichtet. Das Band ist leicht bis mittelstark gespannt.
- Spanne die Bauch- und die Gesäßmuskulatur an, die Schulterblätter nach hinten unten (A) und atme ein.
- Hebe den linken Unterarm mit Rotation an, ohne die Position des Ellbogens und des Oberarms zu verändern (B), und atme aus. Halte kurz die Position und spanne die vordere Oberarmmuskulatur stark an.
- Senke den Unterarm langsam ab und atme ein. Dann führst du die Aufwärtsbewegung mit dem rechten Unterarm aus (C).
- Fahre so lange fort, bis du für beide Arme die benötigte Wiederholungszahl erreicht hast.
- Halte die Brust oben sowie den Rücken und die Handgelenke gerade. Die Bewegung erfolgt über die Kraft der Oberarmmuskulatur, ohne Einsatz der Schultern.

VARIANTEN

Du kannst die Curls ohne Rotation ausführen, entweder mit den Handflächen nach innen oder nach vorn gerichtet. Zudem kannst du die Arme gleichzeitig anheben.

Die Übung lässt sich auch gut mit Kurzhanteln ausführen (D).

31 Einarmiger Bizeps-Curl von hinten

KRÄFTIGUNG
++ vordere Oberarmmuskulatur
\+ Unterarmmuskulatur

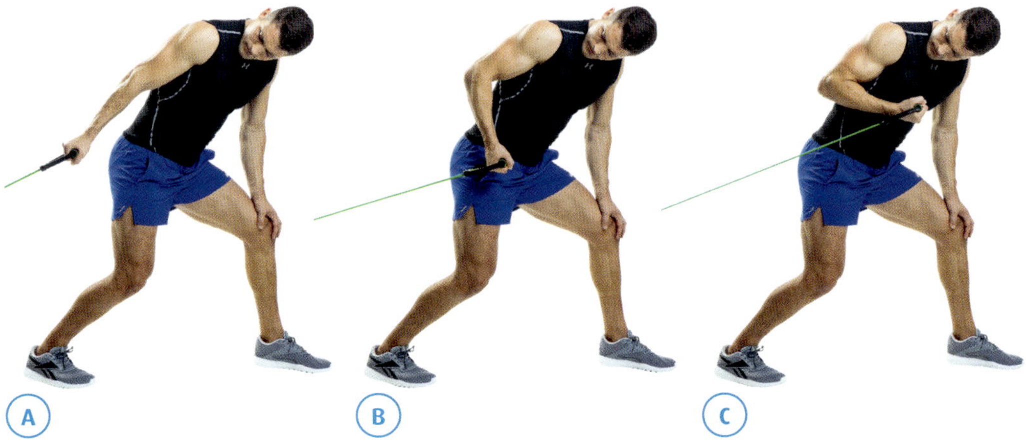

Der Bewegungsablauf.

SO GEHT´S

- Du hast das Band in tiefer Position angebracht. Du stehst im leichten Ausfallschritt mit dem rechten Bein hinten und dem Rücken zur Befestigung. Der rechte Arm ist nach hinten gestreckt. In der Hand hast du das Band, mit der Handfläche vorzeigend. Bewege dich vom Anker weg, bis das Band die geeignete Vorspannung hat.
- Spanne die Bauch- und die Gesäßmuskulatur an, die Schulterblätter nach hinten unten (A) und atme ein.
- Hebe den Unterarm an, ohne die Position von Ellbogen und Oberarm zu verändern (B)–(C), d. h. der Oberarm ist weiter nach hinten gerichtet. Dabei atmest du aus. Halte kurz die Position und spanne den Bizeps stark an.
- Senke den Unterarm ganz langsam ab und atme ein, um die Übung zu wiederholen.
- Achte darauf, dass du keine Oberarmbewegungen vor und zurück machst und das Handgelenk stabilisiert ist.

VARIANTE

Du kannst in der Ausgangsposition die Handfläche innen halten und beim Anheben nach vorn rotieren.

32 Hoher beidarmiger Bizeps-Curl

KRÄFTIGUNG
++ vordere Oberarmmuskulatur
+ Unterarmmuskulatur

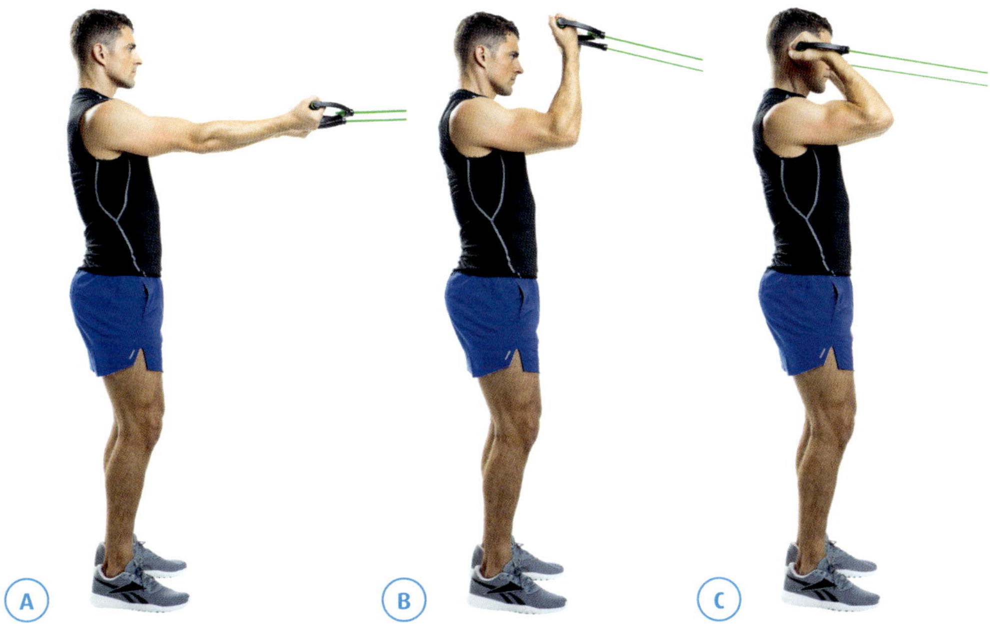

Der Bewegungsablauf.

SO GEHT´S

- Du hast das Band etwa in Brusthöhe angebracht und stehst im stabilen Stand mit dem Gesicht zur Befestigung. Die Arme sind vorgestreckt und in den Händen hast du die Bandenden oder Griffe, mit den Handflächen nach oben gerichtet. Das Band ist leicht bis mittelstark gespannt.
- Spanne die Bauch- und die Gesäßmuskulatur an, die Schulterblätter nach hinten unten (A) und atme ein.
- Hebe die Unterarme an, ohne die Position der Oberarme zu verändern (B)–(C). Dabei atmest du aus. Halte kurz die Position und spanne die Oberarmmuskulatur stark an.
- Senke die Unterarme bewusst langsam ab und atme ein, um die Übung zu wiederholen.
- Achte darauf, dass du die Handgelenke stabil hast und vermeide Ausweichbewegungen und Schwungholen. Die Bewegung erfolgt über die Kraft der Oberarmmuskulatur, ohne Einsatz der Schultern. Halte die Positionen der Schultern und Ellbogen fixiert.

VARIANTEN

Du kannst in der Ausgangsposition die Handflächen zueinander gerichtet halten und beim Anheben hochdrehen, sodass die Daumen nach außen kommen.

Du kannst alternativ die Unterarme abwechselnd anheben.

33 Enger Liegestütz

KRÄFTIGUNG
++ hintere Oberarmmuskulatur
+ Brust-, vordere Schulter- und Rumpfmuskulatur

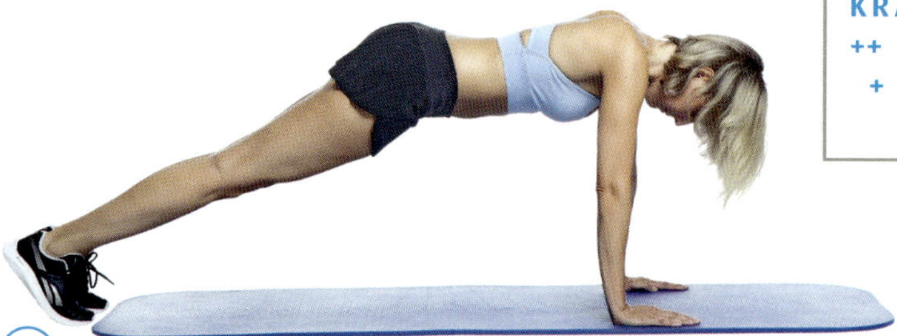

A

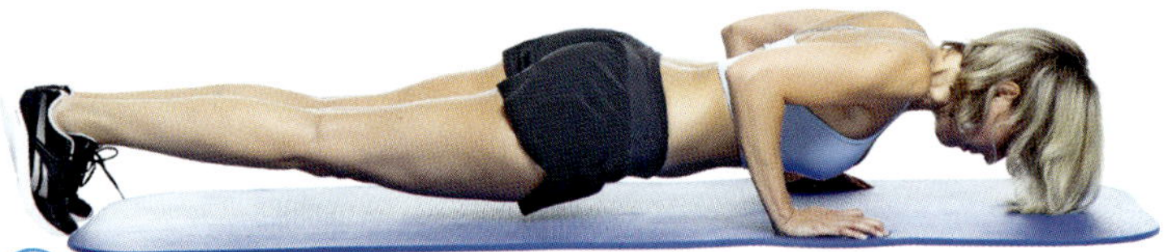

B

Die Ausgangs- und die Endposition.

SO GEHT´S

- Du bist in der Liegestütz-Position mit gestreckten Armen und den Händen eng am Körper. Die Mittelfinger zeigen gerade nach vorn. Die Füße sind nahe zueinander oder ganz zusammengestellt und die Zehen sind aufgestellt.
- Spanne die Gesäß- und die Bauchmuskulatur an, indem du den Bauchnabel nach innen ziehst. Die Schulterblätter spannst du in Richtung Gesäß (A).
- Beuge langsam die Arme, bis die Brust fast den Boden berührt (B) und atme ein. Die Ellbogen bewegen sich dabei nah am Körper entlang. Halte kurz die tiefe Position und konzentriere dich auf die Aktivität der hinteren Oberarmmuskulatur. Vermeide es die Schultern hochzuziehen.
- Drücke dich mit Ausatmung nach oben und wiederhole dann die Übung.
- Halte den Körper durchgehend in Spannung und vermeide ein Hohlkreuz sowie das »Runterschieben« des Kopfes.

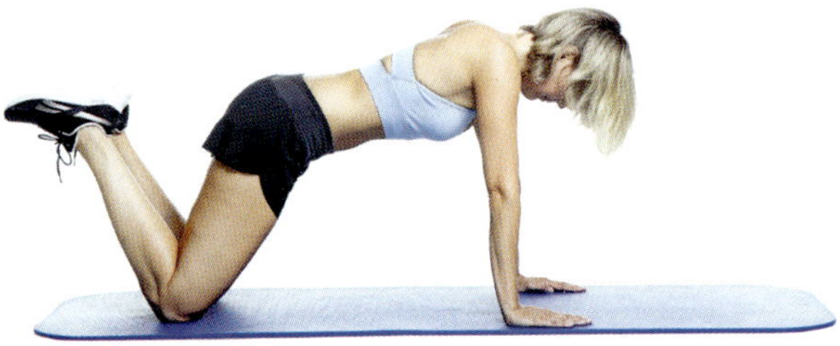

C

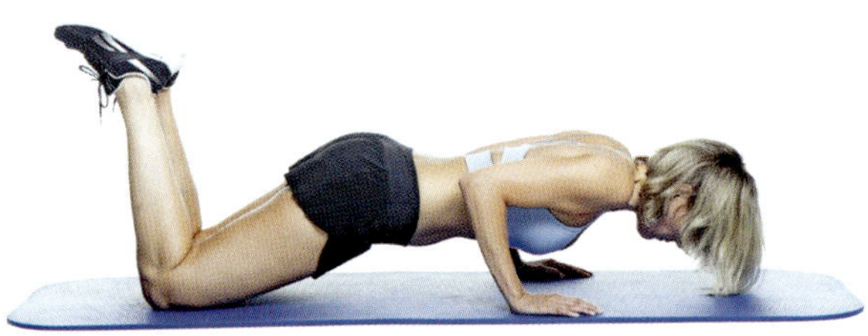

D

Die Vereinfachung mit den Knien auf dem Boden.

VARIANTEN

Einsteiger können die Knie auf dem Boden positionieren (C)–(D).

Du intensivierst die Übung, indem du einen Fuß anhebst.

34 Trizeps-Strecken von oben

KRÄFTIGUNG
++ hintere Oberarmmuskulatur
+ Unterarm- und hintere Schultermuskulatur

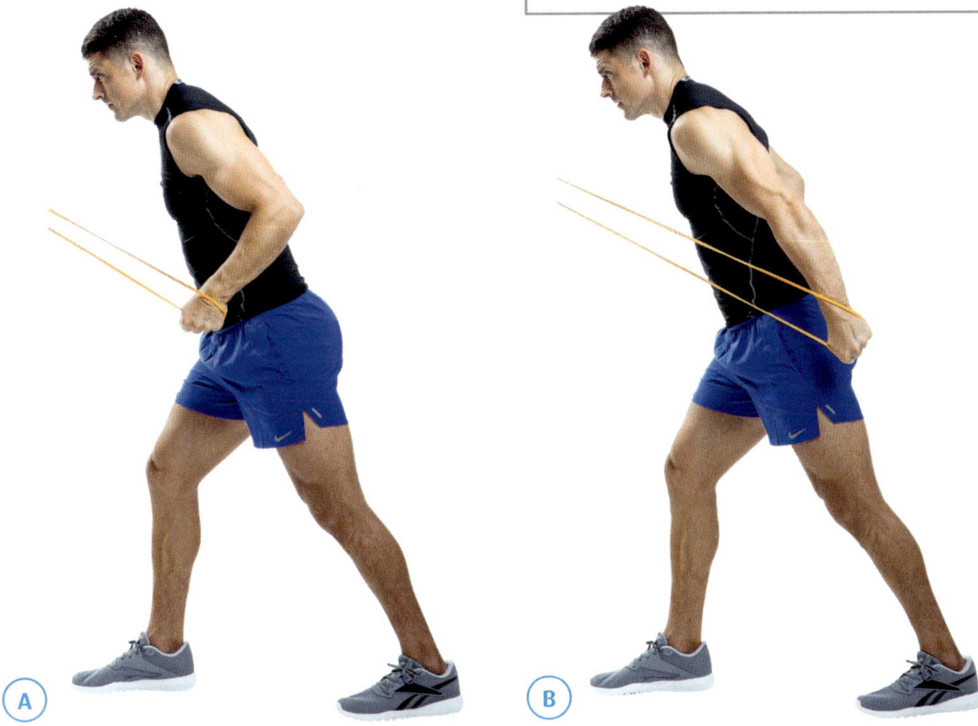

Die Ausgangs- und die Endposition.

SO GEHT´S

- Das Band ist mindestens in Kopfhöhe befestigt. Du stehst im stabilen Stand in Richtung Befestigung. Der Übungsarm ist rechtwinklig. In der Hand hast du das vorgespannte Band. Die Handfläche zeigt nach innen oder nach unten, das Handgelenk ist gerade. Beuge den Oberkörper etwas vor.
- Spanne die Bauch- und die Gesäßmuskulatur an, die Schulterblätter nach hinten unten und atme ein. Den Ellbogen fixierst du an der Körperseite (A).
- Strecke den Unterarm nach unten hinten (B), möglichst ohne den Ellbogen zu bewegen. Gleichzeitig atmest du aus. Konzentriere dich auf die Trizepsaktivität und halte kurz die Position.
- Bewege den Unterarm bewusst langsam in die Ausgangsposition zurück und atme ein, der Ellbogen bleibt fixiert. Wiederhole die Übung.
- Achte darauf, dass du das Handgelenk stets stabil hältst. Die Bewegung erfolgt über die Kraft der hinteren Oberarmmuskulatur, ohne Einsatz der Schultern.

VARIANTEN

Du kannst mit höherem Winkel von oben üben. Teste, wie du den Zielmuskel am besten erreichst. Als weitere Option kannst du beidarmig üben.

35 Trizeps-Strecken in Vorbeuge »Kickback«

KRÄFTIGUNG
++ hintere Oberarmmuskulatur
+ Unterarm- und Schultermuskulatur

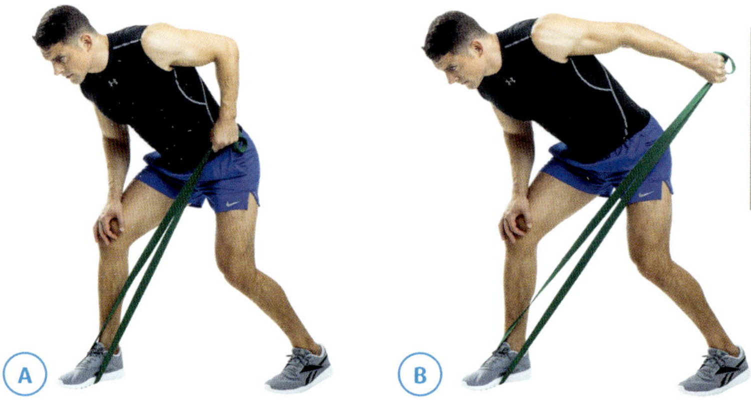

Die Ausgangs- und die Endposition.

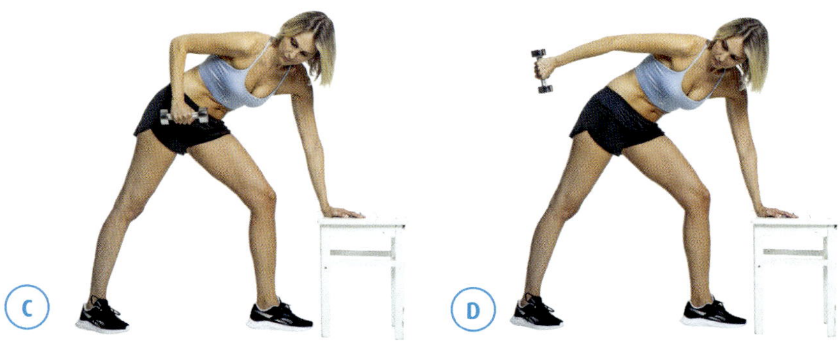

Die Variante mit Kurzhantel.

SO GEHT'S

- Du bist im Ausfallschritt, der rechte Fuß ist vorn. Der linke Arm ist rechtwinklig, der Ellbogen ist hinter den Rippen stabilisiert und der Unterarm zeigt nach unten. In der Hand hast du das vorgespannte Band, mit der Handfläche nach innen oder unten gerichtet. Die rechte Hand kann die Position stützend stabilisieren (A).
- Spanne die Bauch- und die Gesäßmuskulatur an und atme ein.
- Strecke den linken Unterarm mit Ausatmung (B), ohne Oberarmbewegung und Schwungholen. Halte kurz die Position und spanne den Trizeps stark an.
- Senke den Unterarm bewusst langsam in die Ausgangsposition zurück. Wiederhole die Übung.
- Vermeide Ausweichen mit der Schulter und Abknicken des Handgelenks. Der Ellbogen bleibt durchgehend hinter dem Körper und wird nicht bewegt.
- Danach wechselst du die Körperseite und trainierst den rechten Arm.

VARIANTEN

Du kannst das Band an einem tiefen Anker befestigen. Du übst in Richtung Ankerpunkt mit vorgebeugtem Oberkörper.
Die Übung lässt sich auch gut mit Kurzhantel ausführen. Du kannst frei üben oder die Stützhand auf einen Stuhl positionieren (C)–(D).

36 Trizeps-Strecken nach vorn

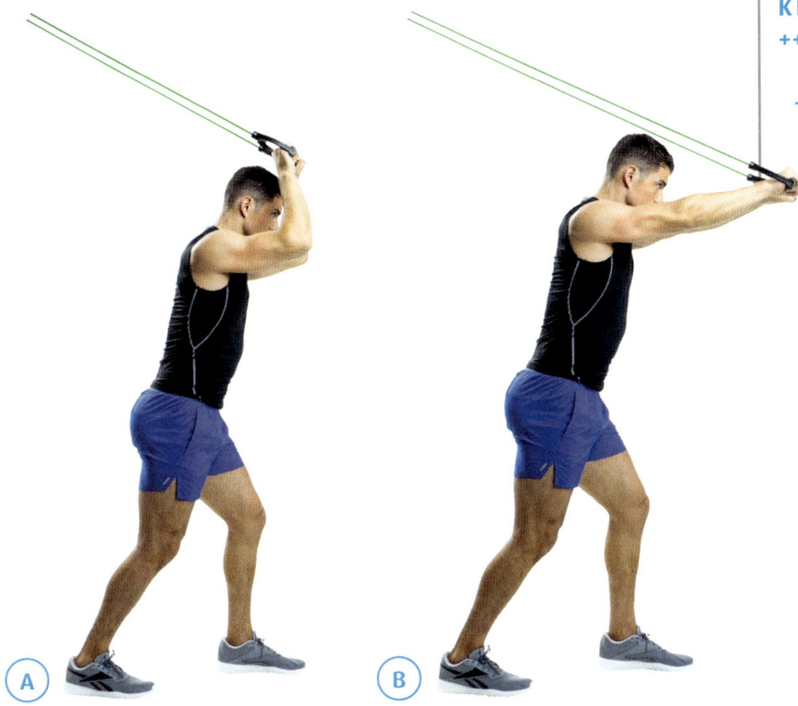

KRÄFTIGUNG
++ hintere Oberarmmuskulatur
+ Unterarm-, hintere Schulter- und Rumpfmuskulatur

Die Ausgangs- und die Endposition.

SO GEHT´S

- Du hast das Band in hoher Position angebracht, z. B. mit dem Anker über der Tür. Du stehst im Ausfallschritt mit dem Rücken zur Befestigung. Halte das Band mit gebeugten, hochzeigenden Armen. Die Handflächen sind vorgerichtet.
- Lehne dich in Schräglage vor, damit das Band mittelstark gespannt ist. Stabilisiere die Ellbogenposition, aktiviere die Bauch- und die Gesäßmuskulatur (A) und atme ein.
- Strecke die Unterarme eng am Kopf entlang nach vorn (B) und atme aus. Halte kurz die Position und konzentriere dich auf die Trizepsaktivität.
- Beuge die Unterarme bewusst langsam in die Ausgangsposition zurück und atme ein. Dann wiederholst du die Übung.
- Halte die Ellbogenposition stabil, den Rumpf angespannt und achte auf gerade Handgelenke. Die Bewegung erfolgt über die Kraft der hinteren Oberarmmuskulatur, ohne Einsatz der Schultern.

VARIANTEN

Du kannst die Arme abwechselnd strecken oder erst alle Wiederholungen mit einem Arm machen, bevor du den anderen Arm trainierst. Teste, wie es dir am besten gelingt, die Zielmuskulatur zu trainieren.
Wenn du ein Schlaufenband nutzt, dann kannst du alternativ mit nach innen gerichteten Handflächen üben.

Übungen für den Rumpf

Der Aufbau einer starken Rumpfmuskulatur ist grundlegend für einen kräftigen Körper, da der Rumpf bei allen körperlichen Aktivitäten entscheidend für die Kraft- und Energieweiterleitung in der Bewegungskette ist. Effektives Rumpftraining erfordert ein ausgewogenes Training, um die Bewegungen in Alltag und Sport optimal ausführen zu können und den Körper gut vor Verletzungen und Verschleiß zu schützen. Wenn du hingegen den Rumpf einseitig trainierst, führt dies zu Bewegungseinschränkungen und Verletzungen.
Kräftige den Rumpf in Bewegung ebenso wie mit Halteübungen im Stütz. Nutze gerade ausgeführte Übungen sowie Übungen mit Drehungen. Es ist auch empfehlenswert, Übungen auf instabilem Untergrund (z. B. Gymball) durchzuführen, um die tieferliegende Muskulatur wie die Stabilisatoren der Wirbelsäule intensiv zu aktivieren.

Viele Fitnesssportler trainieren jedoch den vorderen Rumpfbereich, insbesondere die vordere Bauchmuskulatur, deutlich intensiver mit »Sit-up« und »Crunch«-Varianten. Dies kann zu einer vorgezogenen Haltung führen, aus der Rückenbeschwerden resultieren. Einige Sportler haben auch ein deutliches Defizit bei den seitlichen Bauchmuskeln. Wenn bei dir Ungleichgewichte im Kräfteverhältnis bestehen, solltest du wöchentlich mehr Sätze für die schwächere Rumpfseite trainieren, bis sich wieder ein ausgeglichenes Verhältnis entwickelt hat.
Zur übersichtlichen Darstellung sind die Übungen den Rumpfbereichen zugeordnet, die sie vorrangig kräftigen: vordere, seitliche und hintere Rumpfmuskulatur. Zahlreiche Übungen trainieren jedoch mehrere Körperbereiche. Den oberen Anteil der vorderen Bauchmuskulatur erreichst du am besten, mit »Einrollen des Oberkörpers« und den unteren Anteil durch »Einrollen der Hüften« (Beinheben).

Vorderer Rumpf	37–46
Schräger Bauch und seitlicher Rumpf	47–51
Hinterer Rumpf	52–58

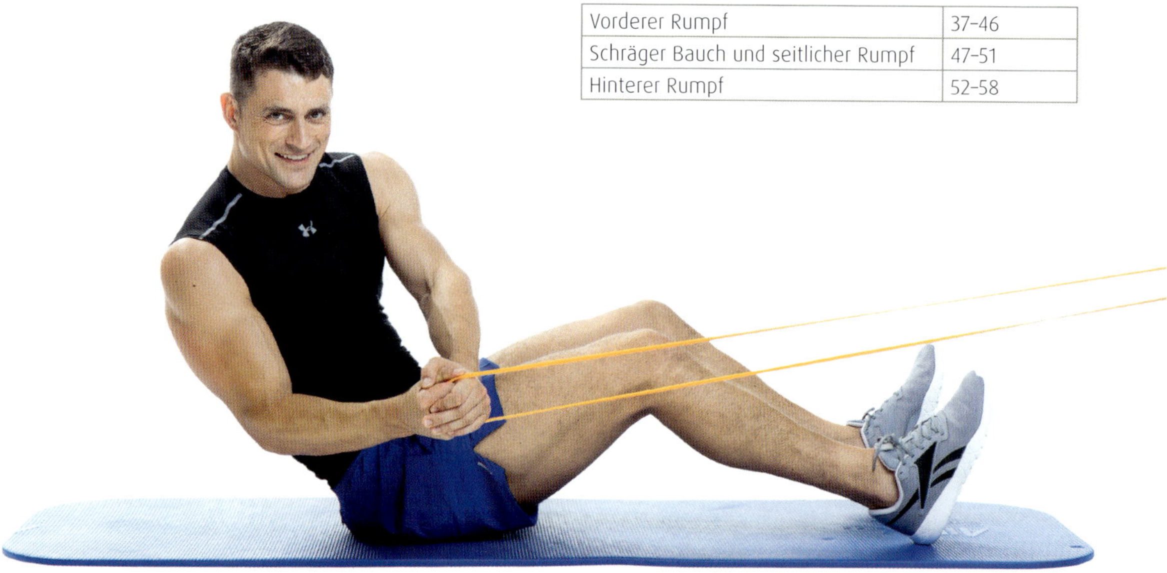

»48 Rumpfrotation am Boden«.

37 Crunch

KRÄFTIGUNG
++ vordere Bauchmuskulatur
+ seitliche Bauchmuskulatur

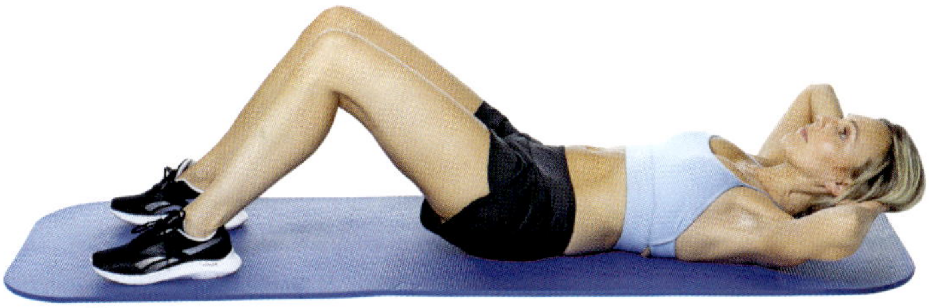

A

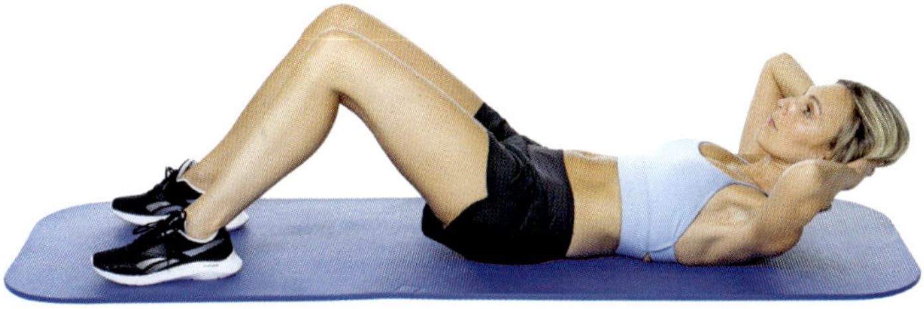

B

Der Bewegungsablauf.

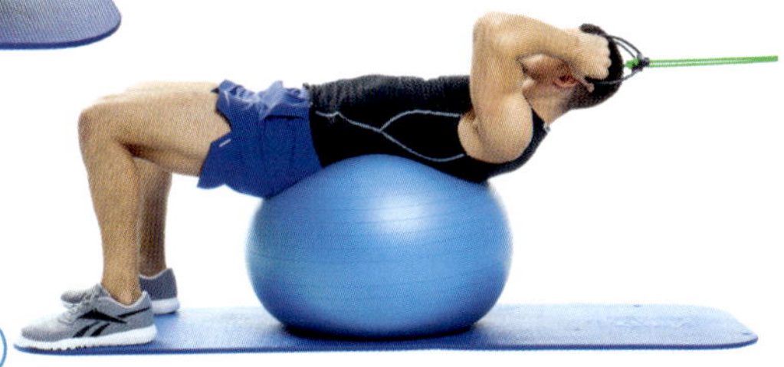

C

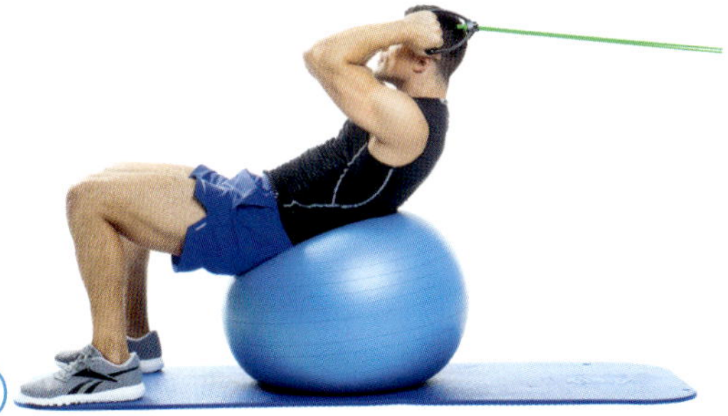

D

Der Crunch mit Band auf einem Gymball.

SO GEHT´S

- Du liegst auf dem Rücken mit den Händen an den Schläfen und aufgestellten Füßen.
- Hebe den Kopf etwas an und ziehe das Kinn leicht zur Brust. Spanne die Bauch- und die Gesäßmuskulatur an und drücke die Füße fest auf den Boden, um die Position zu stabilisieren (A), und atme ein.
- Hebe den Oberkörper mit der Kraft der Bauchmuskulatur an (B), wobei du ausatmest. Halte kurz die Position und spanne die Bauchmuskulatur fest an.
- Senke den Oberkörper langsam mit Einatmung, ohne den Oberkörper vollständig abzulegen, damit die Bauchmuskulatur in Spannung bleibt. Dann wiederholst du die Übung.
- Achte darauf, dass du beim Absenken kein Hohlkreuz einnimmst. Spanne immer wieder die Bauch- und die Gesäßmuskulatur nach.

VARIANTEN

Du kannst den Crunch nach rechts und links vorn ausführen, um den seitlichen Bauchbereich intensiver zu aktivieren.
Du intensivierst die Übung, indem du ein Gewicht in den Händen hast oder ein Fitnessband mitziehst. Fortgeschrittene können auf einem Gymball üben (C)–(D).

38 Diagonaler Crunch mit Beinanziehen »Bicycle Crunch«

KRÄFTIGUNG
++ Rumpfmuskulatur, insbesondere vordere und seitliche Bauchmuskulatur

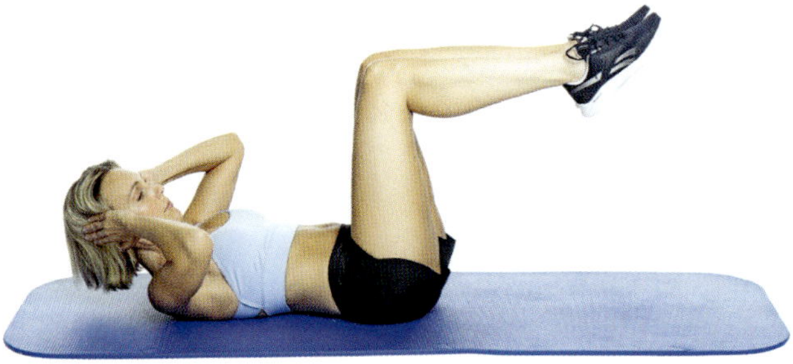

(A)

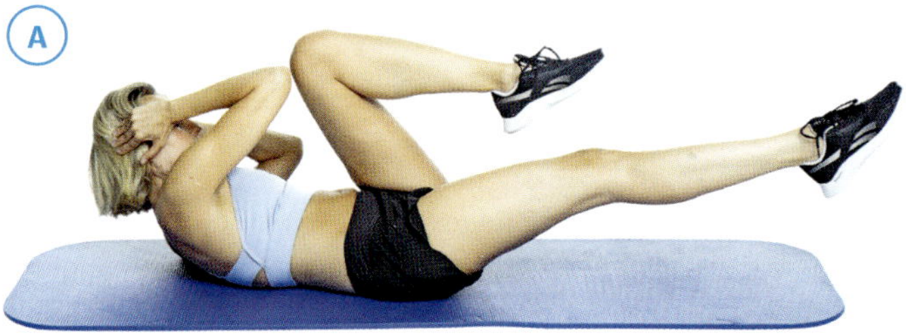

(B)

Der Bewegungsablauf.

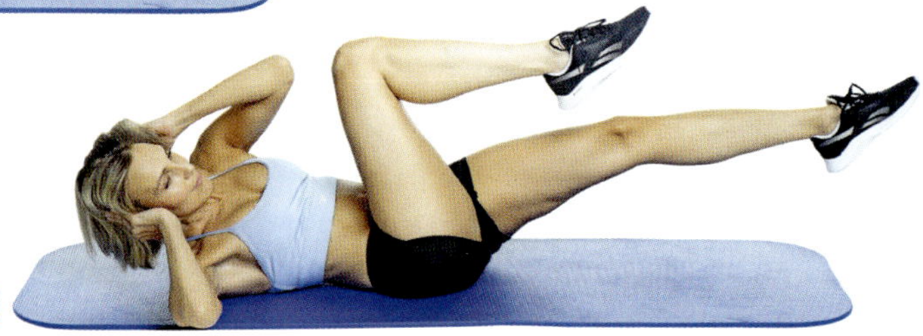

(C)

SO GEHT´S

- Du liegst auf dem Rücken und hast die Beine gebeugt angehoben. Hebe den Oberkörper leicht an, mit den Händen an den Schläfen, ohne den Kopf zu stützen.
- Ziehe das Kinn an, drücke den unteren Rücken bewusst auf den Boden (A) und atme ein.
- Richte den Oberkörper mit Ausatmung nach links auf und ziehe das linke Knie heran. Berühre mit dem rechten Ellbogen das linke Knie (B). Dabei streckst du das rechte Bein, ohne es abzulegen, so als würdest du ein Fahrradpedal treten. Halte kurz die Position.
- Bewege dich langsam in die Ausgangsposition zurück und atme ein.
- Richte den Oberkörper mit Ausatmung nach rechts auf und ziehe das rechte Knie heran, sodass sich der Ellbogen und Knie berühren. Dabei streckst du das linke Bein (C).
- Fahre entsprechend mit den abwechselnden Bewegungen fort.
- Achte auf diagonales Anheben des Oberkörpers; du sollst nicht nur das Knie anziehen und den Ellbogen hindrehen.

VARIANTEN

Übst du mit eher schnellen Bewegungen, dann atme durchgehend gleichmäßig.
Du vereinfachst die Übung, wenn du die Beinbewegung verringerst.
Du kannst die Übung mit Miniband um die Füße intensivieren.

39 Rückwärts-Crunch

KRÄFTIGUNG
++ vordere Bauchmuskulatur, insbesondere unterer Anteil
+ seitliche Bauch- und untere Rückenmuskulatur

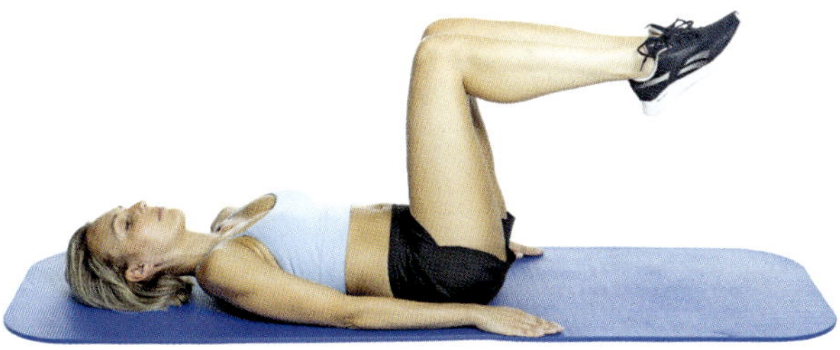

A

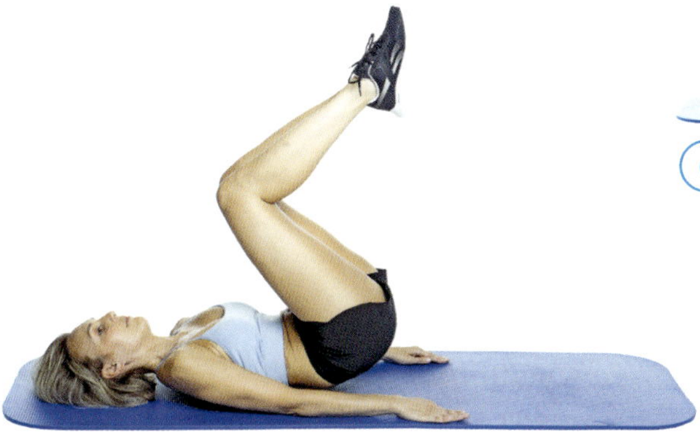

B

Die Ausgangs- und die Endposition.

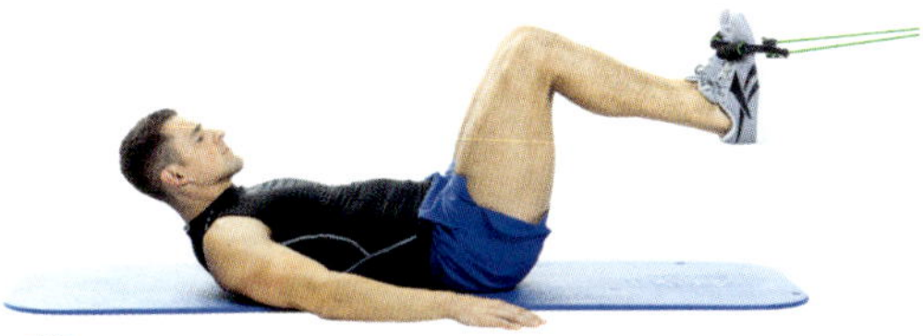

C

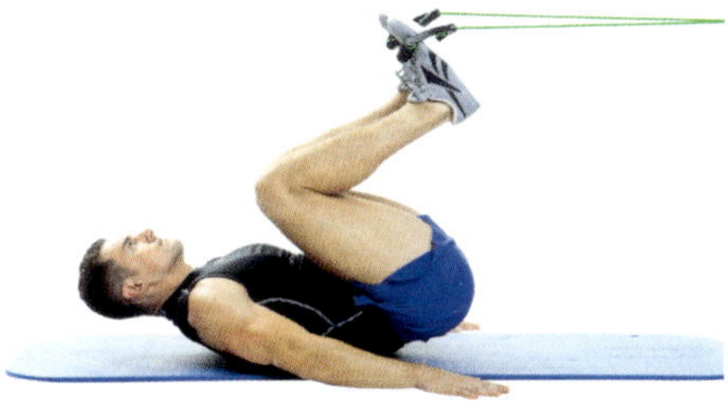

D

Die Intensivierung mit Band.

SO GEHT´S

- Du befindest dich in Rückenlage, die Beine sind im 90-Grad-Winkel oder etwas weniger angehoben. Die Handflächen sind auf dem Boden. Hebe den Kopf leicht an, ziehe das Kinn etwas zur Brust und atme ein (A).
- Konzentriere dich auf die untere Bauchmuskulatur, spanne sie fest an. Ziehe die Knie mit der Kraft der Bauchmuskulatur eher langsam an, sodass sie über die Brust in Richtung Kopf kommen, und hebe dabei das Becken hoch (B) – als würdest du dich »Einrollen«. Dabei atmest du aus. Die Hände können durch leichten Druck auf den Boden unterstützen. Halte kurz die hohe Position.
- Senke Knie und Becken kontrolliert mit Einatmung ab, um die Übung zu wiederholen.
- Führe die Übung nicht schnell aus, denn Ziel ist es, mit der Kraft der Bauchmuskulatur zu üben und nicht das Becken mit Schwung hochzubekommen. Achte darauf, dass du beim Absenken kein Hohlkreuz einnimmst.

VARIANTEN

Wenn du in der Halswirbelsäule gut beweglich bist, kannst du den Kopf abgelegt halten; es darf jedoch nicht zur Überstreckung kommen. Fortgeschrittene können ein Fitnessband um einen tiefen Gegenstand befestigen und es dann um die Füße (C)-(D) oder Knie legen. Das Beinheben wird gegen den Widerstand des Bandes ausgeführt.

40 Dynamisches Beinheben am Boden

KRÄFTIGUNG
++ vordere Bauchmuskulatur
+ seitliche Bauchmuskulatur

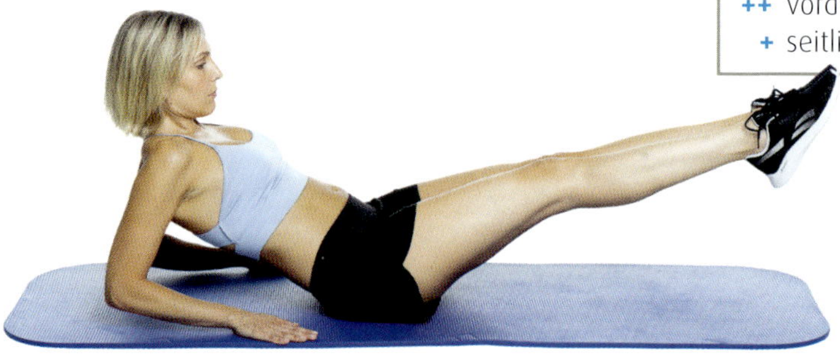

(A)

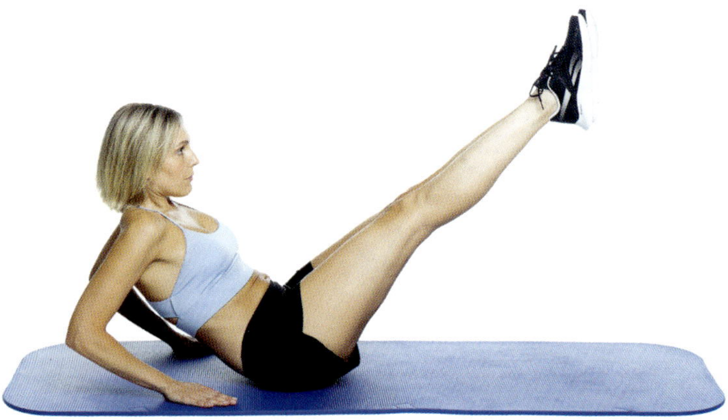

(B)

Die Ausgangs- und die Endposition.

SO GEHT´S

- Du sitzt mit gestreckten Beinen auf dem Boden. Die Hände sind hinter dem Gesäß positioniert, die Finger zeigen nach vorn und das Kinn ist leicht zur Brust gezogen.
- Spanne die Bauch- und die Gesäßmuskulatur an. Hebe die gestreckten Beine leicht vom Boden ab und lehne den Oberkörper zurück. Das ist die Ausgangsposition (A).
- Bewege die gestreckten Beine hoch und gleichzeitig den Oberkörper in Richtung der Beine (B). Dabei atmest du aus.
- Senke den Oberkörper und die Beine kontrolliert in die Ausgangsposition zurück, ohne sie abzulegen. Gleichzeitig atmest du ein. Wiederhole die Übung.
- Führe rhythmisches Heben und Senken aus.

VARIANTEN

Du kannst variieren, indem du die Beine abwechselnd nach links und rechts bewegst. Dies lässt sich gut ausführen, wenn du die Füße über einen kleinen Gegenstand (z. B. Medizinball) hebst.
Du kannst die Übung mit Fußgewichten oder Fitnessband intensivieren.
Fortgeschrittene können ohne Abstützen üben, d. h. die Hände werden an den Schläfen oder nach oben gestreckt gehalten.

41 Sit-up

KRÄFTIGUNG

++ Rumpfmuskulatur, insbesondere vordere Bauchmuskulatur

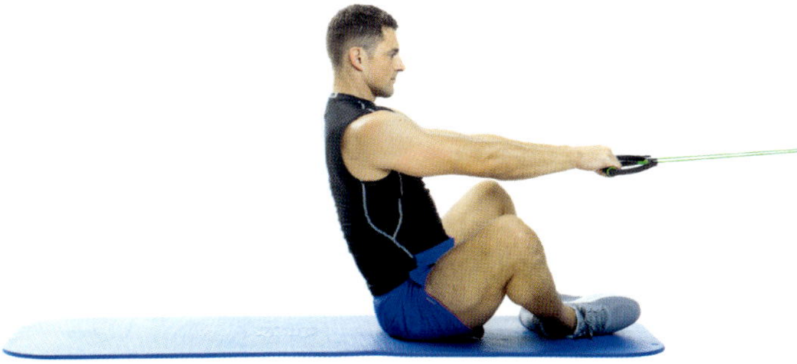

(A)

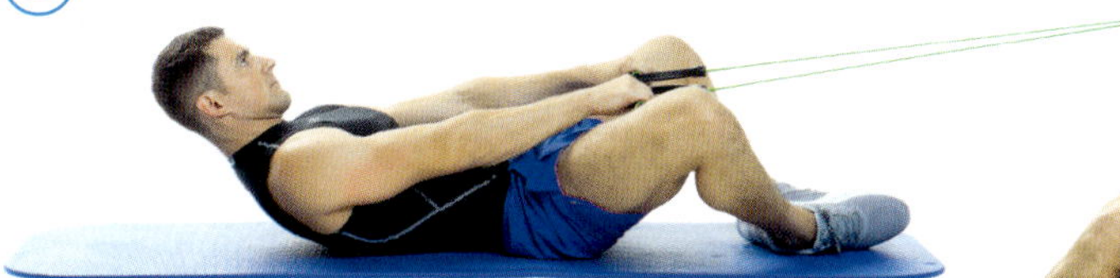

(B)

Der Bewegungsablauf.

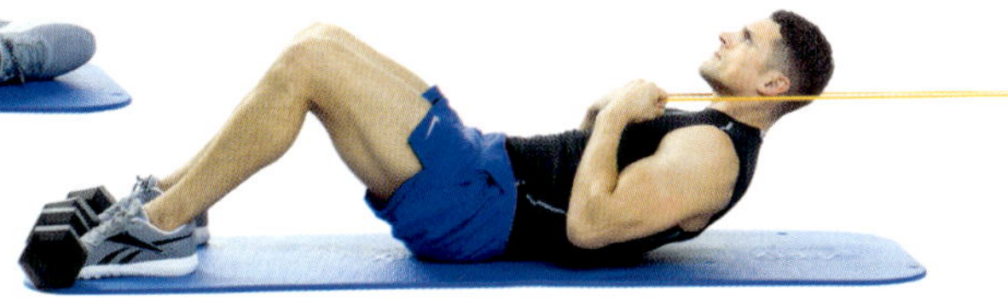

(C)

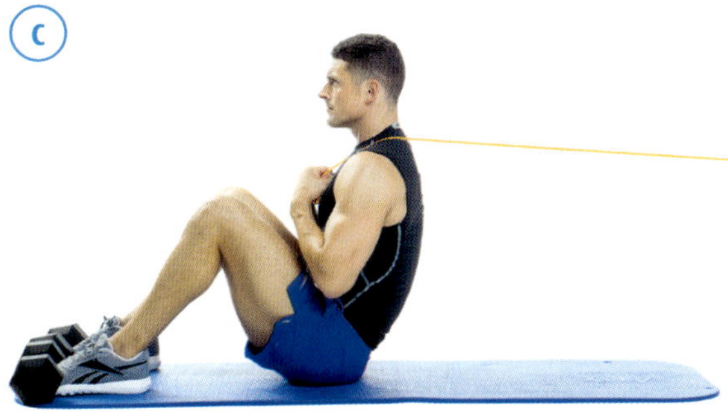

(D)

Der Sit-up intensiviert.

SO GEHT´S

- Du hast das Fitnessband an einem tiefen Anker angebracht. Du sitzt aufrecht in Richtung Befestigung, die Fußaußenseiten liegen auf und die Knie zeigen nach außen.
- Du hebst das vorgespannte Band mit den Händen. Das Band verläuft zwischen den Beinen. Das Kinn ist etwas angezogen und die Gesäß- und die Bauchmuskulatur sind angespannt (A).
- Lasse den Oberkörper kontrolliert absinken, ohne ihn komplett abzulegen, und atme ein (B).
- Spanne die Bauchmuskeln fest an und hebe den Oberkörper über die Bauchmuskeln wieder hoch, wobei der Bandzug beim Aufrichten hilft. Gleichzeitig atmest du aus.
- Senke den Oberkörper wieder kontrolliert ab und atme ein, um die Übung zu wiederholen.
- Achte darauf, dass du die Bewegung über die Kraft der Bauchmuskeln machst. Das Band soll nur gerade so viel wie nötig unterstützen.

VARIANTEN

Geübte nutzen immer weniger Bandunterstützung, bis der Sit-up ohne Hilfe gelingt.
Du kannst alternativ die Fußsohlen oder die Fersen aufstellen.
Fortgeschrittene können ein Fitnessband mitziehen, die Füße kannst du zur Stabilität unter Hanteln einklemmen (C)-(D). Als Option zum Band kannst du ein Medizinball in den Händen halten.

42 Unterarmstütz »Plank«

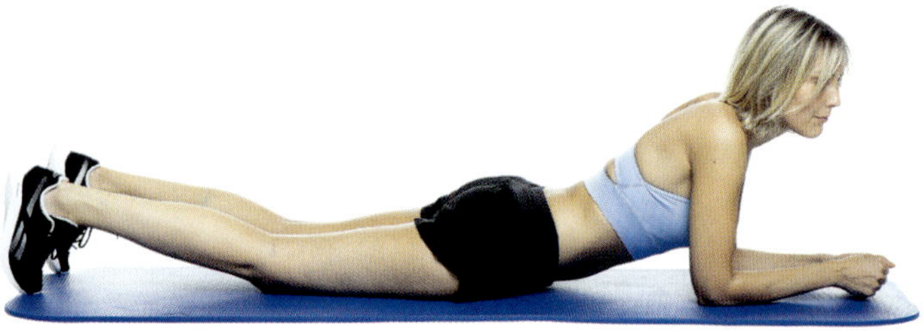

(A)

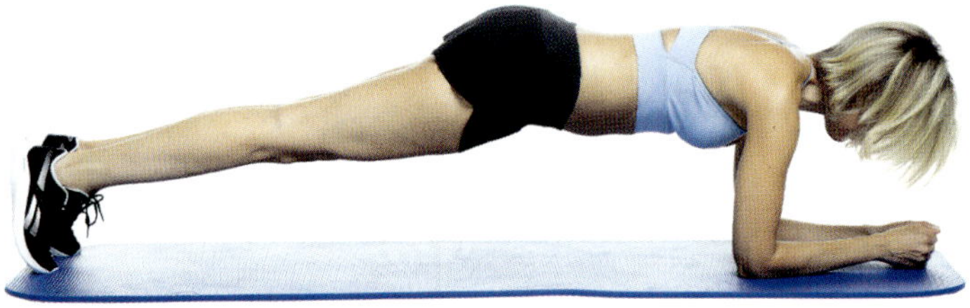

(B)

Der Bewegungsablauf.

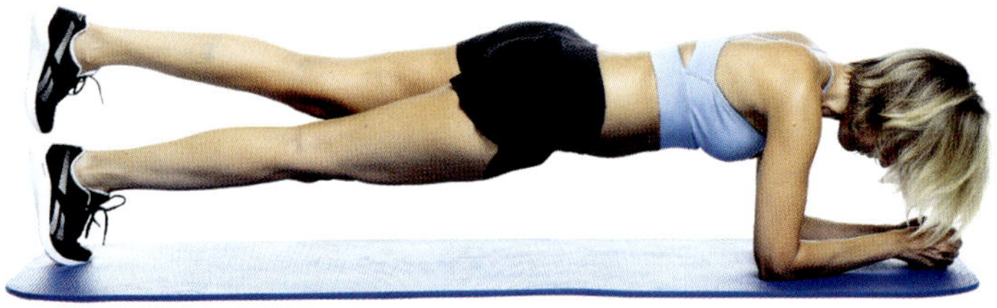

(C)

Die Intensivierung mit Beinheben.

KRÄFTIGUNG

++ Rumpfmuskulatur, insbesondere vordere Bauchmuskulatur

\+ Schulter-, Brust, hintere Oberarm- und vordere Oberschenkelmuskulatur

SO GEHT´S

- Du befindest dich in Bauchlage, die Zehen sind aufgestellt und die Unterarme sind mit den Ellbogen unter den Schultergelenken positioniert (A).
- Drücke dich hoch, sodass Rücken, Becken und Oberschenkel eine gerade Linie bilden (B). Spanne die Ellbogen und die Füße zueinander, ohne sie zu bewegen, um eine große Aktivierung der Bauchmuskulatur zu erzielen.
- Halte die Position für mindestens 40–60 Sekunden. Atme dabei durchgehend gleichmäßig. Spanne die Gesäßmuskulatur immer wieder nach.
- Achte darauf, dass du die Rumpfspannung bewahrst und somit ein Hohlkreuz verhinderst.

VARIANTEN

Du intensivierst die Übung, indem du abwechselnd ein Arm oder ein Bein (C) anhebst.

43 Unterarm- und Handstütz im Wechsel

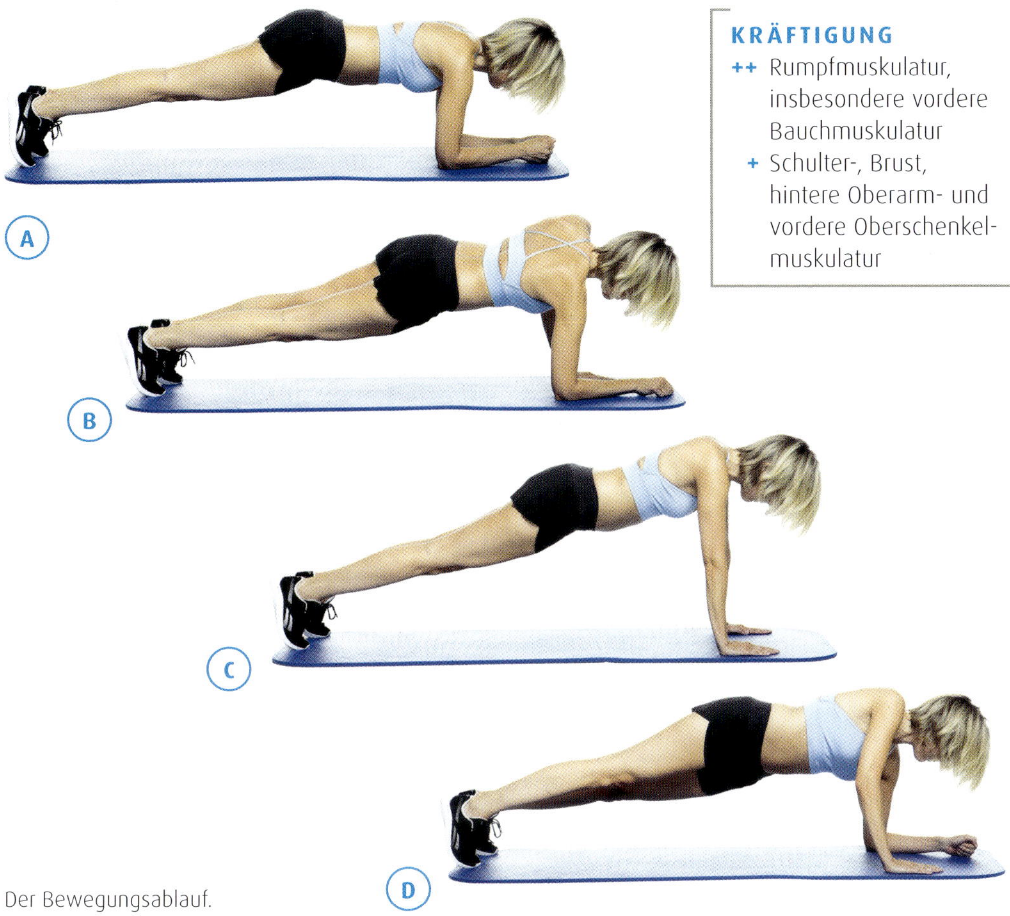

KRÄFTIGUNG

++ Rumpfmuskulatur, insbesondere vordere Bauchmuskulatur

\+ Schulter-, Brust, hintere Oberarm- und vordere Oberschenkelmuskulatur

Der Bewegungsablauf.

SO GEHT´S

- Du befindest dich im Unterarmstütz; der Rücken ist gerade und die Beine sind gestreckt. Die Ellbogen befinden sich unter den Schultergelenken (A). Spanne die Bauch- und die Gesäßmuskulatur an.
- Stelle zuerst die linke Hand (B) auf und dann die rechte Hand (C). Dabei drückst du den Körper nach oben.
- Halte kurz die Position, bevor du erst den linken Unterarm (D) und dann den rechten aufstellst. Gleichzeitig senkst du den Körper in die Ausgangsposition zurück.
- Nun stellst du zuerst die rechte Hand auf und folgst mit der linken Hand.
- Anschließend begibst du dich wieder in Ausgangsposition und wiederholst die Übung.
- Halte den Rücken durchgehend gerade und den Rumpf in Spannung. Atme durchgehend gleichmäßig.

VARIANTE

Fortgeschrittene können einen Fuß in der Luft halten.

44 Abwechselndes Knieanziehen im Frontstütz

»Bergsteiger«

KRÄFTIGUNG

++ Rumpf- und hintere Oberarmmuskulatur
+ Schulter-, Brust-, Gesäß- und vordere Oberschenkelmuskulatur

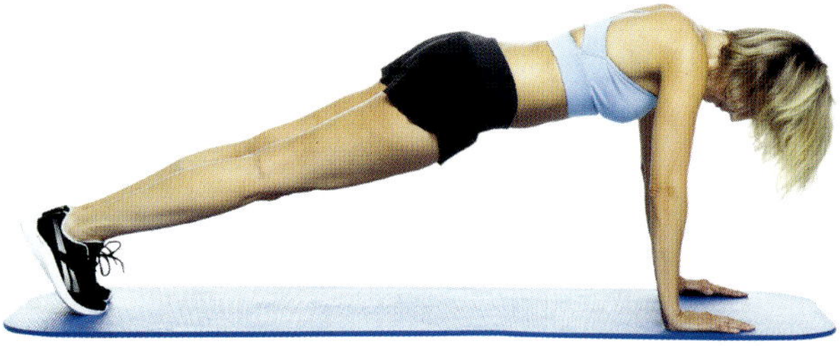

A

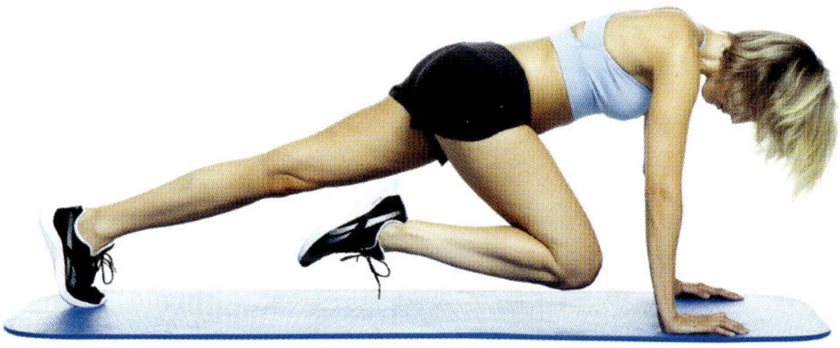

B

Der Bewegungsablauf.

C

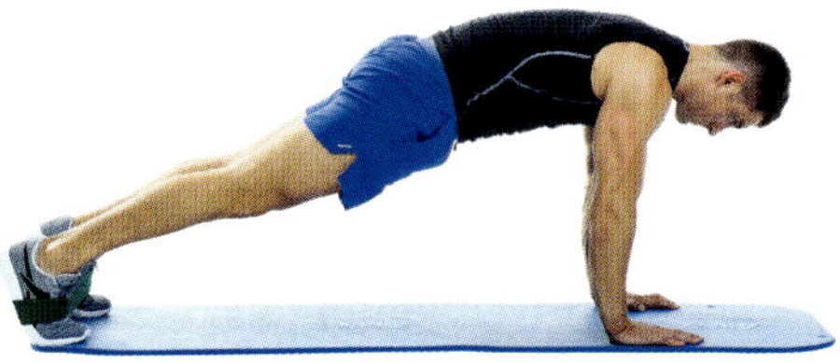

D

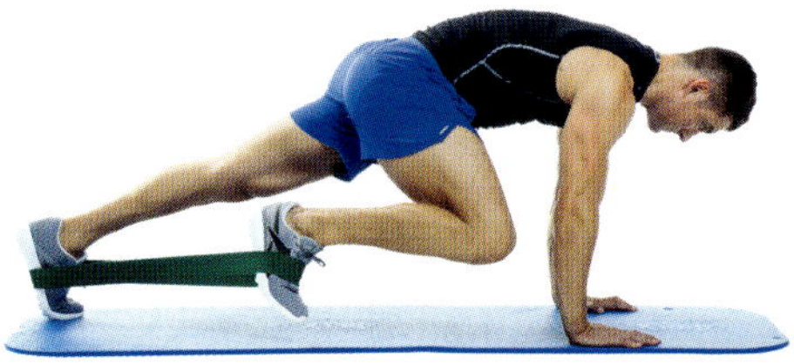

Die Intensivierung mit Miniband.

SO GEHT´S

- Du bist mit gestreckten Armen und den Händen unter den Schultergelenken im Frontstütz.
- Spanne die Bauch- und die Gesäßmuskulatur fest an (A) und atme ein.
- Ziehe das rechte Knie an, der Fuß bleibt etwas über dem Boden, ohne das Gesäß anzuheben (B).
- Bewege das rechte Bein zurück. Dann ziehst du das linke Knie an.
- Bewege dich in die Ausgangsposition zurück und folge wieder mit dem rechten Knie.
- Mache zügiges Knieanziehen über die Satzdauer hinweg und atme gleichmäßig. Achte darauf, dass der Rücken gerade ist und der Kopf vorn bleibt. Vermeide es, das Gesäß anzuheben oder abzusenken.

VARIANTEN

Zur Intensivierung kannst du das Tempo erhöhen, aber nur in dem Maße, dass du in stabilisierter Position mit geradem Rücken bleibst und ohne vorzuspringen.

Du kannst alternativ die Knie diagonal vor oder außen am Körper entlang ziehen.

Fortgeschrittene können ein Miniband um die Füße befestigen – nicht um die Unterschenkel. In der Ausgangsposition sind die Füße hüftbreit auseinander und das Band ist in Vorspannung (C)–(D).

Du kannst alternativ die Knie diagonal vor oder außen am Körper entlang ziehen.

45 Einrollen mit Band

KRÄFTIGUNG
++ Rumpfmuskulatur, insbesondere vordere Bauchmuskulatur
\+ Armmuskulatur

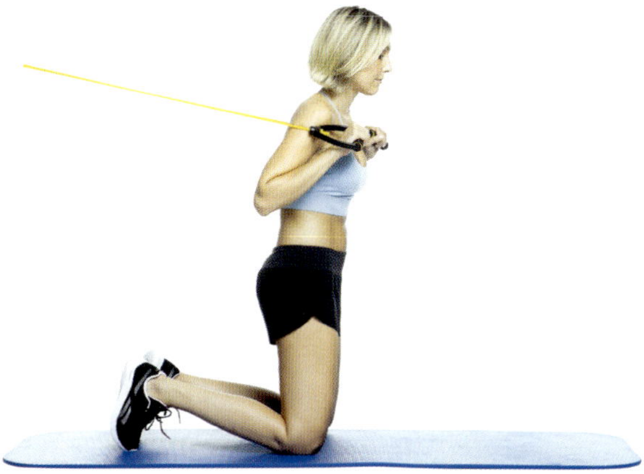

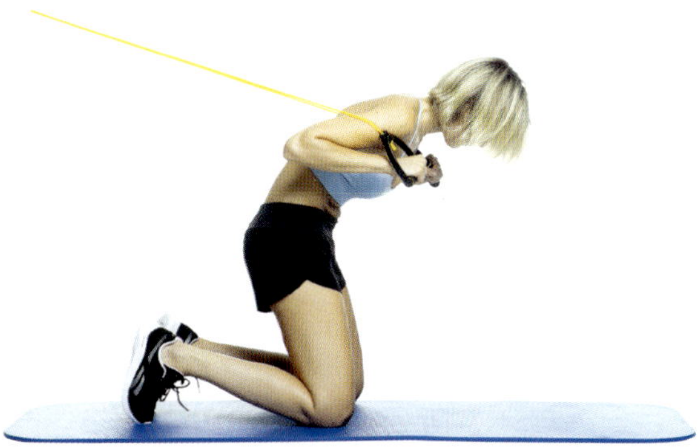

(A) (B)

Die Ausgangs- und die Endposition.

SO GEHT´S

- Das Fitnessband ist hoch befestigt. Du befindest dich im Kniestand, mit dem Rücken zum Befestigungspunkt. Die Knie sind auf einer Matte oder Polster.
- Die Arme sind in Kopf- bis Schulterhöhe angehoben und die Position ist stabilisiert. In den Händen hast du die Enden des vorgespannten Bandes (A). Spanne die Rumpf- und die Gesäßmuskulatur fest an, die Schulterblätter nach hinten unten und atme ein.
- Konzentriere dich auf die Bauchmuskeln. Rolle den Oberkörper mit der Kraft der Bauchmuskulatur ein und atme dabei aus. Die Arme bewegst du in stabilisierter Position mit und ziehst so das Band auseinander (B). Halte kurz die Position und spanne die Bauchmuskulatur noch intensiver an.
- Bewege den Oberkörper langsam in die Ausgangsposition zurück und atme ein. Dann wiederholst du die Übung. Der Unterkörper soll möglichst nicht bewegt werden und dazu bleibt das Gesäß durchgehend fest angespannt.
- Der Torso wird bewusst eingerollt – nicht gerade gehalten. Führe die Übung ohne Schwung aus. Vermeide, das Band über die Kraft der Arme zu ziehen, denn sie sollen nur die Haltearbeit verrichten.

VARIANTEN

Du kannst im aufgestellten Ausfallschritt oder im hüftbreiten Stand üben. Wähle abhängig von der Höhe des Ankers und der Position, die du gut stabilisieren kannst, damit du dich auf das Einrollen konzentrieren kannst.
Bei einer hohen Befestigung kannst du auch mit dem Gesicht in Richtung Befestigung üben. Teste, was für dich am besten funktioniert.

46 Knieheben im Hang

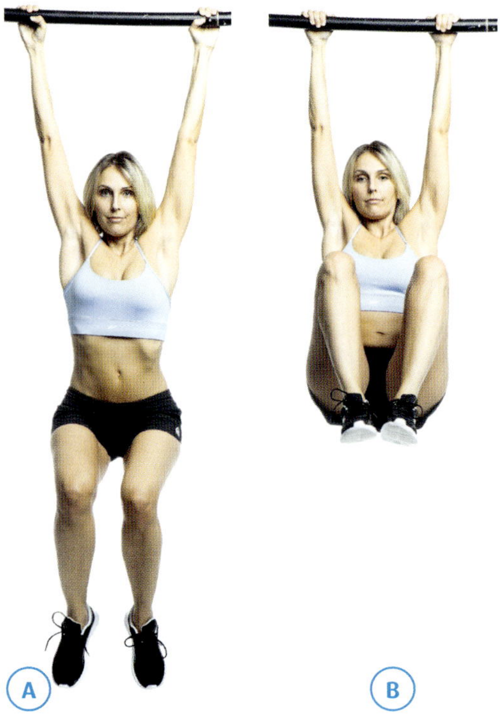

Die Ausgangs- und die Endposition.

KRÄFTIGUNG

++ Rumpfmuskulatur, insbesondere vordere Bauchmuskulatur

\+ Rücken- und Armmuskulatur

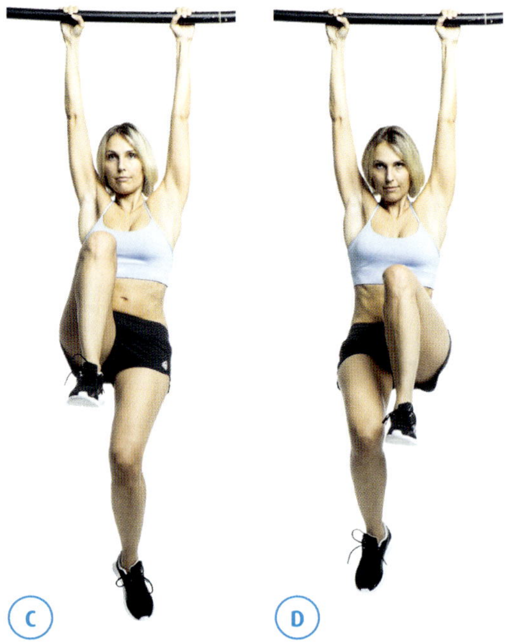

Die Vereinfachung.

SO GEHT´S

- Du hängst an einer Klimmzugstange mit vorzeigenden Handflächen. Die Arme sind mindestens schulterbreit auseinander. Achte auf einen festen Griff.
- Aktiviere die Bauch- und die Gesäßmuskulatur und spanne die Schulterblätter zusammen und runter. Hebe die gebeugten Beine leicht an (A).
- Ziehe die Knie zur Brust und halte kurz die Position (B). Ziel ist es, das Becken »einzurollen«, sodass das Gesäß nach vorn zeigt. Gleichzeitig atmest du aus.
- Senke die Beine kontrolliert mit Einatmung, um die Übung zu wiederholen.
- Vermeide Ausweichbewegungen und Schwungholen.

VARIANTEN

Du vereinfachst die Übung, wenn du die Knie abwechselnd anhebst (C)–(D). Du kannst die schräge Bauchmuskulatur intensiver erreichen, indem du die Knie seitlich anziehst.
Du kannst mit Zusatzgewicht (z. B. Medizinball zwischen den Füßen) intensivieren. Deutlich schwerer wird die Übung, wenn du die Beine gestreckt anhebst, was aber nur sinnvoll ist, wenn du auch dabei das Becken »einrollen« kannst.

47 Körperanheben in Seitenlage

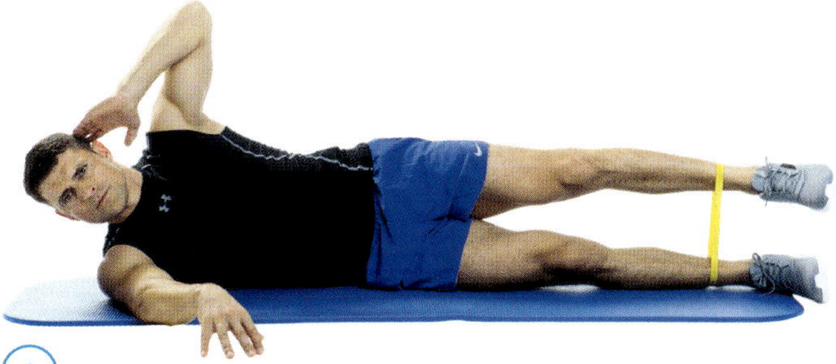

(A)

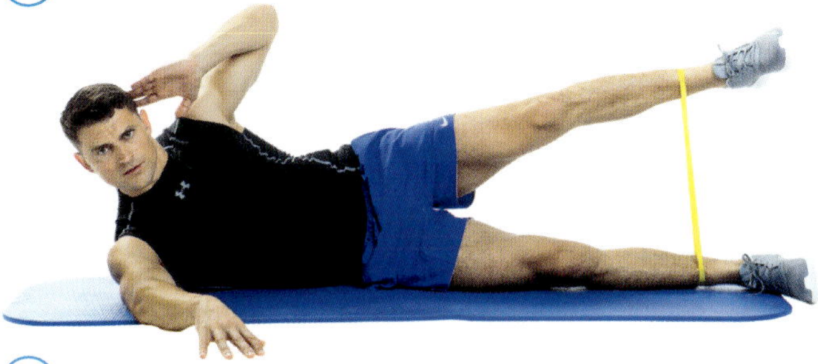

(B)

Die Anfangs- und die Endposition.

> **KRÄFTIGUNG**
> ++ Rumpfmuskulatur, insbesondere seitliche Bauchmuskulatur
> + äußere Oberschenkelmuskulatur

SO GEHT´S

- Du befindest dich in Seitenlage mit gestreckten Beinen. Der untere Arm ist zur Stabilisierung nach vorn gestreckt und wird abgelegt. Die obere Hand hast du an die obere Kopfseite gelegt. Um die Unterschenkel hast du ein leichtes Miniband befestigt. Hebe das obere Bein etwas an (A).
- Hebe das obere Bein gestreckt weit nach oben und gleichzeitig den Oberkörper mit Ausatmung an (B). Drücke dabei so wenig wie möglich mit dem unteren Arm auf den Boden. Halte kurz die Position und konzentriere dich auf die Aktivität der seitlichen Rumpfmuskulatur.
- Senke langsam den Oberkörper und das Bein wieder und atme ein, um die Übung zu wiederholen.
- Wichtig ist, dass du langsame und kontrollierte Bewegungen ausführst. Vermeide beim Oberkörperheben den Kopf abzuknicken sowie mit dem Becken auszuweichen.
- Trainiere anschließend die andere Körperseite.

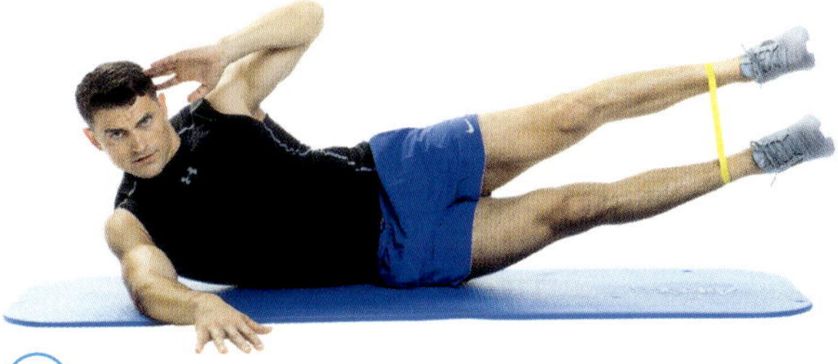

(C)

Die Intensivierung mit beidseitigem Beinanheben.

VARIANTEN

Einsteiger verzichten vorerst auf das Miniband. Du kannst das obere Bein oben lassen und nur den Oberkörper heben und senken.
Du intensivierst die Übung, indem du weniger mit der abgelegten Hand drückst.
Fortgeschrittene können das untere Bein mit anheben (C).

48 Rumpfrotation am Boden »Russische Drehung«

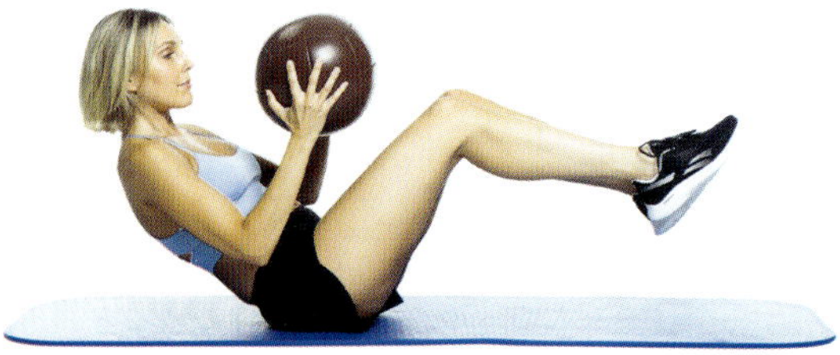

(A)

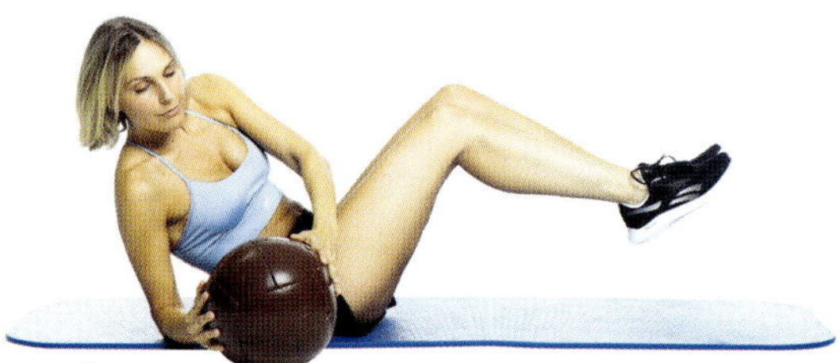

(B)

Der Bewegungsablauf.

KRÄFTIGUNG
++ vordere und seitliche Bauchmuskulatur
+ hintere Rumpfmuskulatur

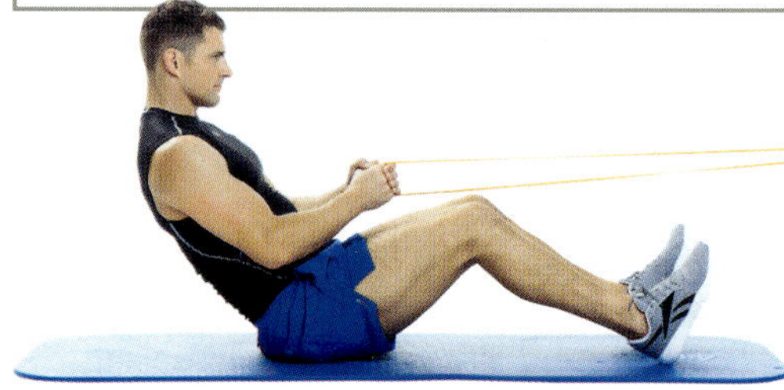

(C)

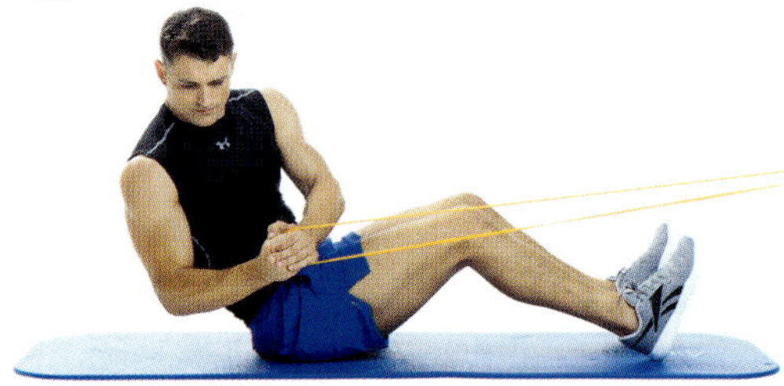

(D)

Die Variante mit Band.

SO GEHT´S

- Du sitzt auf dem Boden mit angezogenen Beinen und aufgestellten Fersen. Vor dem Körper hebst du einen Medizinball, eine Hantelscheibe oder ein anderes Gewicht.
- Spanne die Bauch- und die Gesäßmuskulatur an. Lehne den Oberkörper etwas zurück, hebe die Beine ab (A) und atme ein.
- Drehe den Oberkörper eher langsam mit Ausatmung nach rechts und bewege den Ball in Richtung Boden. Geübte können den Ball kurz auftippen (B). Der Bewegung erfolgt über die Kraft der Bauchmuskulatur.
- Drehe den Oberkörper langsam zur Mitte zurück und atme ein.
- Drehe den Oberkörper mit Ausatmung nach links.
- Drehe dich zurück und führe die nächste Wiederholung aus.
- Wichtig ist die Oberkörperdrehung, wobei der Rumpf durchgehend in Spannung ist. Die Hüften und die Beine sollen sich möglichst wenig bewegen und der Rücken soll gerade bleiben.
- Versuche zumindest einen 90-Grad-Winkel zwischen Oberschenkel und Oberkörper zu halten. Du kannst den Winkel jedoch deutlich vergrößern.

VARIANTEN

Übst du hingegen eher zügig, dann atme durchgehend gleichmäßig.
Einsteiger lassen die Fersen auf dem Boden aufgestellt und üben ohne Gewicht.
Fortgeschrittene können die Beine gestreckt hochhalten und das Gewicht erhöhen.
Du kannst auch mit Fitnessband üben (C)–(D). Setze dich vor den tiefen Anker und drehe dich nach rechts und links.

49 Mittlere Rumpfrotation im Stand

KRÄFTIGUNG
++ Rumpfmuskulatur, insbesondere seitliche Bauchmuskulatur

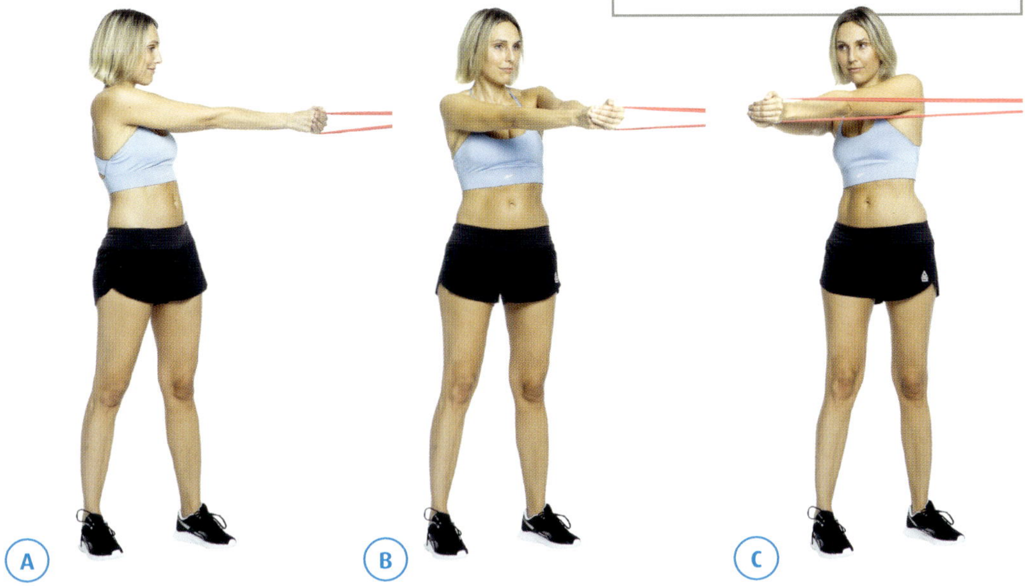

Der Bewegungsablauf mit Drehung von links nach rechts.

SO GEHT´S

- Du hast ein Fitnessband von mittlerer Stärke in Brusthöhe befestigt. Du befindest dich im athletischen Stand mit der linken Körperseite zur Befestigung. Der Oberkörper ist nach links rotiert, die Arme sind vorgestreckt und in den Händen hast du die Enden des leicht vorgespannten Bandes.
- Spanne die Bauch- und die Gesäßmuskulatur an und ziehe die Schulterblätter nach hinten unten (A). Nun atmest du ein.
- Drehe den Oberkörper nach rechts und atme aus. Die Arme hast du vorgerichtet stabilisiert und sie ziehen bei der Drehung das Band mit (B)–(C). Die Hände bleiben auf gleicher Höhe und dein Blick folgt den Händen.
- Halte kurz die Position, bevor du dich langsam mit Einatmung zurückdrehst. Dann wiederholst du die Übung.
- Die gesamte Bewegung wird mit der Kraft der Rumpfmuskulatur ausgeführt, ohne Schwung zu holen. Ziel ist es, dass der Oberkörper gedreht wird und der Unterkörper durchgehend stabilisiert bleibt, d. h. die Hüften bewegen sich möglichst wenig.
- Nachdem du den Übungssatz beendet hast, stellst du dich mit der rechten Körperseite zur Befestigung und drehst dich nach links.

VARIANTE

Du kannst dich frontal zur Bandbefestigung stellen und aus dieser Position nach rechts und links drehen. So ist jedoch der Bewegungsspielraum kleiner.

50 Diagonale Rotation nach unten

KRÄFTIGUNG

++ Rumpfmuskulatur, insbesondere seitliche Bauchmuskulatur

\+ Schulter-, Nacken-, Brust- und obere Rückenmuskulatur

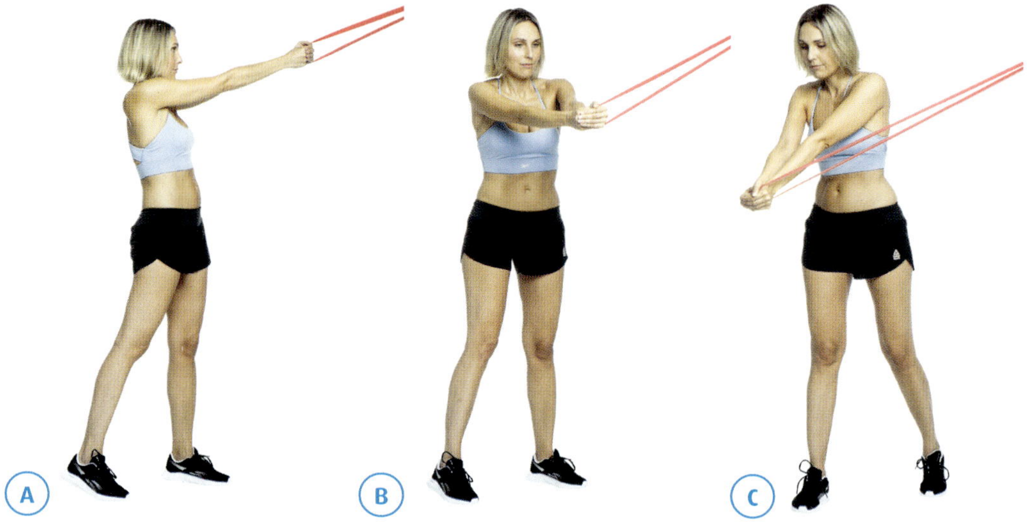

Der Bewegungsablauf mit Drehung von links nach rechts.

SO GEHT´S

- Du hast das Fitnessband über Kopfhöhe befestigt und stehst schulterbreit mit der linken Körperseite in Richtung Befestigung. Der Oberkörper ist nach links rotiert und der rechte Fuß mitgedreht. Die Arme sind seitlich angehoben und die Enden des Bandes hast du in den Händen (A). Das Band befindet sich in Vorspannung. Nun atmest du ein.
- Rotiere nach rechts unten und atme gleichzeitig aus. Dabei ziehst du das Band zur rechten Hüftseite (B)–(C). Halte kurz die Position.
- Rotiere langsam in die Ausgangsposition zurück, um dann die Übung zu wiederholen. Das Band muss in der oberen Position in Spannung bleiben.
- Achte darauf, dass die Bewegung über die Kraft der Bauchmuskulatur erfolgt. Die Arme werden stabilisiert gehalten und mitbewegt.
- Übe zuerst wenig kraftvoll und mit geringer Bandspannung und konzentriere dich darauf, die Körperspannung zu halten.
- Nach dem Übungssatz führst du die Drehung zur anderen Seite aus.

VARIANTEN

Du kannst intensivieren, indem du die Bandspannung vergrößerst, die Rotation erweiterst und in der Endposition in die Hocke gehst. Alternativ kannst du ohne Hüftdrehung üben und nur den Oberkörper bewegen. Die Füße bleiben bei dieser Durchführung durchgehend gerade nach vorn gerichtet.

Als Option kannst du das Band in tiefer Position befestigen und die Rotation von unten diagonal nach oben machen.

51 Seitstütz

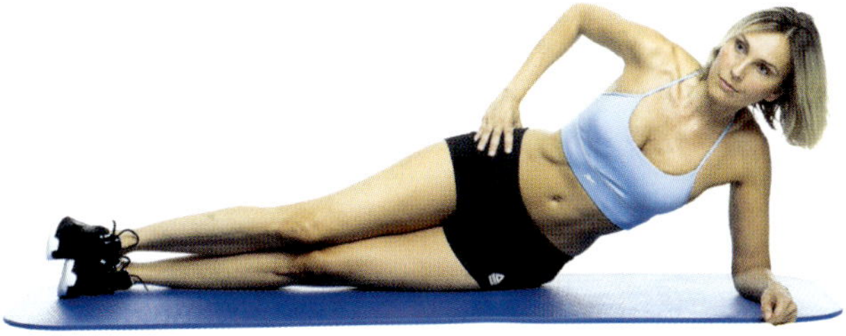

(A)

KRÄFTIGUNG

++ Rumpfmuskulatur, insbesondere seitliche Bauchmuskulatur, äußere Oberschenkel- und Schultermuskulatur

\+ Gesäßmuskulatur

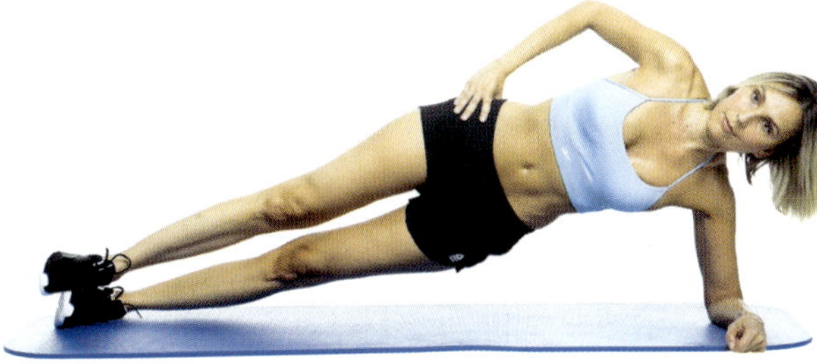

(B)

Die Ausgangs- und die Endposition.

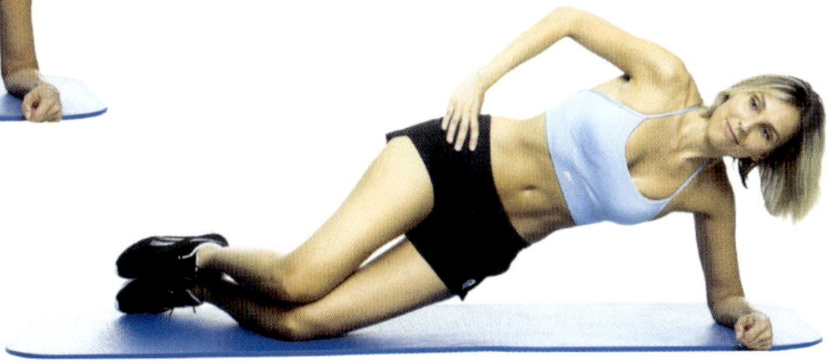

(C)

Die Vereinfachung mit abgestützten Knien.

SO GEHT´S

- Du befindest dich im Seitstütz. Der Unterarm ist unterhalb der Schulter aufgestellt und das Becken ist auf dem Boden abgelegt. Die obere Hand kannst du auf den Oberschenkel legen oder auf die Hüfte stützen (A).
- Hebe das Gesäß und die Oberschenkel mit Ausatmung an, sodass der Körper gerade ist (B). Spanne das Gesäß fest an und stabilisiere die Schulterblätter.
- Halte diese Position für mindestens 40–60 Sekunden. Das statische Halten entspricht der Ausführung eines Übungssatzes. Atme dabei gleichmäßig.
- Vermeide Ausweichbewegungen wie ein Abknicken der Position.
- Trainiere anschließend die andere Körperseite.

VARIANTEN

Du kannst in der hohen Position langsames Senken und Anheben das Becken machen. Einsteiger können die Beine beugen und den unteren Unterschenkel aufstützen (C).
Du intensivierst, indem du den oberen Arm und das obere Bein anhebst und/oder im Handstütz übst.

52 Diagonales Strecken im Vierfüßlerstand »Bird-Dog«

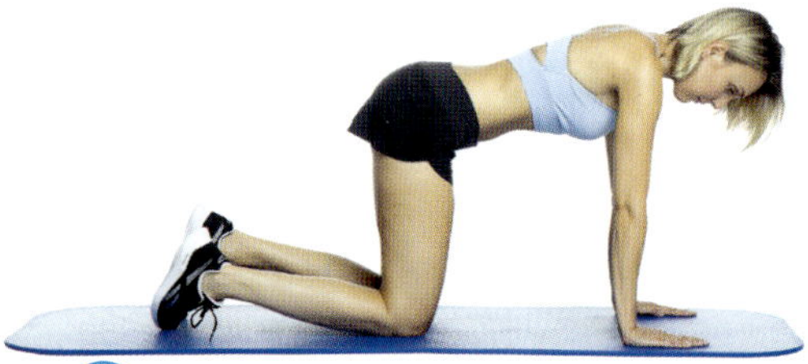

Ⓐ

KRÄFTIGUNG

++ Rumpf-, insbesondere untere Rückenmuskulatur, und Gesäßmuskulatur
+ Schulter-, obere Rücken-, hintere Oberarm- und Oberschenkelmuskulatur

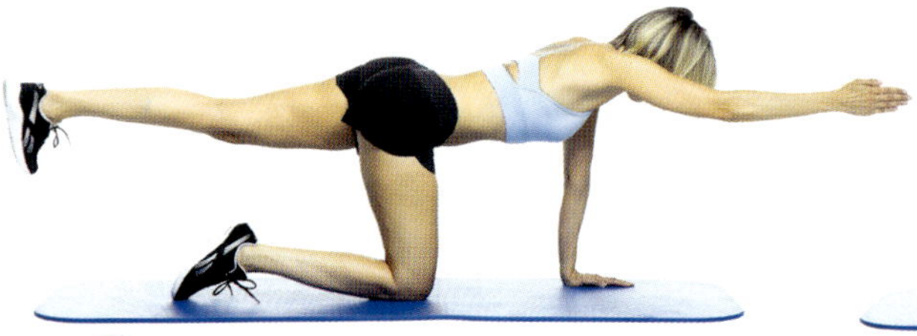

Ⓑ

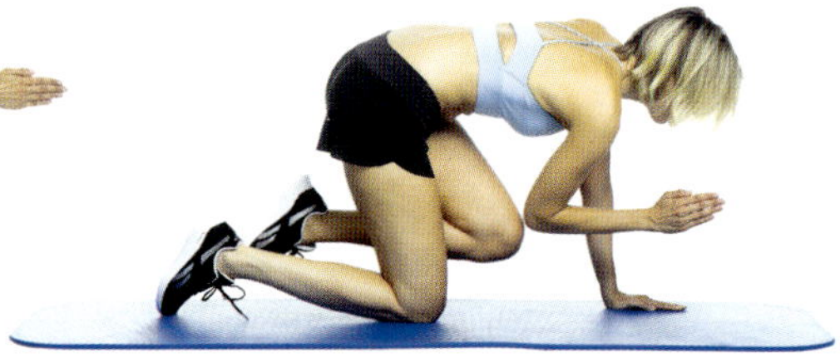

Ⓒ

Der Bewegungsablauf.

SO GEHT´S

- Du bist in der Bankstellung auf dem Boden. Die Hände sind unter den Schultergelenken und die Knie unter den Hüften. Der Kopf ist in Verlängerung des Rückens.
- Spanne die Schulterblätter zusammen und in Richtung Gesäß und aktiviere die Bauch- und Gesäßmuskulatur. Hebe die rechte Hand und das linke Knie etwas an und atme ein Ⓐ.
- Strecke den rechten Arm, mit dem Daumen nach oben zeigend, und das linke Bein Ⓑ. Dabei atmest du aus. Halte kurz die Position.
- Bewege den rechten Ellbogen und das linke Knie zusammen Ⓒ und atme ein. Dann wiederholst du die Streckung.
- Konzentriere dich auf die Aktivität der Rumpf- und Gesäßmuskulatur. Vermeide es, den Kopf zu überstrecken, und halte die Wirbelsäule und die Hüften möglichst gerade.
- Führe nach den Wiederholungen einen Übungssatz für die andere Körperseite aus.

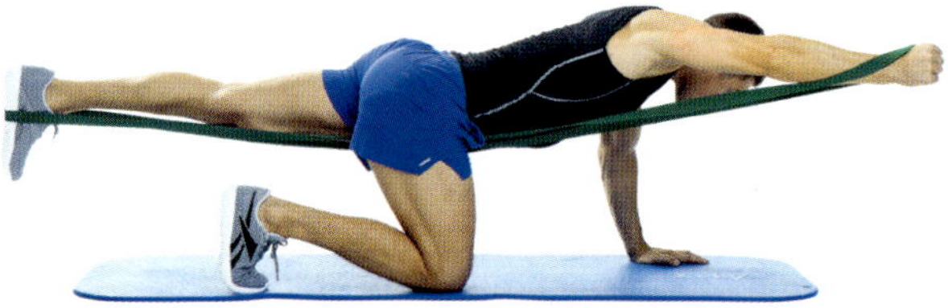

Ⓓ

Die Variante mit Übungsband

VARIANTEN

Du kannst in der gebeugten Position die Hand an den Oberschenkel legen und kurz gegeneinander spannen, bevor du wieder die Streckung ausführst.
Fortgeschrittene können eine kleine Kurzhantel und ein Fußgewicht einsetzen oder ein Fitnessband um Hand und Fußsohle der Übungsseite Ⓓ spannen.

53 Körperanheben in Bauchlage »Superman«

KRÄFTIGUNG
++ untere Rückenmuskulatur
+ Bauch-, Nacken-, obere Rücken-, Gesäß- und hintere Oberschenkelmuskulatur

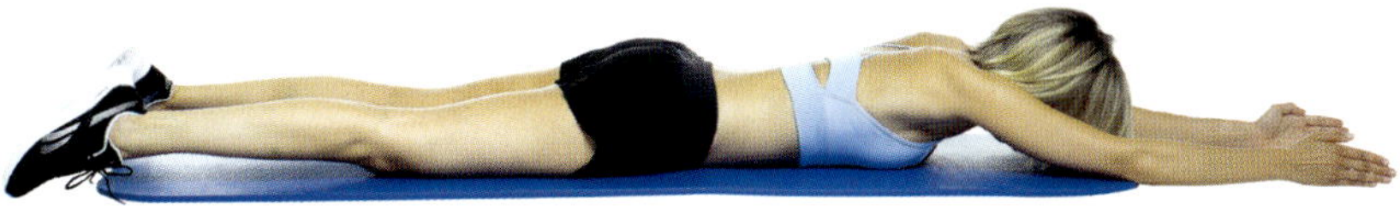

(A)

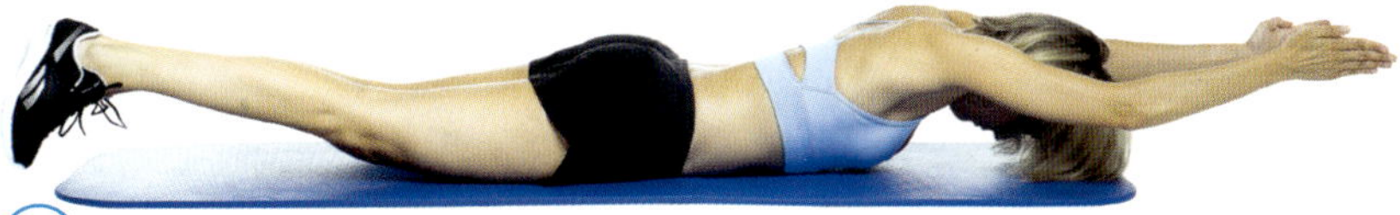

(B)

Die Ausgangs- und die Endposition.

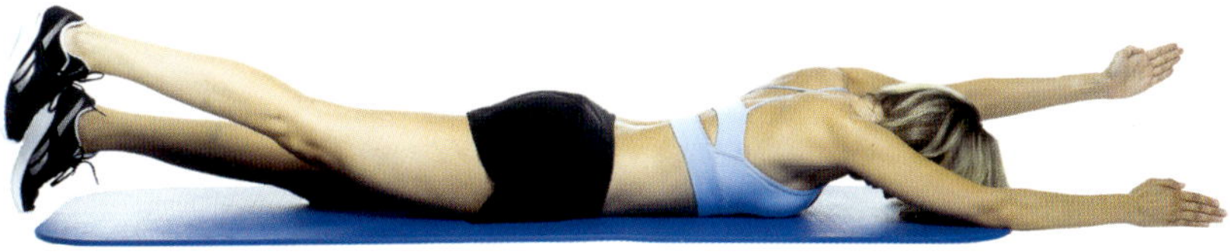

(C)

Die Einstiegsvariante.

SO GEHT´S

- Du liegst auf dem Bauch, der Körper und die Stirn sind abgelegt. Die Arme sind nach oben gestreckt und die Daumen zeigen hoch (A).
- Spanne die Bauchmuskulatur nach innen oben und die Gesäßmuskulatur an.
- Hebe gleichzeitig Kopf, Arme und Beine ab, die Stirn ist parallel zum Boden (B). Spanne die Gesäßmuskulatur nach.
- Halte diese Position abhängig vom Leistungsniveau für 40–60 Sekunden und atme dabei gleichmäßig.
- Spanne die Bauch- und die Gesäßmuskulatur immer wieder bewusst nach.

VARIANTEN

Du kannst ein gefaltetes Handtuch unter den Bauch legen.
Alternativ kannst du kleine Schwünge mit den Armen und Beinen machen.
Einsteiger können Kopf, linken Arm und rechtes Bein anheben (C) und kurz die Position halten. Dann werden der rechte Arm und das linke Bein angehoben.
Du intensivierst, indem du Zusatzgewicht nutzt.

54 Oberkörperanheben mit Armrotation »Prone Cobra«

KRÄFTIGUNG

++ untere Rücken- und hintere Schultermuskulatur

\+ Nacken-, obere Rücken-, Bauch- und Gesäßmuskulatur

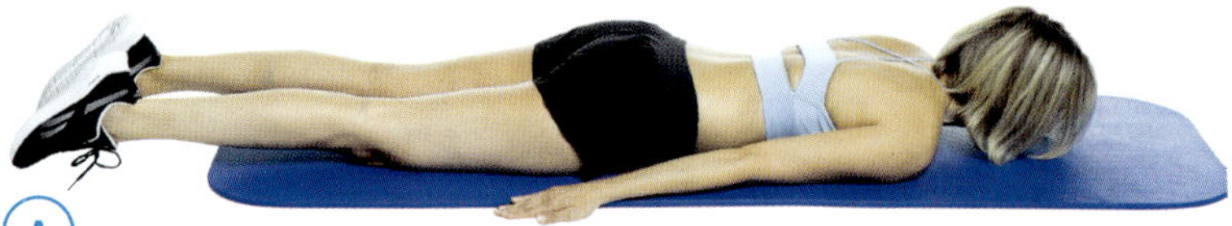

A

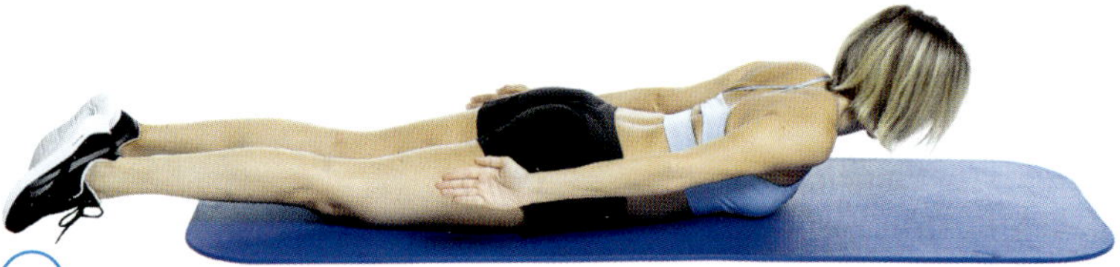

B

Die Ausgangs- und die Endposition.

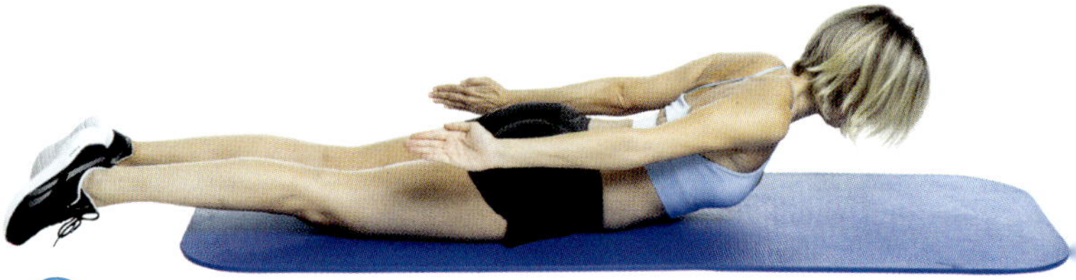

C Intensivierung mit weitem Anheben.

SO GEHT´S

- Du liegst auf dem Bauch, der Kopf ist minimal angehoben. Die Arme sind nach unten gestreckt, mit den Handflächen auf dem Boden (A). Spanne die Gesäßmuskulatur fest an.
- Hebe den Oberkörper an – es muss nicht hoch sein. Das Kinn ist leicht zur Brust gezogen. Drehe die Daumen über außen nach oben und spanne dann deine Schulterblätter fest zusammen (B).
- Halte die Position abhängig vom Leistungsniveau für 15–30 Sekunden. Dann senkst du dich in die Ausgangsposition zurück, um die Übung zu wiederholen.
- Mache 2–4 Wiederholungen in einem Übungssatz.
- Achte auf gleichmäßige Atmung und spanne die Gesäßmuskulatur immer wieder nach. Vermeide es, den Kopf nach oben zu überstrecken, halte ihn neutral.

VARIANTEN

Zur Intensivierung kannst du die Haltedauer deutlich verlängern.

Fortgeschrittene können den Oberkörper weiter anheben (C), aber nur so weit, wie es sich für dich gut anfühlt. Auch das Üben auf einem Gymball ist möglich.

55 Rückwärtiger Stütz

KRÄFTIGUNG

++ Rumpf-, insbesondere untere Rückenmuskulatur, hintere Oberschenkel- und hintere Oberarmmuskulatur

\+ Schulter- und Gesäßmuskulatur

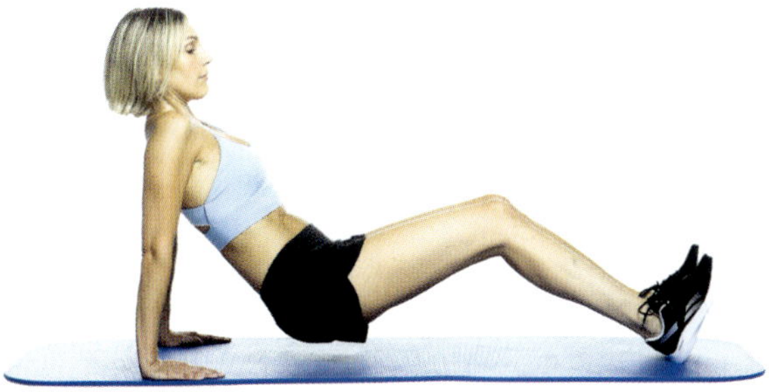

A

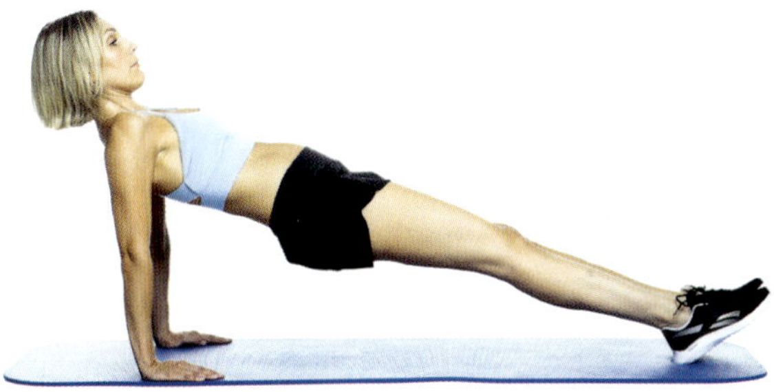

B

Der Bewegungsablauf.

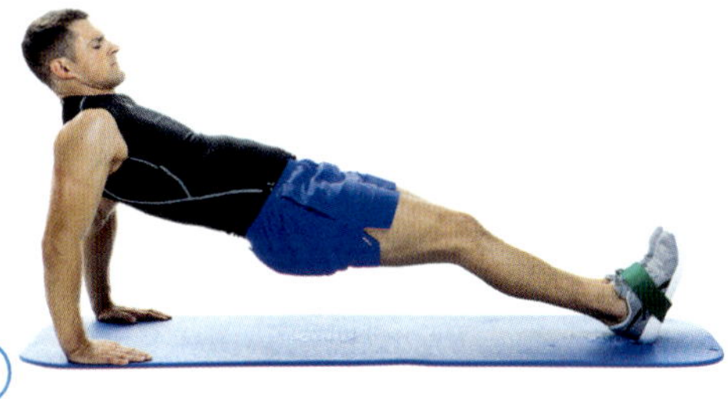

C

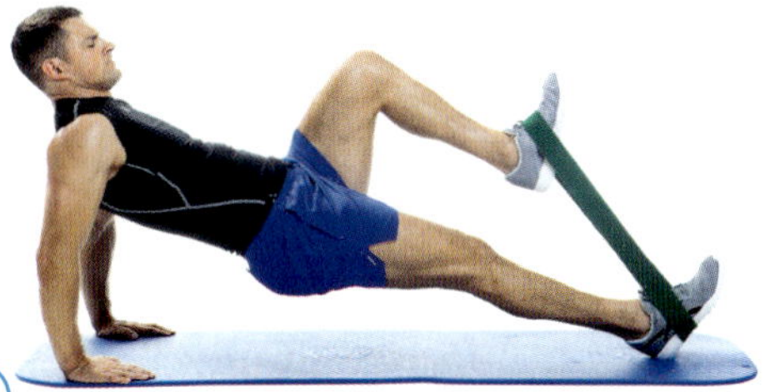

D

Der rückwärtige Handstütz mit Beinanziehen und Miniband.

SO GEHT´S

- Du sitzt auf dem Boden, die Fersen sind aufgestellt und die Beine sind fast gestreckt vorgerichtet. Du stützt dich mit den Händen auf den Boden, und zwar so, dass die Hände unter den Schultern sind. Die Richtung der Finger wählst du so, dass es für dich angenehm ist.
- Spanne die Gesäß- und die Bauchmuskulatur an und die Schulterblätter zusammen.
- Drücke die Fersen auf den Boden und das Gesäß nach oben, bis der Rücken gerade ist (A)–(B). Die Beine sind minimal gebeugt.
- Halte diese Position abhängig von deinem Leistungsniveau für 40–60 Sekunden. Diese statische Ausführung entspricht der Ausführung eines Satzes bei den dynamischen Übungen.
- Konzentriere dich auf die Muskelaktivität und achte auf eine gleichmäßige Atmung.

VARIANTEN

Einsteiger können sich mit den Unterarmen abstützen, wodurch die hinteren Oberarme weniger aktiviert werden, oder sie können die Fersen etwas näher in Richtung Gesäß stellen.

Du intensivierst die Übung, insbesondere für die hintere Oberschenkelmuskulatur, indem du abwechselnd ein Knie zur Brust ziehst. Mit Miniband um die Füße wird das sehr intensiv (C)–(D).

56 Kreuzheben mit Band

KRÄFTIGUNG
++ untere Rücken- und Gesäßmuskulatur
+ hintere und vordere Oberschenkel-, Bauch-, Unterarm-, obere Rücken- und Nackenmuskulatur

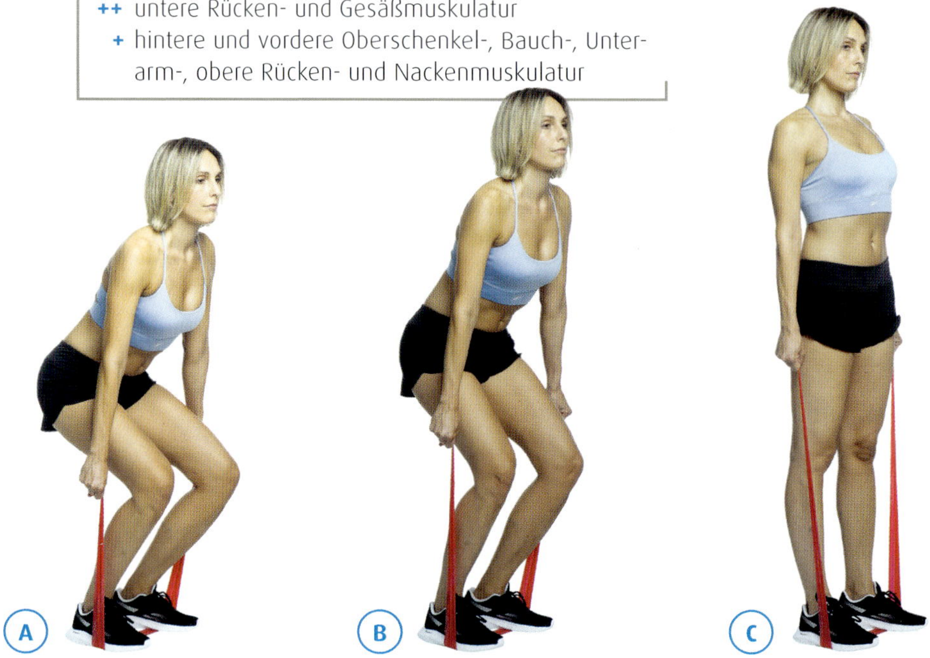

Der Bewegungsablauf. Du kannst den Oberkörper in der Ausgangsposition weiter vorbeugen.

SO GEHT´S

- Du stehst aufrecht und schulterbreit auf einem starken Fitnessband. Das Band hast du leicht gespannt in den Händen. Drücke die Füße fest in den Boden und aktiviere die Bauch- und die Gesäßmuskulatur.
- Gehe tief in die Kniebeuge, wozu du das Gesäß nach hinten schiebst, und den geraden Rücken in der Hüfte vorbeugst. Greife mit langen Armen das Band tiefer, damit es in deutliche Spannung kommt. Halte die Schulterblätter hinten und zusammen und atme ein. Das ist die Ausgangsposition (A).
- Strecke die Beine und richte den Oberkörper auf, wobei du das Band mitziehst (B)-(C). Gleichzeitig atmest du aus.
- Du musst den Oberkörper nicht in die volle Streckung bringen, wenn der Zug für die Armmuskulatur zu intensiv wird. Spanne das Gesäß fest nach.
- Begib dich wieder in die tiefe Kniebeuge, das Band wird nicht mehr umgefasst. Dann wiederholst du die Übung.
- Konzentriere dich auf die Aktivität der unteren Rückenmuskulatur. Achte darauf, dass der Rücken gerade bleibt und vermeide Ausweichbewegungen mit den Knien.

VARIANTEN

Einsteiger greifen das Band weniger tief und konzentrieren sich auf den Bewegungsablauf. Wenn du mit Schlaufenband trainierst, kannst du die Schlaufen von außen fassen. Oder du greifst von innen und legst sie um die Handgelenke.

57 Kreuzheben mit Hanteln

KRÄFTIGUNG
++ untere Rücken- und Gesäßmuskulatur
+ hintere und vordere Oberschenkel-, Bauch-, Unterarm- und Nackenmuskulatur

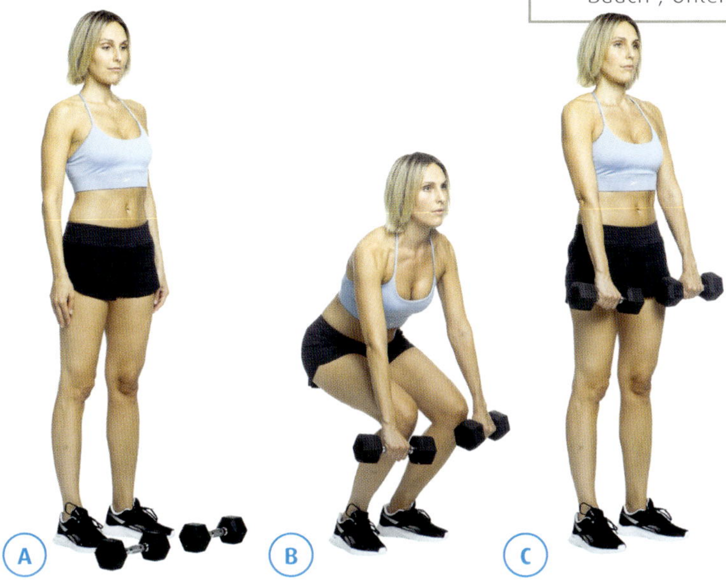

Der Bewegungsablauf.

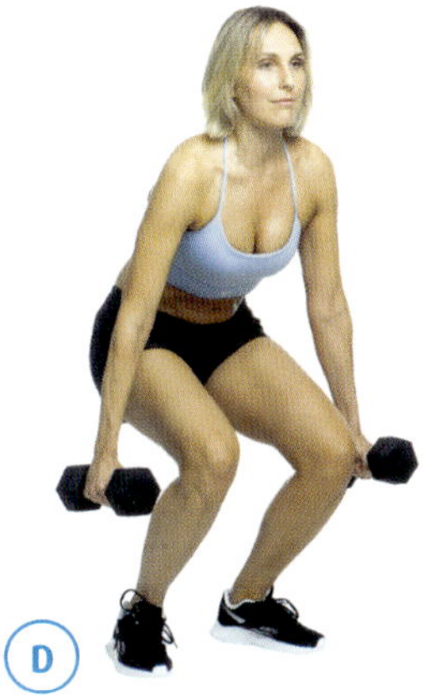

Das Schubkarrenheben.

SO GEHT´S

- Du stehst aufrecht in hüft- bis schulterbreitem Stand hinter 2 Kurzhanteln (A). Spanne die Bauch- und die Gesäßmuskulatur an.
- Gehe mit Einatmung in die Kniebeuge, wozu du das Gesäß nach hinten schiebst und den geraden Rücken in der Hüfte vorbeugst.
- Fasse die Hanteln etwa schulterbreit mit festem Griff, die Handrücken zeigen vor, und atme ein. Das Gewicht ist etwas mehr auf die Fersen verlagert.
- Hebe den Oberkörper in den aufrechten Stand zurück, indem du die Beine streckst, und atme aus. Gleichzeitig ziehst du die Hanteln nahe der Schienbeine entlang nach oben (B)–(C).
- Bewege dich wieder in die tiefe Kniebeuge mit Einatmung, wobei du den geraden Rücken in der Hüfte vorbeugst. Die Hanteln werden eng am Schienbein entlang nach unten bewegt. Sie können kurz den Boden berühren, werden jedoch nicht abgelegt.
- Hebe den geraden Oberkörper wieder an und fahre entsprechend fort.
- Vermeide im Übungsverlauf den Rücken abzurunden und Ausweichbewegungen mit den Knien. Achte zudem auf angespannte Bauch- und Gesäßmuskulatur.

VARIANTE

Du kannst alternativ »Schubkarrenheben« ausführen (D). Dazu stehst du zwischen 2 vorzeigenden Hanteln – ähnlich den Griffen eines Schubkarrens ausgerichtet.

58 Rückenstrecker im Stand

KRÄFTIGUNG

++ Rumpf-, insbesondere untere Rückenmuskulatur
+ Nacken-, hintere Schulter-, obere Rücken- und Gesäßmuskulatur

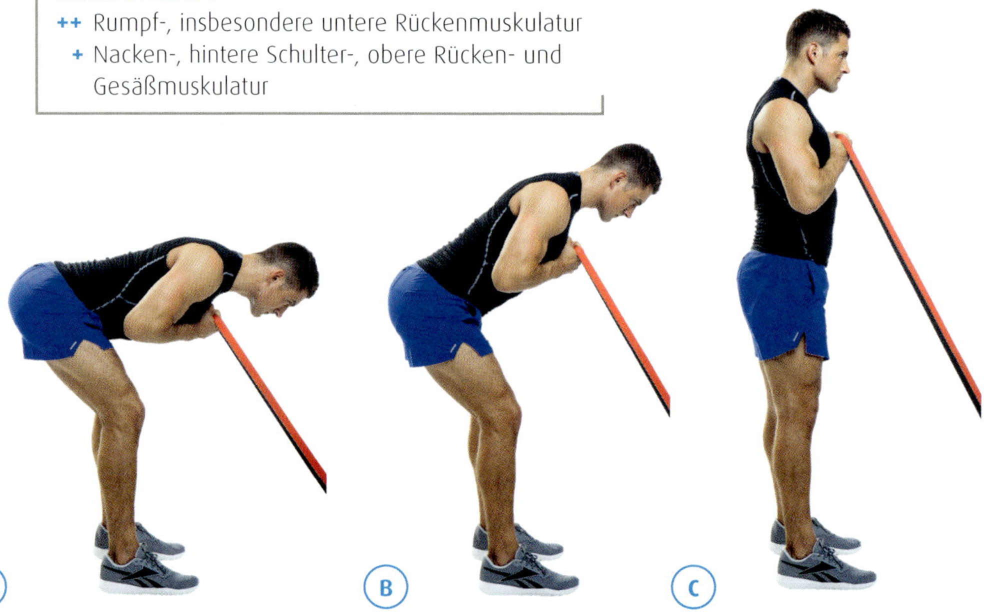

(A) (B) (C)

Der Bewegungsablauf.

SO GEHT´S

- Du hast das Fitnessband an einem tiefen Anker befestigt. Du stehst hüftbreit zur Befestigung, mit leicht gebeugten Beinen.
- Beuge den Oberkörper vor, ohne das Gesäß zu bewegen. Greife das Band so, dass es die geeignete Vorspannung hat und fixiere es am Oberkörper. Aktiviere die Bauch-, die Gesäß- und die Schulterblattmuskulatur und atme ein. Das ist die Ausgangsposition (A).
- Hebe den geraden Oberkörper mit Ausatmung an (B)–(C). Es bewegt sich nur der Rücken, die Gesäßposition bleibt stabilisiert. Halte kurz die Position.
- Senke den Oberkörper langsam ab und atme ein. Dann wiederholst du die Übung.
- Konzentriere dich auf die untere Rückenmuskulatur. Achte darauf, dass der Rücken gerade bleibt und du keine Ausweichbewegungen mit dem Becken machst.

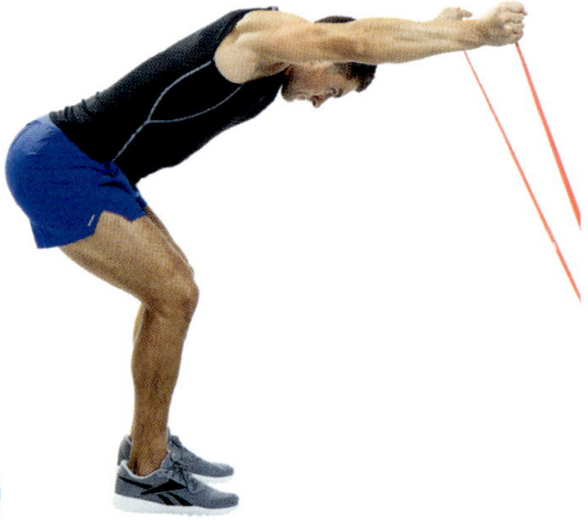

(D)

Das V-Heben mit Theraband®.

VARIANTEN

Du kannst das Band um die Schultern legen oder um den oberen Rücken unter die Achseln. Du kannst »V-Heben« mit den Daumen nach oben zeigend ausführen (D). Das ist sehr intensiv und du benötigst ein Band mit wenig Widerstand.

Übungen für Gesäß und Beine

Richtige Power im Unterkörper entwickelst du mit Übungen aus dem funktionellen Training, da diese eine Vielzahl von Muskeln aktivieren. Dazu kannst du Übungen mit dem eigenen Körpergewicht ausführen und Tools wie Fitnessbänder, Kurzhanteln, Kettlebells und Slide-Scheiben nutzen.

Effektives Training für den Unterkörper bedeutet, dass du den Körper ausgeglichen trainierst und gleichzeitig die Stabilisatoren an Fuß- und Kniegelenken förderst. Dadurch kannst du dich in Alltag und Sport optimal bewegen, und dein Körper ist bestmöglich vor Verletzungen und Verschleiß geschützt.

Einige Fitnesssportler trainieren jedoch die Gesäß- und die hintere Oberschenkelmuskulatur weniger als die vordere Oberschenkelmuskulatur. Es entwickelt sich ein Muskelungleichgewicht, das der Körper mit Ausweichbewegungen zu kompensieren versucht. Als Folge können sich Knie-, Hüft- und Rückenschmerzen entwickeln, auch erhöht sich die Verletzungsgefahr beispielsweise für einen Kreuzbandriss. Wenn bei dir ein Muskelungleichgewicht bestehen sollte, dann mache wöchentlich bewusst mehr Sätze für die schwächere Muskulatur beziehungsweise Bewegungsrichtung, so lange, bis das Ungleichgewicht behoben ist.

Nutze mit fortschreitendem Leistungsvermögen auch anspruchsvolle einbeinige Varianten. So kräftigst du die Adduktoren und Abduktoren und zudem die stabilisierende Muskulatur der Fußgelenke intensiv.

Die Übungen werden zur übersichtlichen Darstellung in Rubriken geordnet. Zahlreiche Übungen trainieren jedoch mehrere Körperbereiche.

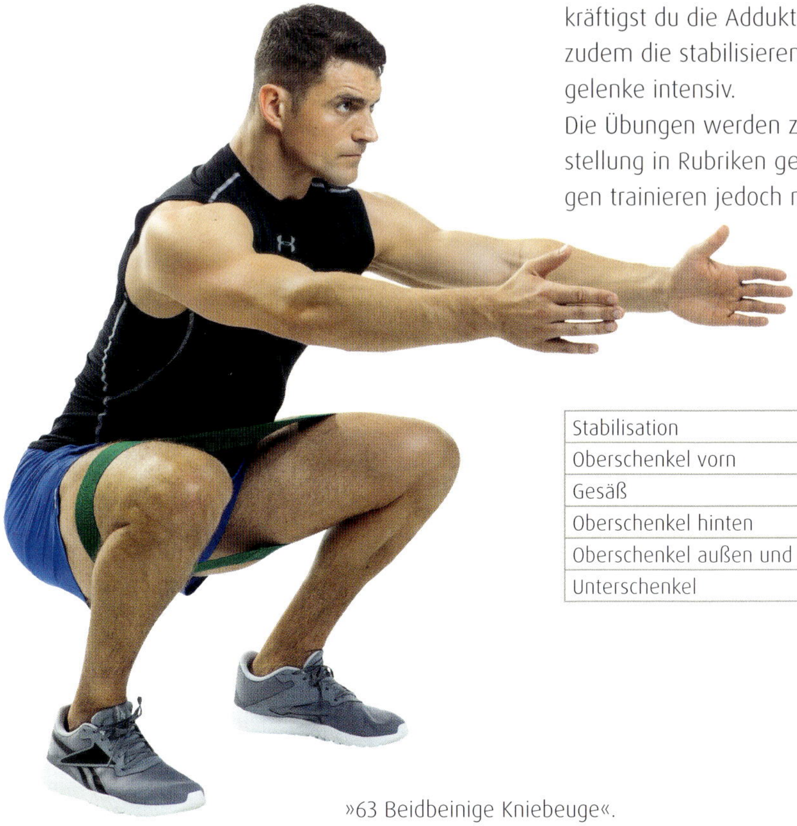

Stabilisation	59–60
Oberschenkel vorn	61–68
Gesäß	69–71
Oberschenkel hinten	72–75
Oberschenkel außen und innen	76–77
Unterschenkel	78–79

»63 Beidbeinige Kniebeuge«.

59 Einbeinstand

KRÄFTIGUNG
++ Fuß- und Unterschenkelmuskulatur

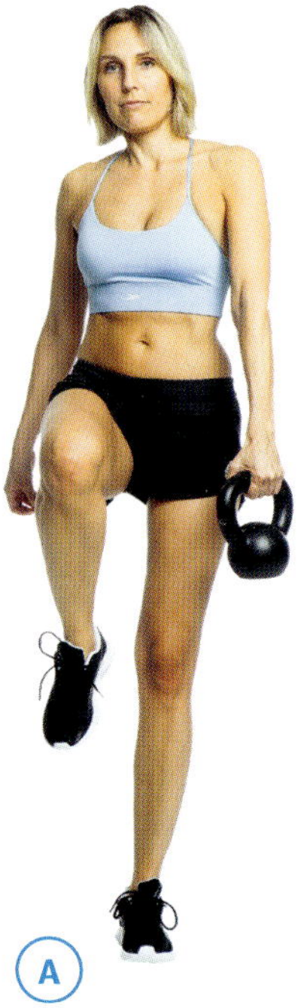

Der Einbeinstand.

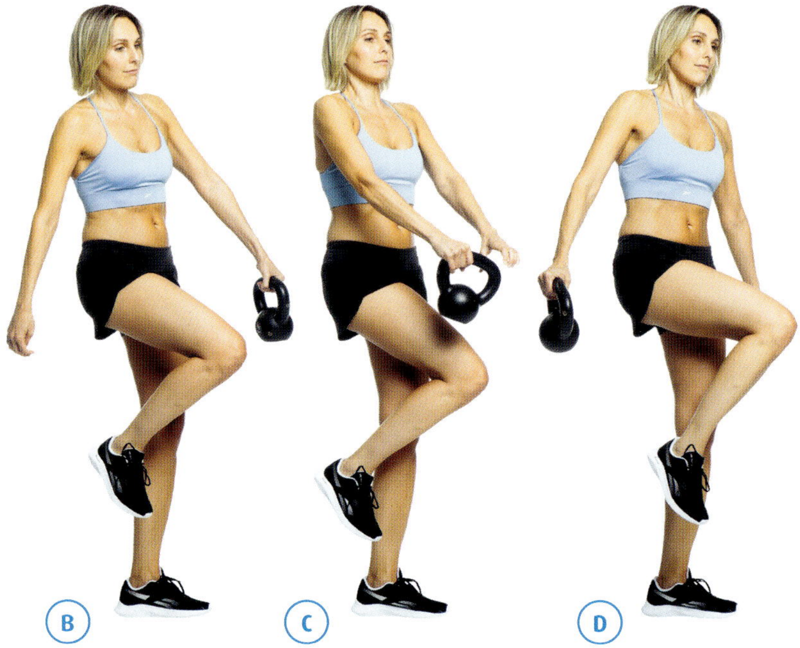

Der Einbeinstand mit Kettlebell-Kreisen.

SO GEHT´S

- Du stehst aufrecht und hast ein Zusatzgewicht (z. B. Kettlebell) in den Händen. Spanne die Bauch- und die Gesäßmuskulatur an.
- Bringe das Gewicht auf das linke Bein und belaste Fußballen, Fußkante und Ferse. Hebe das rechte Knie nach vorn an (A).
- Halte diese Position für 40–60 Sekunden und atme gleichmäßig. Spanne immer wieder die Bauch- und die Gesäßmuskulatur nach, um Ausweichbewegungen wie ein Verdrehen der Hüften zu vermeiden.
- Achte darauf, dass du die Schultern gerade hast und dass du nicht eine Schulter zum Ausgleich nach oben ziehst. Kontrolliere regelmäßig deine Position vor einem Spiegel.
- Bewege dich in den Parallelstand zurück und trainiere dann das rechte Bein.

VARIANTEN

Einsteiger verzichten auf das Zusatzgewicht. Du kannst Kopfdrehungen nach links und rechts einsetzen oder den Einbeinstand mit geschlossenen Augen üben.
Fortgeschrittene können eine Kettlebell um den Körper kreisen lassen – übe in beide Richtungen (B)–(D).

60 Standwaage

KRÄFTIGUNG

++ Fuß-, Unterschenkel-, hintere Bein-, Rumpf- und Gesäßmuskulatur

\+ obere Rücken- und hintere Schultermuskulatur

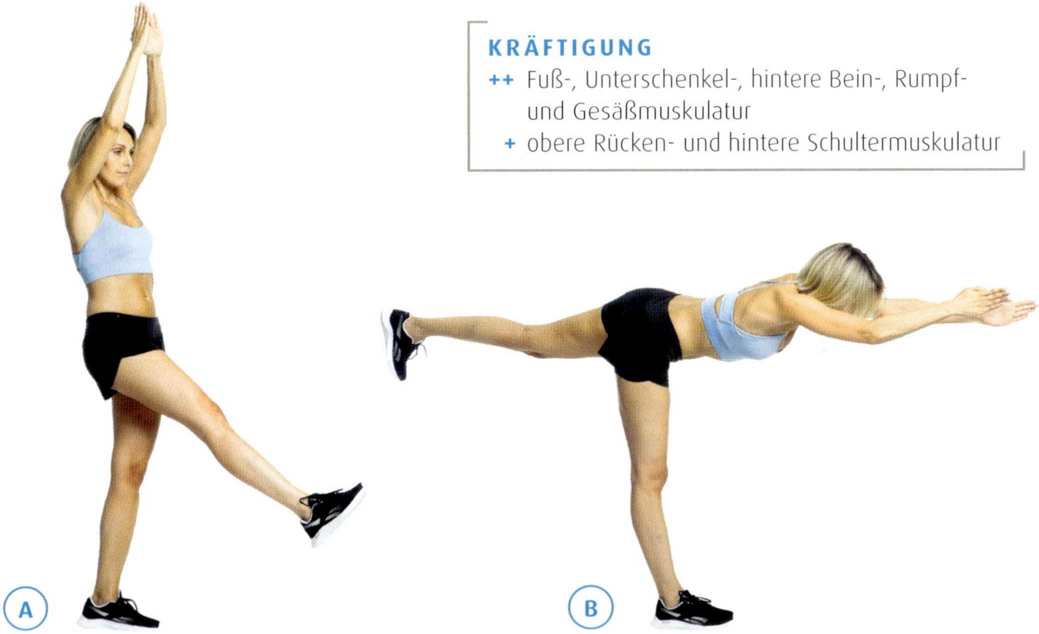

Der Bewegungsablauf.

SO GEHT´S

- Du stehst aufrecht, die Arme sind über dem Kopf gestreckt. Spanne die Bauch- und die Gesäßmuskulatur an und hebe das rechte Bein an (A).
- Stelle das rechte Bein auf. Bringe das Gewicht auf das rechte Bein und belaste Fußballen, Fußkante und Ferse. Hebe das linke Bein etwas nach hinten an.
- Senke den Oberkörper und hebe gleichzeitig das linke Bein nach hinten an, bis der Körper mit gestreckten Armen parallel zum Boden ist (B).
- Halte diese Position für 40–60 Sekunden und atme gleichmäßig. Spanne immer wieder die Bauch- und die Gesäßmuskulatur nach, um Ausweichbewegungen wie eine Verdrehung der Hüften zu vermeiden.
- Achte darauf, dass du das Bein möglichst gestreckt anhebst, die Zehen zum Boden zeigend.
- Bewege dich in den Parallelstand zurück und trainiere dann das linke Bein.

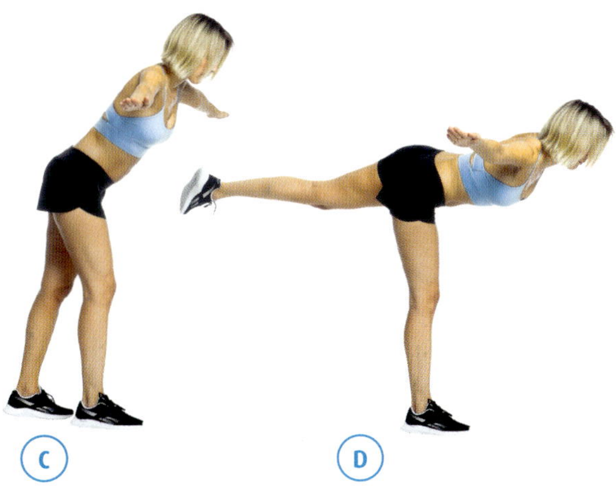

Die Vereinfachung mit den Armen seitlich.

VARIANTEN

Zur Vereinfachung kannst du dich mit den Händen an etwas abstützen.

Eine weitere Vereinfachung erreichst du, wenn du die Arme seitlich austreckst (C)–(D).

Fortgeschrittene können leichte Kurzhanteln und Fußgewichte nutzen.

61 Hochsprung

KRÄFTIGUNG
++ Oberschenkelmuskulatur, insbesondere vorderer Anteil, und Wadenmuskulatur
+ Rumpfmuskulatur

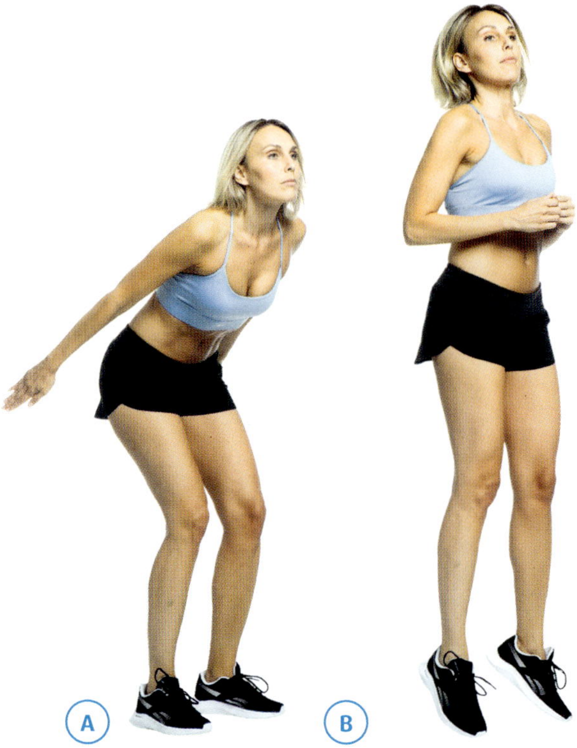

Das lockere Springen aus der Kniebeuge.

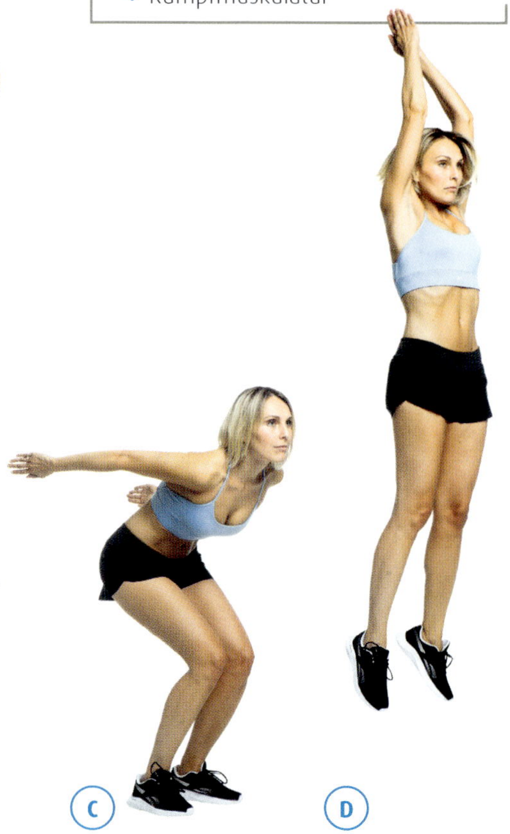

Der explosive Hochsprung mit Armhochreißen.

SO GEHT´S

- Du bist im aufrechten Stand, die Füße zeigen nach vorn und sind etwa hüftbreit auseinander. Die gebeugten Unterarme hast du vor dem Körper.
- Beuge etwas die Beine, indem du die Hüften nach hinten schiebst. Gleichzeitig schwingst du die Arme leicht nach hinten mit (A). Achte darauf, dass die Knie in der Beinachse bleiben.
- Springe gerade hoch und bewege dabei die Arme locker mit (B).
- Komme kontrolliert und möglichst sanft wieder auf der Absprungstelle auf. Direkt ohne abzustoppen, federst du etwas in die Kniebeuge, um dann mit dem nächsten Sprung fortzufahren.

VARIANTEN

Wenn du das lockere Hochspringen mit dem leichten Aufkommen vielfach geübt hast, kannst du explosive Strecksprünge ergänzen. Beim Strecksprung ist es das Ziel, explosiv gerade so hoch wie möglich zu springen. Die Arme schwingen dabei stark nach hinten mit, um Schwung zu holen, und werden beim Sprung hoch in die Luft gerissen (C)–(D). Auch hier gilt es, möglichst leicht auf dem Boden aufzukommen.

62 Kastensprung

KRÄFTIGUNG

++ Oberschenkelmuskulatur, insbesondere vorderer Anteil, und Wadenmuskulatur

\+ Rumpf- und Gesäßmuskulatur

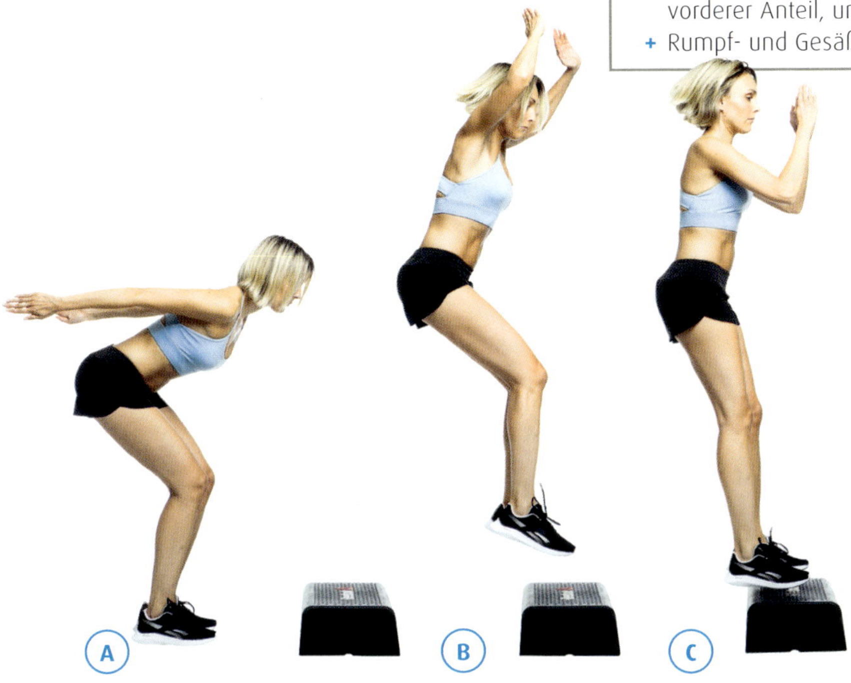

Der Bewegungsablauf aus der Kniebeuge.

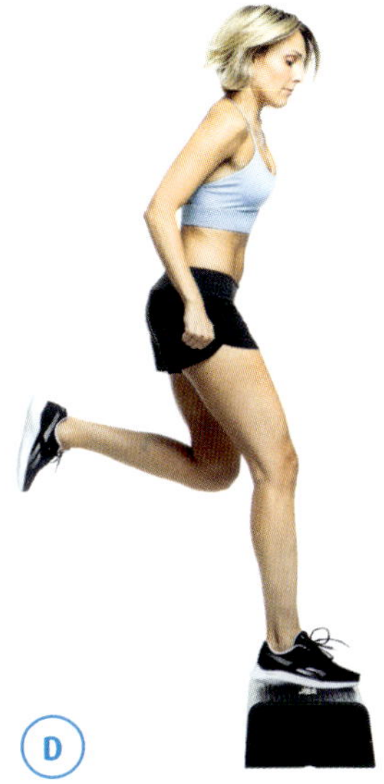

Die einbeinige Variante.

SO GEHT´S

- Du stehst vor einen Stepper oder einer stabilen Box, die Füße weisen zum Ziel und sind hüft- bis schulterbreit auseinandergestellt. Die gebeugten Unterarme hast du vor dem Körper.
- Beuge die Beine, indem du die Hüften nach hinten schiebst. Gleichzeitig schwingst du die Arme nach hinten mit (A). Achte darauf, dass die Knie in der Beinachse bleiben.
- Springe explosiv hoch über den Kasten und schwinge dabei die Arme mit (B).
- Lande möglichst sanft auf dem Gegenstand (C), wozu du etwas nachfederst.
- Mache ein Schritt zurück vom Stepper in die Ausgangsposition. Dann wiederholst du den Kastensprung.

VARIANTEN

Du intensivierst die Übung durch die Sprung- und die Kastenhöhe. Wenn du gut geübt bist, kannst du zurückspringen, anstatt einen Schritt zurückzumachen.

Fortgeschrittene können einbeinig üben (D). Mit der einbeinigen Ausführung werden auch die inneren und äußeren Oberschenkelmuskulatur intensiv gekräftigt, da sie die Kniebeuge stabilisieren müssen. Wichtig ist bei einbeinigen Sprüngen, dass du immer wieder die Standposition ausbalancierst.

Wenn du keinen Stepper oder stabilen Kasten verfügbar hast, dann kannst du Sprünge nach vorn und nach hinten machen.

63 Beidbeinige Kniebeuge

KRÄFTIGUNG

++ Oberschenkelmuskulatur, insbesondere vorderer Anteil, Gesäß- und Wadenmuskulatur

\+ Rumpfmuskulatur, insbesondere untere Rückenmuskulatur

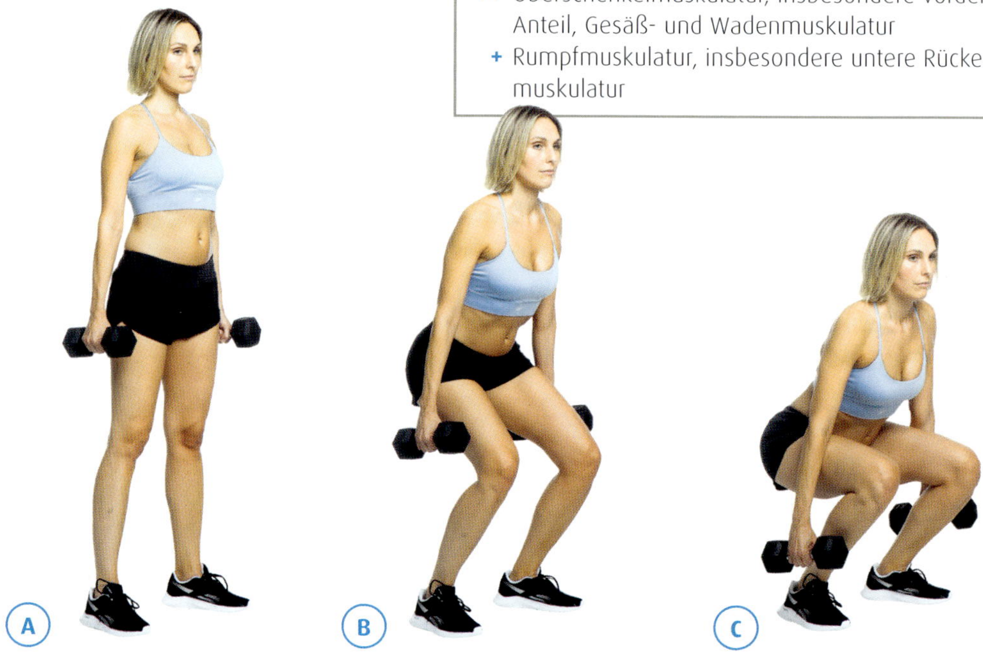

Der Bewegungsablauf.

SO GEHT´S

- Du stehst im aufrechten Stand, die Beine sind hüft- bis schulterbreit auseinander und die Füße zeigen nach vorn oder leicht nach außen. Die Kurzhanteln hast du neben den Oberschenkeln (A).
- Spanne die Bauch- und Gesäßmuskulatur an und ziehe die Schulterblätter nach hinten unten.
- Beuge die Beine, indem du die Hüften nach hinten schiebst, bis die Oberschenkelknochen mindestens die senkrechte Position erreichen (B)–(C). Gleichzeitig atmest du ein. Halte kurz die Position.
- Drücke dich mit Ausatmung zügig nach oben. Dann wiederholst du die Übung.
- Achte durchgehend auf Rumpfspannung und auf einen geraden Rücken sowie darauf, dass die Knie nicht aus der Beinachse ausweichen.

VARIANTEN

Bei »63 Beidbeinige Kniebeuge« soll der Oberkörper möglichst aufrecht bleiben. Bei »57 Kreuzheben mit Hanteln« (Seite 145) hingegen wird der Oberkörper gesenkt und die Startposition ist tief.

Wenn du mit eher hohen Wiederholungszahlen anstatt starker Belastung übst, kannst du beim Hochgehen zusätzlich die Fersen abheben.

Du kannst alternativ ein starkes Fitnessband um die Schultern legen oder ein Schlaufenband mit hängenden Armen halten. Du beginnst bei dieser Variante in tiefer Position mit aufrechtem Oberkörper.

64 Kelch-Kniebeuge »Goblet Squat«

KRÄFTIGUNG

++ Oberschenkelmuskulatur, insbesondere vorderer Anteil, und Gesäßmuskulatur

+ Oberkörper-, Waden- und Rumpfmuskulatur, insbesondere untere Rückenmuskulatur

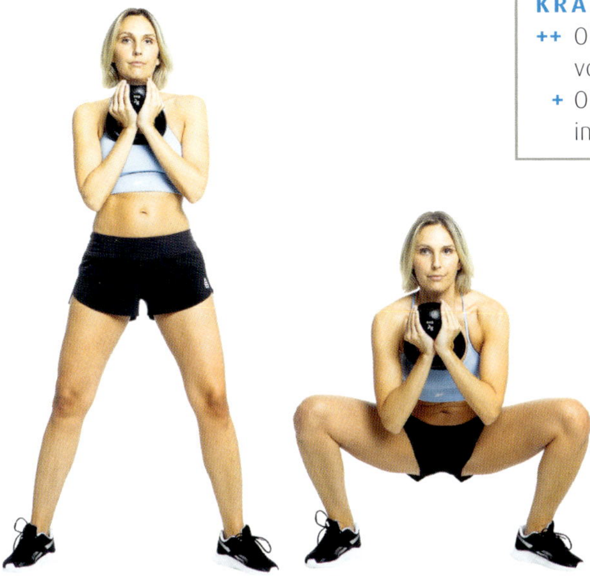

(A) (B)

Die Ausgangs- und die Endposition.

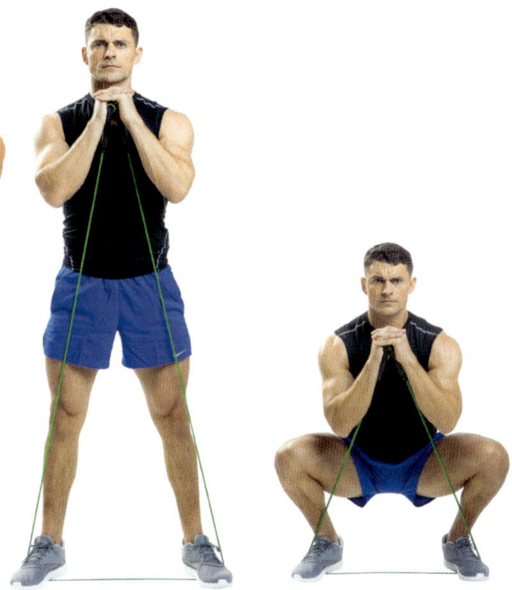

(C) (D)

Die Variante mit Fitnessband.

SO GEHT´S

- Du stehst im aufrechten Stand auf dem Band, die Beine sind weiter als schulterbreit auseinander und die Füße zeigen leicht nach außen. Du hast eine Kettlebell in den Händen an der Brust in Schlüsselbeinhöhe (A), der Griff zeigt nach unten.
- Spanne die Bauch- und Gesäßmuskulatur an und ziehe die Schulterblätter zusammen und nach unten.
- Beuge langsam die Beine und atme gleichzeitig ein. Die Hüften bewegen sich nach hinten unten, die Knie nach außen und die Ellbogen kommen zwischen die Knie (B).
- Halte den Oberkörper aufrecht und das Gewicht durchgehend an der Brust. Bleibe kurz in der tiefen Position, die Hüftgelenke sind tiefer als die Kniegelenke.
- Drücke dich mit Ausatmung zügig nach oben. Dann wiederholst du die Übung.
- Vermeide, dich nach unten fallen zu lassen, mit dem Oberkörper vorzufallen und das Gewicht nach vorn unten zu senken. Achte auf Rumpfspannung und geraden Rücken.

VARIANTEN

Im Unterschied zu »63 Beidbeiniger Kniebeuge« ist der Stand breiter, die Knie kommen etwas nach außen und die Ellbogen zwischen die Knie. Du kannst die Übung mit aufgestellter Kurzhantel oder Fitnessband (C)–(D) ausführen.

65 Ausfallschritt mit Hanteln

KRÄFTIGUNG

++ Oberschenkelmuskulatur, insbesondere vorderer Anteil, Waden- und Gesäßmuskulatur

\+ Rumpfmuskulatur

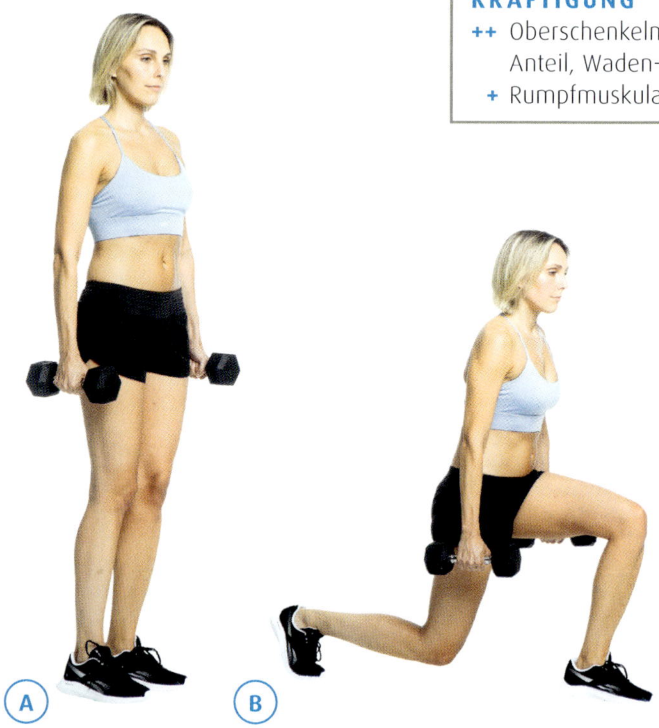

Der Bewegungsablauf mit dem linken Bein.

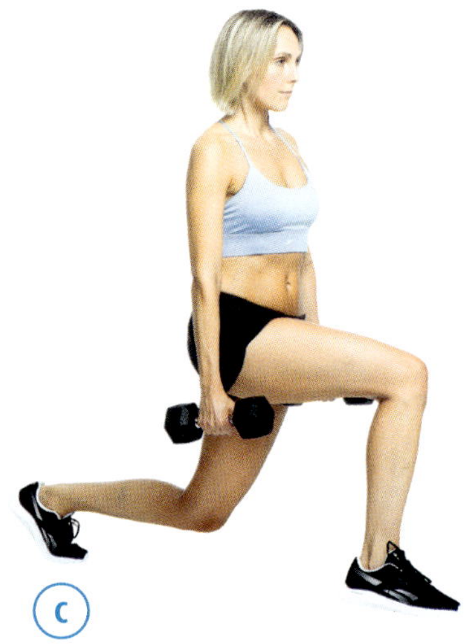

Die Übung mit dem rechten Bein.

SO GEHT´S

- Du stehst aufrecht, die Füße sind hüftbreit auseinander und nach vorn gerichtet. Die Kurzhanteln hast du neben den Oberschenkeln. Bringe die Rumpfmuskulatur in Spannung und ziehe die Schulterblätter nach hinten unten (A).
- Mache einen großen Schritt mit dem linken Bein nach vorn und beuge die Beine, ohne das hintere Knie abzulegen (B). Gleichzeitig atmest du ein. Senke die Hüften möglichst gerade nach unten, weiche nicht mit dem vorderen Knie nach vorn aus. Halte kurz die tiefe Position.
- Drücke dich mit Ausatmung zurück, wobei du vorrangig die Ferse des vorderen Fußes belastest. Du kommst wieder in die Ausgangsposition mit den Füßen nebeneinander zurück. Wiederhole mehrfach den Ausfallschritt.
- Halte den Oberkörper aufrecht, achte auf dein Gleichgewicht und vermeide Ausweichbewegungen zur Vereinfachung.
- Wenn du alle Wiederholungen mit einem Bein gemacht hast, trainierst du das andere Bein (C).

VARIANTEN

Einsteiger üben den Bewegungsablauf ohne Zusatzgewicht.

Du kannst die Schritte abwechselnd nach vorn machen, bis du für jedes Bein die geplante Wiederholungszahl erreicht hast.

Als Option kannst du ein Gewicht vor der Brust halten (z. B. Medizinball).

66 Ausfallschritt vor und zurück

KRÄFTIGUNG
++ Oberschenkelmuskulatur, insbesondere vorderer Anteil, Waden- und Gesäßmuskulatur
+ Rumpfmuskulatur

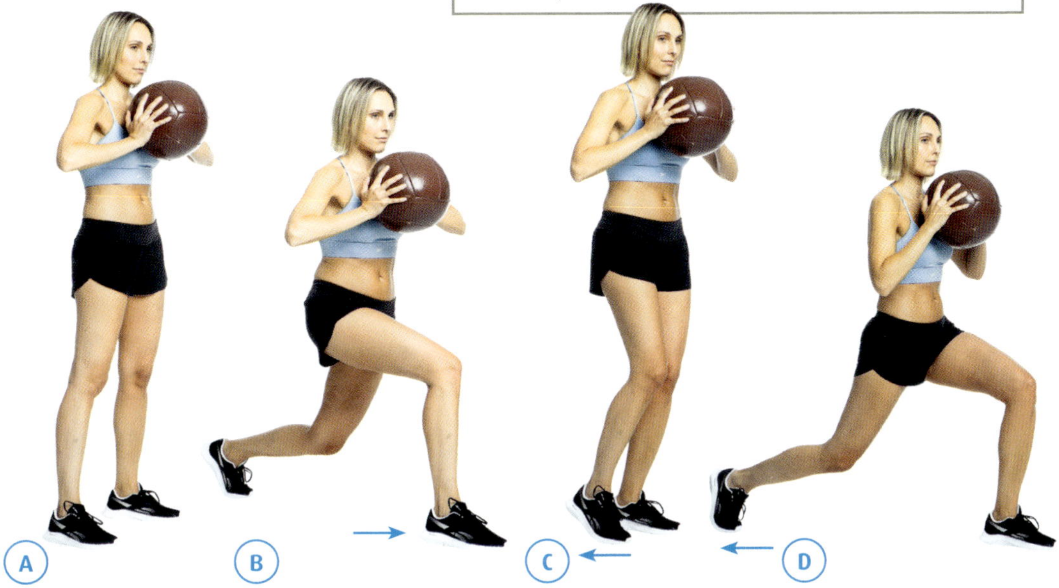

Der Bewegungsablauf mit rechts.

SO GEHT´S

- Du stehst aufrecht, die Füße sind hüftbreit auseinander und nach vorn gerichtet. Vor der Brust hast du einen Medizinball. Bringe die Rumpfmuskulatur in Spannung (A).
- Mache einen großen Schritt mit dem rechten Fuß nach vorn und beuge die Beine, ohne das hintere Knie abzulegen (B). Gleichzeitig atmest du ein. Senke die Hüften möglichst gerade nach unten, weiche nicht mit dem vorderen Knie nach vorn aus. Halte kurz die tiefe Position.
- Drücke dich mit Ausatmung zurück, wobei du vorrangig die Ferse des rechten Fußes belastest. Steppe den rechten Fuß in der Ausgangsposition kurz mit dem Ballen auf (C).
- Stelle den rechten Fuß dann nach hinten in den Ausfallschritt ab. Beuge das Bein, ohne das hintere Knie abzulegen (D). Gleichzeitig atmest du ein.
- Drücke dich mit Ausatmung in die Ausgangsposition vor und steppe kurz auf, bevor du den rechten Fuß wieder vorstellst.
- Fahre so fort, bis du die geplante Wiederholungszahl mit dem rechten Bein erreichst hast.
- Halte den Oberkörper aufrecht, achte auf dein Gleichgewicht und vermeide Ausweichbewegungen.
- Anschließend trainierst du das linke Bein.

VARIANTEN

Einsteiger üben ohne Zusatzgewicht.
Du kannst eine Gewichtscheibe vor der Brust halten.
Du intensivierst mit schweren Kurzhanteln, die du neben den Oberschenkel hebst.

67 Gleitender Rückwärts-Ausfallschritt

KRÄFTIGUNG
++ Oberschenkelmuskulatur, insbesondere vorderer Anteil, Waden- und Gesäßmuskulatur
+ Rumpfmuskulatur

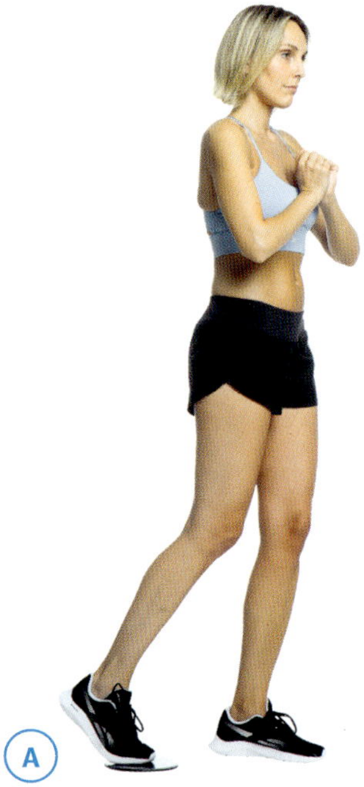

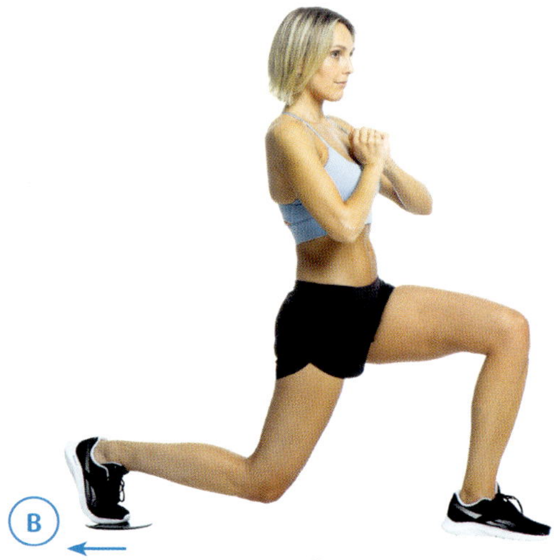

Die Ausgangs- und die Endposition.

SO GEHT´S

- Du stellst den Fußballen des hinteren Fußes auf eine Slide-Scheibe. Du stehst aufrecht, die Füße sind nach vorn gerichtet. Die Hände kannst du an die Hüften legen oder vor der Brust halten.
- Bringe die Rumpfmuskulatur in Spannung und ziehe die Schulterblätter nach hinten unten (A).
- Bewege dich in den Ausfallschritt, indem du mit dem hinteren Fuß weit zurückgleitest (B). Gleichzeitig atmest du ein. Halte kurz die Position.
- Schiebe den hinteren Fuß wieder in die Ausgangsposition vor und atme aus. Dann wiederholst du die Übung.
- Führe gleichmäßige Bewegungen aus und halte den Oberkörper aufrecht. Achte auf die korrekte Knieposition des vorderen Beines.
- Wenn du alle Wiederholungen mit einem Bein gemacht hast, trainierst du das andere Bein.

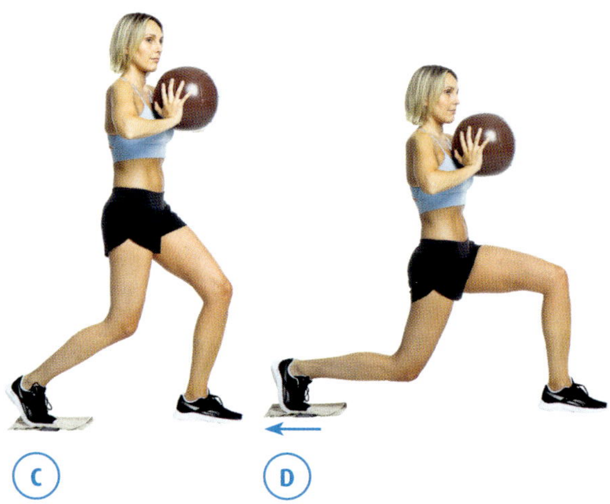

Die Variante mit Handtuch und Medizinball vor der Brust.

VARIANTEN

Du intensivierst die Übung, wenn du einen Medizinball vor der Brust oder hochgestreckt hebst, oder Kurzhanteln neben den Oberschenkeln. Wenn du keine Slide-Scheibe zur Verfügung hast, kannst du den hinteren Fuß auf ein zusammengefaltetes Handtuch (C)-(D) stellen.

68 Einbeinige Kniebeuge

KRÄFTIGUNG
++ Oberschenkel-, Gesäß- und Wadenmuskulatur
+ Rumpfmuskulatur

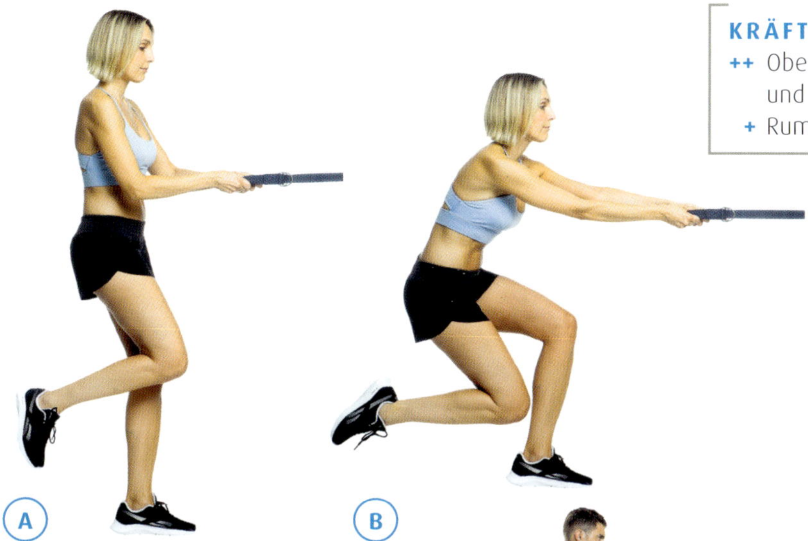

Die Ausgangs- und die Endposition.

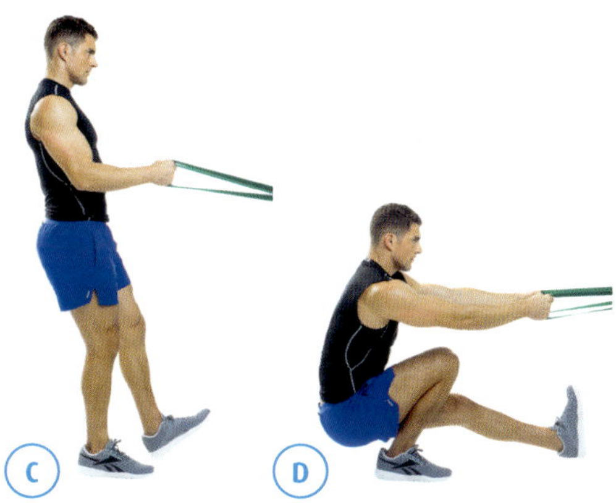

Der »Pistol Squat« mit rechts.

SO GEHT´S

- Du hast ein Seil oder Band um einen Gegenstand etwa in Brusthöhe befestigt. Du stehst zur Befestigung gerichtet und hebst das Seil oder Band, mit gebeugten Armen. Du stehst auf dem linken Fuß, das rechte Bein ist nach hinten gerichtet in der Luft.
- Konzentriere dich auf die Belastung von Fußballen, Außenkante und Ferse. Spanne die Bauch- und die Gesäßmuskulatur an und halte den Rücken gerade (A).
- Beuge langsam das linke Bein und schiebe gleichzeitig die Hüften nach hinten, so tief, wie du das kontrolliert ausführen kannst. Das Gewicht verlagerst du in Richtung Ferse (B). Der Oberkörper bleibt aufrecht und die Arme strecken sich. Während der Beugung atmest du ein. Halte kurz die tiefe Position.
- Drücke den Fuß fest auf und stoße dich mit Ausatmung in die Streckung zurück, wobei dir die Hände etwas beim Hochziehen helfen. Dann wiederholst du die Übung.
- Deine Hüften müssen gerade bleiben und dürfen nicht seitlich ausweichen. Halte auch den Rücken gerade und vermeide, mit dem Knie aus der Beinachse auszuweichen.
- Nach dem Übungssatz trainierst du das rechte Bein.

VARIANTEN

Du intensivierst die Übung, indem du freihändig übst.

Alternativ kannst du »Pistol Squat« üben, d.h. mit vorgestrecktem Bein (C)–(D), vorausgesetzt, du verspürst dabei keine Kniebeschwerden.

69 Gesäßbrücke »Glute Bridge«

KRÄFTIGUNG

++ Gesäß- und hintere Oberschenkelmuskulatur
+ Rumpf-, Waden-, vordere und seitliche Oberschenkelmuskulatur

A

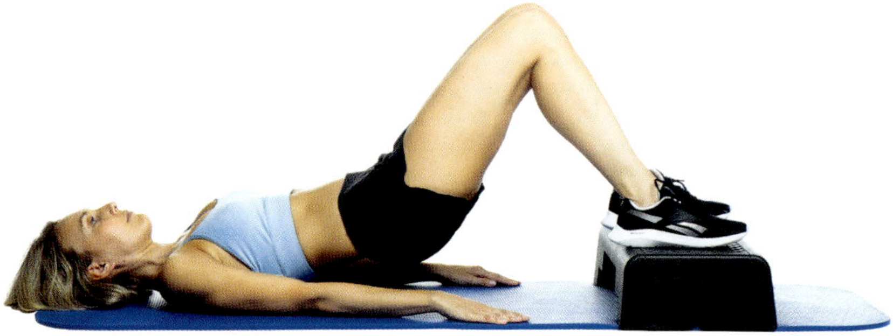

B

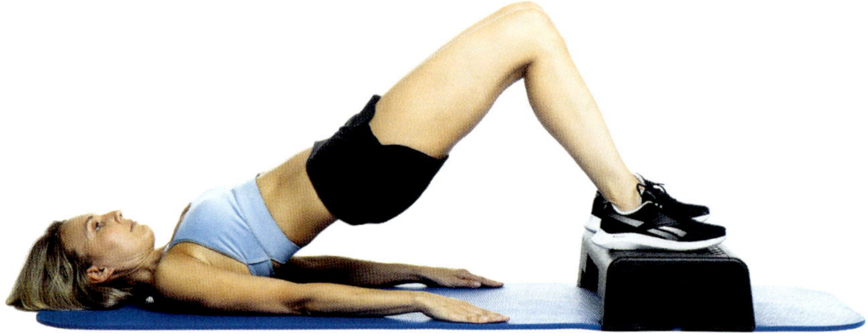

Die Ausgangs- und die Endposition auf dem Stepper.

SO GEHT´S

- Du befindest dich in Rückenlage. Die Beine sind angezogen und die Fußsohlen sind auf Stepper oder Kasten aufgestellt. Die Arme sind ablegt oder überkreuz vor der Brust.
- Belaste die Fußsohlen gleichmäßig und drücke sie leicht auf den Boden. Spanne die Bauch- und Gesäßmuskulatur an, atme ein und hebe das Gesäß etwas an (A).
- Drücke die Füße fest auf und hebe das Becken so weit hoch, bis sich die Oberschenkel und der Rücken in einer Linie befinden (B). Dabei atmest du aus. Die Bewegung erfolgt aus der Gesäßmuskulatur, ohne den unteren Rücken zu überstrecken. Spanne die Gesäßmuskulatur maximal zusammen und halte kurz die Position.
- Senke langsam das Becken, ohne es abzulegen, und atme ein. Dann wiederholst du die Bewegung.
- Achte darauf, dass die Knie nicht zur Seite ausweichen und darauf, dass der Rumpf durchgehend in Spannung ist.

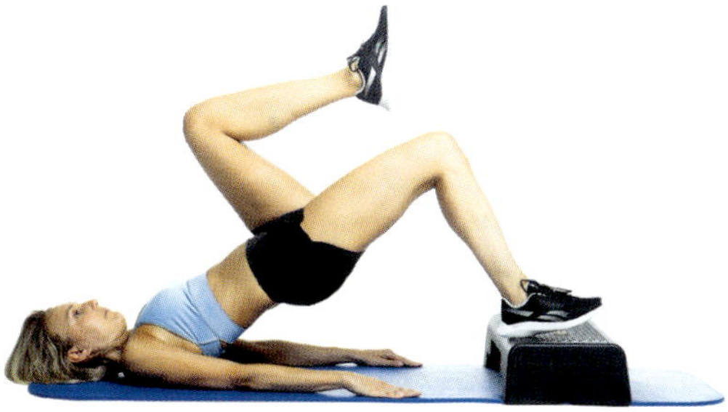

(C)

Die einbeinige Variante auf dem Stepper.

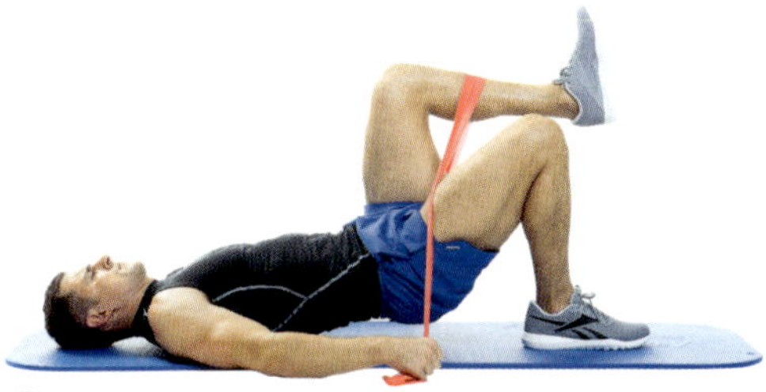

(D)

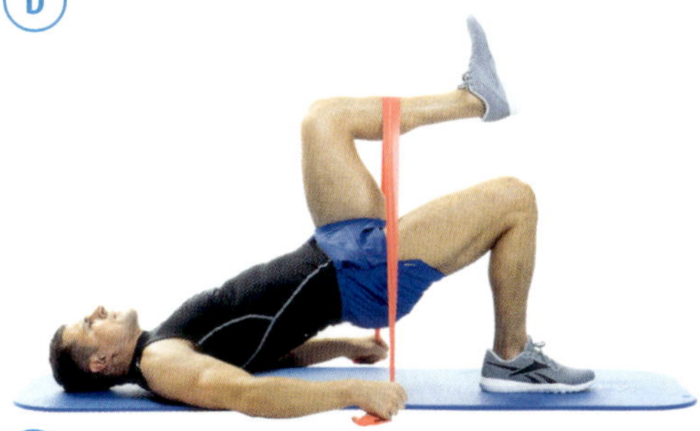

(E)

Die einbeinige Ausführung am Boden gegen die Bandspannung.

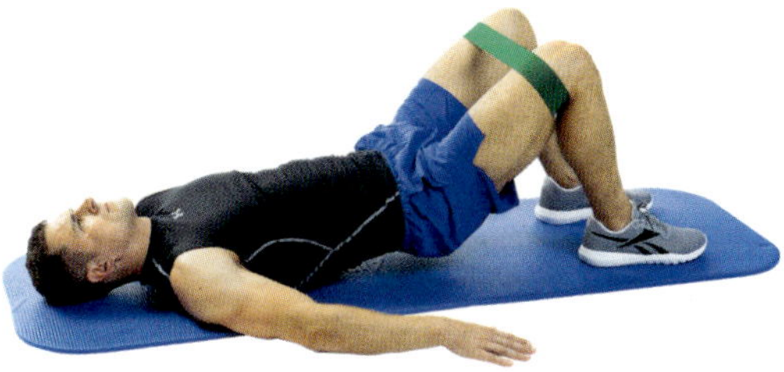

(F)

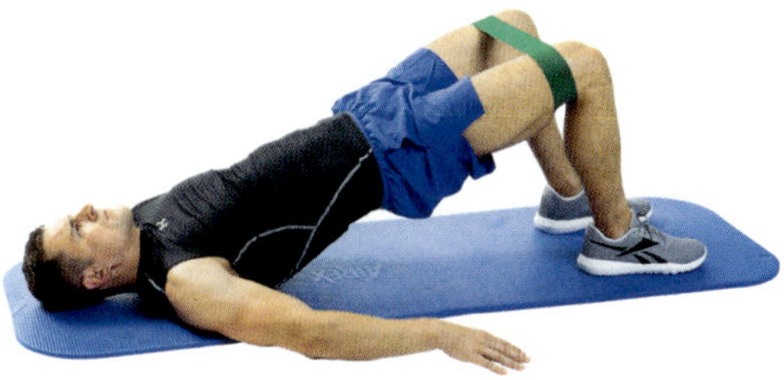

(G)

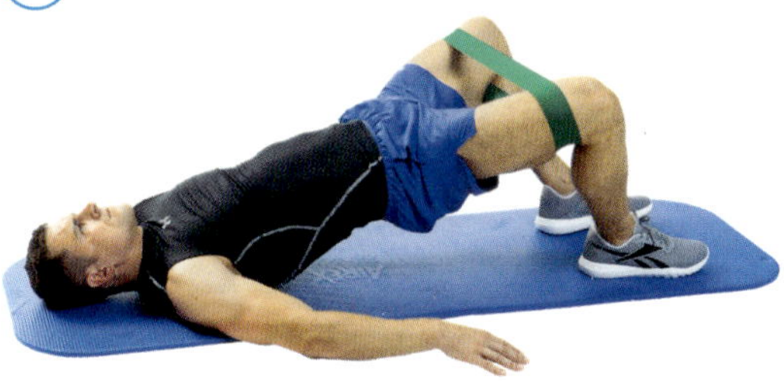

(H)

Die Variante mit Miniband und Beinspreizen.

VARIANTEN

Du kannst auf dem Boden üben, was jedoch die Gesäßmuskulatur weniger aktiviert.
Zur Intensivierung kannst du ein Gewicht auf den unteren Bauchbereich legen oder ein Fitnessband um die Hüften spannen und es mit den Händen am Boden fixieren. Zudem kannst du die Füße auf einen instabilen Gegenstand (z. B. kleinen Gymball) aufstellen.
Fortgeschrittene können einbeinig üben (C).

Auch dies lässt sich mit Stepper, Band (D)-(E), Gewicht oder Gymball intensivieren.
Als Option kannst du ein Miniband um die Oberschenkel spannen und in hoher Position die Knie nach außen spreizen, ohne das Gesäß zu senken. Dann führst du die Knie wieder zusammen und senkst das Gesäß. So erreichst du auch auf dem Boden eine gute Gesäßaktivierung (F)-(H).

70 Gebeugtes Beinheben im Vierfüßlerstand »Eseltritt«

KRÄFTIGUNG
++ Gesäßmuskulatur
+ Rumpf- und hintere Oberschenkelmuskulatur

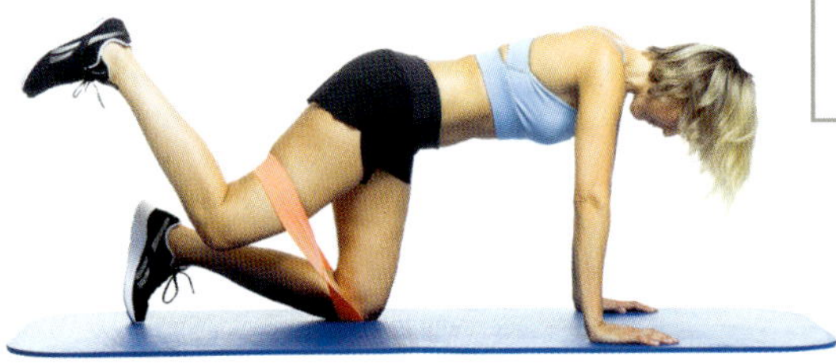

A

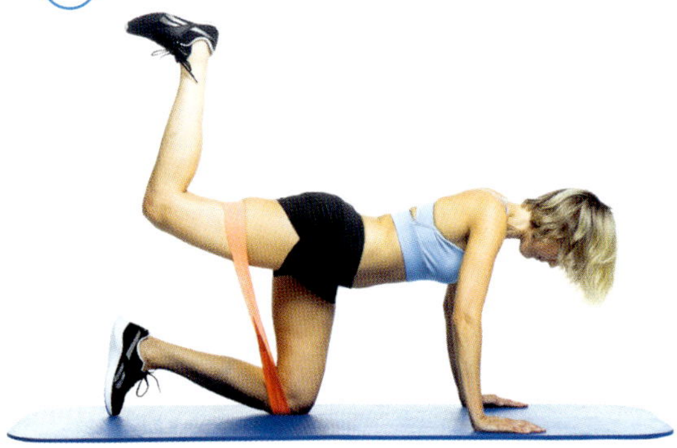

B

Der Bewegungsablauf.

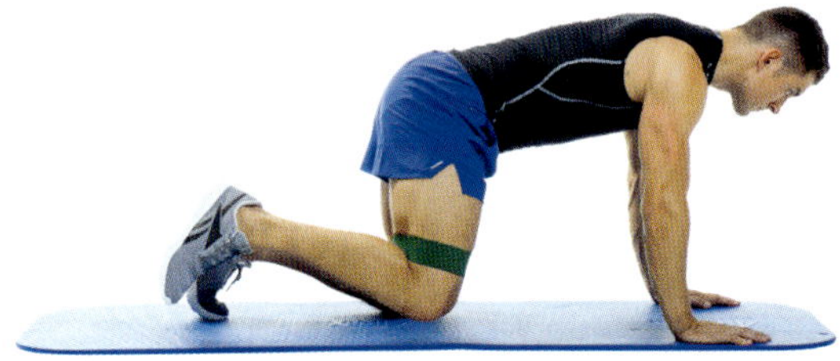

C

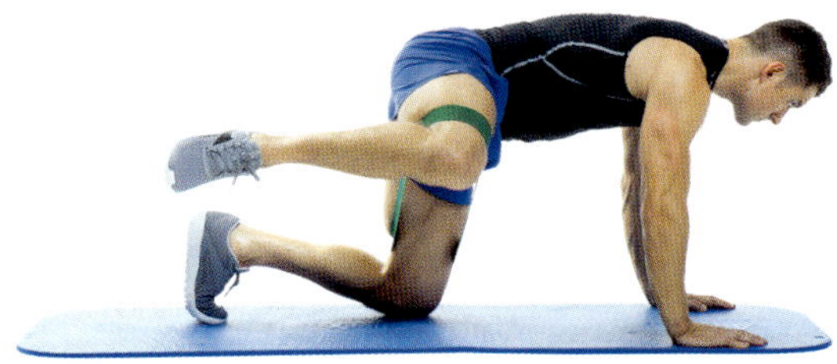

D

Die Variante mit Abspreizen nach außen.

SO GEHT´S

- Du bist in der Bankstellung, die Hände sind unter den Schultergelenken positioniert und die Knie unter den Hüften. Das Miniband liegt hinten um den rechten Oberschenkel und wird mit dem linken Knie auf dem Boden stabilisiert.
- Spanne die Gesäß- und die Bauchmuskulatur an und ziehe die Schulterblätter zusammen. Atme ein und hebe das rechte Bein leicht vom Boden ab; die Zehen sind angezogen und der Rücken ist gerade (A).
- Bringe das rechte Bein gegen den Widerstand des Bands senkrecht hoch, und zwar so, dass die Fußsohle möglichst gerade nach oben zeigt und der Oberschenkel waagerecht ist (B). Dabei atmest du aus. Halte kurz die Position und spanne das Gesäß fest an.
- Senke langsam das Bein, ohne das Knie abzulegen, und atme ein. Dann wiederholst du die Bewegung.
- Halte den Rumpf in neutraler Position und vermeide es, nach oben zu überstrecken und die Hüften sowie den Fuß zu verdrehen.

VARIANTEN

Alternativ kannst du ein Fußgewicht nutzen. Einsteiger können ohne Band und auf den Unterarmen üben.

Effektiv ist zudem die Variante, bei der du das Miniband um die Oberschenkel legst und den gebeugten Oberschenkel abspreizt (C)–(D). So aktivierst du auch die äußere Oberschenkelmuskulatur.

71 Kniebeuge mit erhöhtem hinterem Fuß

»Bulgarische Kniebeuge«

KRÄFTIGUNG
++ Gesäß-, Oberschenkel- und Wadenmuskulatur
+ Rumpfmuskulatur

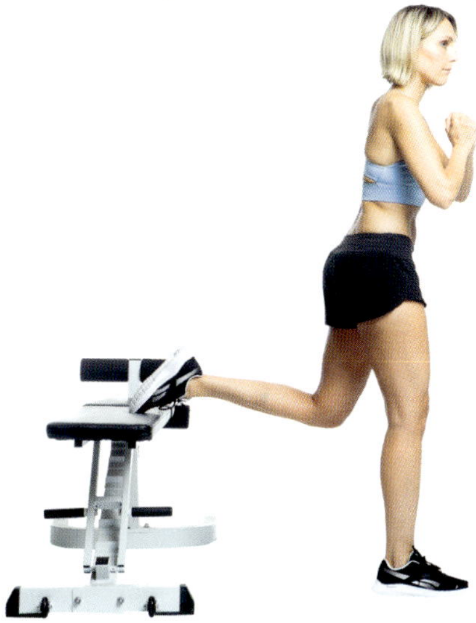

A

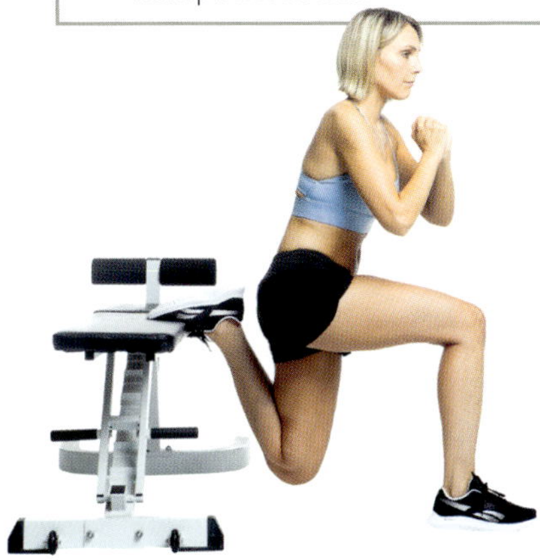

B

Die Ausgangs- und die Endposition.

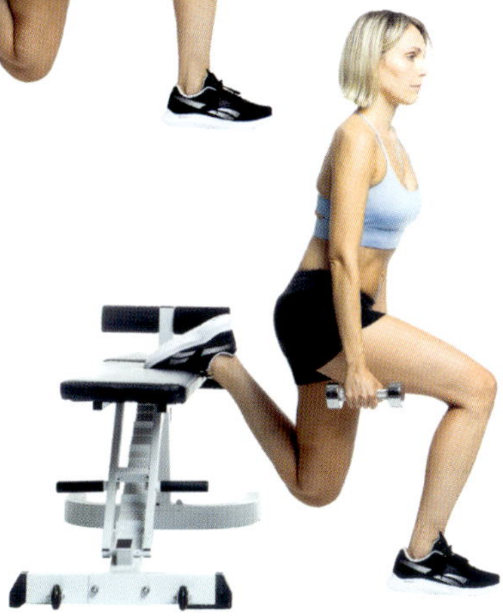

C

Die Intensivierung mit Hanteln.

SO GEHT´S

- Du stehst auf dem rechten Fuß, der Körper ist aufrecht und die linke Fußspitze ist nach hinten gerichtet auf einem kniehohen Gegenstand (z. B. Hantelbank, Stuhl oder Couch) positioniert. Die Hände hast du vor der Brust oder in die Hüften gestemmt (A).
- Konzentriere dich auf die Belastung von Fußballen, Außenkante und Ferse, um stabil zu stehen. Spanne die Bauch- und die Gesäßmuskulatur an.
- Beuge langsam das Standbein und schiebe gleichzeitig die Hüften nach hinten, bis das linke Knie fast den Boden berührt (B). Dabei atmest du ein. Du solltest mindestens die waagerechte Position des Oberschenkels erreichen. Halte kurz die Position.
- Drücke dich mit Ausatmung nach oben zurück. Dann wiederholst du die Übung.
- Vermeide eine Vereinfachung, indem du beim Senken nach vorn ausweichst. Die Bewegung ist nach hinten unten, das Gewicht verlagert sich in Richtung Ferse. Achte zudem darauf, dass die Hüften und der Rücken gerade sind.

VARIANTEN

Du kannst die Übung mit Hanteln intensivieren (C).

Du kannst auch mit einem Fitnessband üben. Dazu stellst du dich mittig auf das Band und greifst es in tiefer Position, damit es genug Spannung hat.

72 Fersenanziehen und Gesäßheben

KRÄFTIGUNG
++ hintere Oberschenkel- und Gesäßmuskulatur
+ untere Rückenmuskulatur

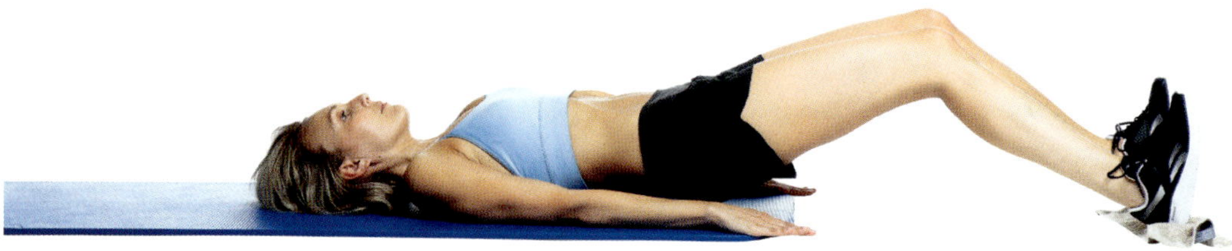

(A)

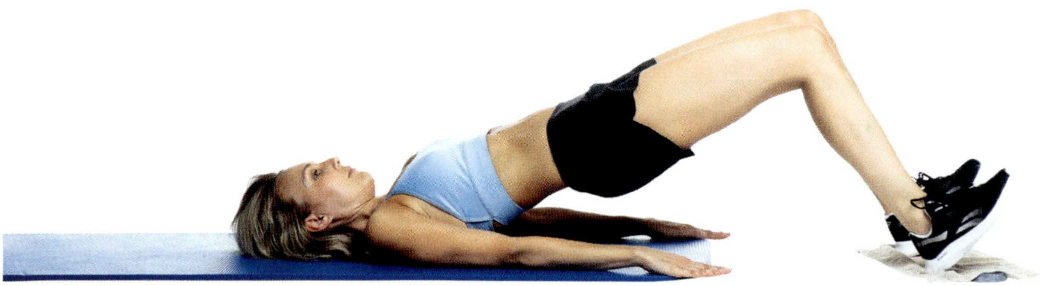

(B)

Die Ausgangs- und die Endposition.

SO GEHT´S

- Du befindest dich in Rückenlage, die Beine sind leicht gebeugt und die Fersen sind auf einem Handtuch oder Slide-Scheiben positioniert. Ziehe die Zehen an, drücke die Fersen fest auf die Scheiben und spanne die Bauch- und die Gesäßmuskulatur an.
- Atme ein und hebe das Becken so weit hoch, dass sich Rücken und Oberschenkel fast in einer Linie befinden (A) – das ist die Anfangsposition.
- Ziehe das Handtuch beziehungsweise die Scheiben heran, wozu du die Unterschenkel zum Gesäß bewegst und dabei das Gesäß hochhebst (B). Gleichzeitig atmest du aus. Halte kurz die Position.
- Schiebe das Übungsgerät langsam zurück und senke das Gesäß in die Ausgangsposition, jedoch nicht darüber hinaus. Dabei atmest du ein. Dann wiederholst du die Übung.
- Achte auf gleichmäßige Bewegungen, halte den Rumpf in Spannung und die Hüften gerade.

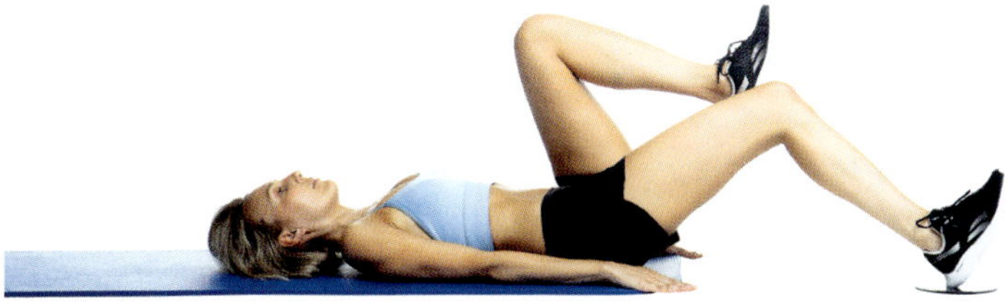

(C)

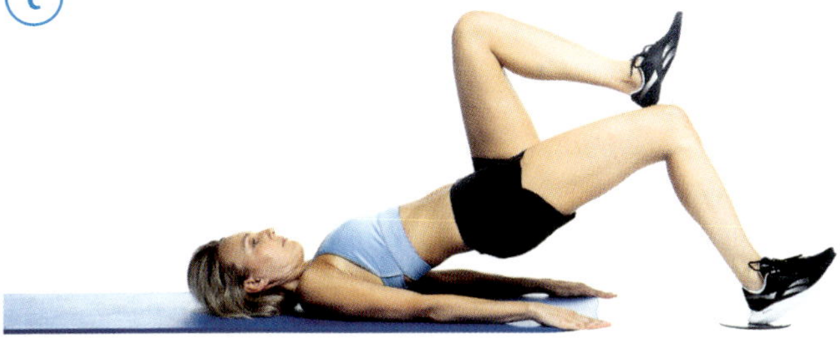

(D)

Die einbeinige Intensivierung mit Slide-Scheibe.

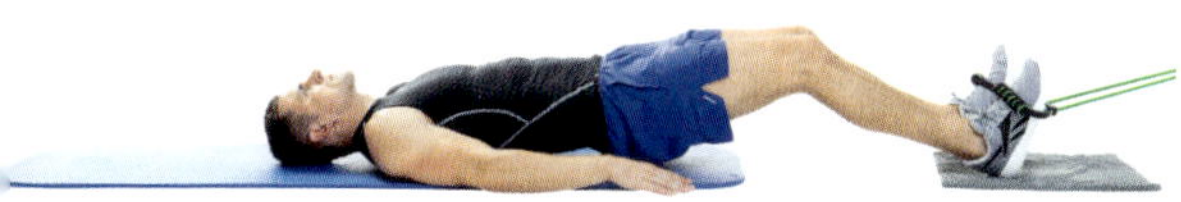

(E)

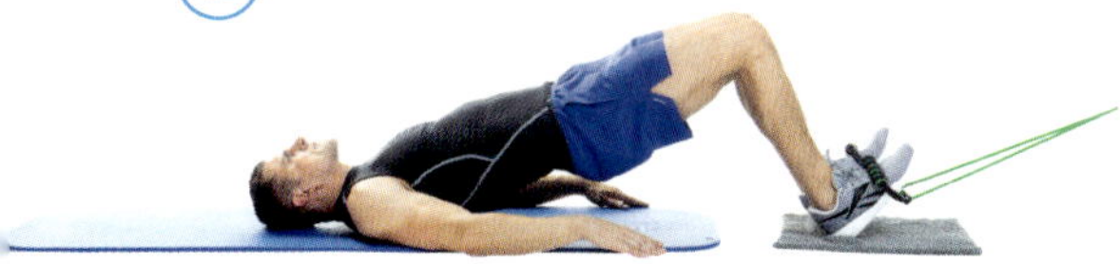

(F)

Die Intensivierung mit Band und Handtuch.

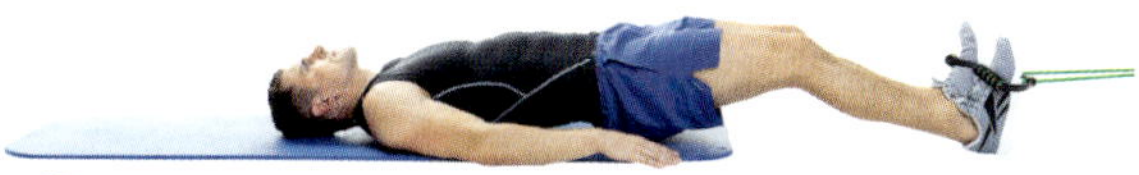

(G)

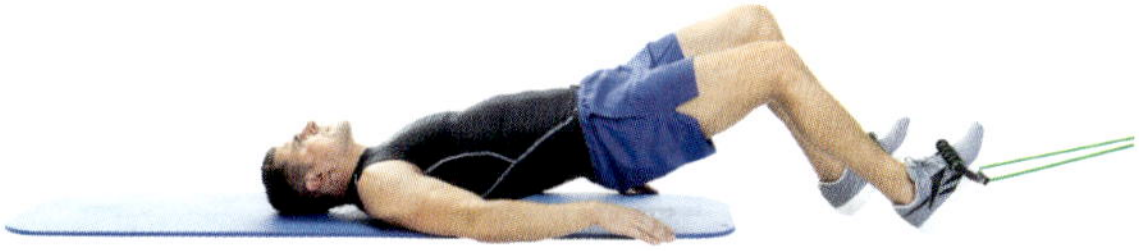

(H)

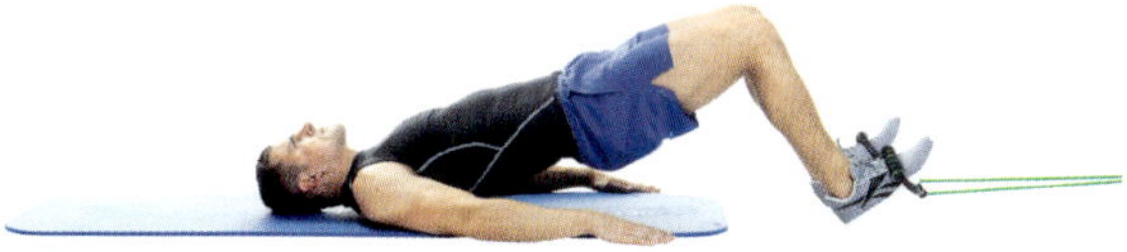

(I)

Das Tippeln mit Band intensiviert.

VARIANTEN

Du intensivierst, indem du die Fersen fast bis zur Beinstreckung zurückbewegst.
Fortgeschrittene können einbeinig üben (C)-(D).
Eine noch intensivere Variante für Fortgeschrittene lässt sich mit Fitnessband realisieren. Das Band wird dazu an einem tiefen Anker befestigt und dann an den Füßen (E)-(F).

Falls du keinen glatten Boden und Slides/Handtuch verfügbar hast, dann kannst du auf den Fersen aus der Position mit fast gestreckten Beinen in Richtung Gesäß tippeln, wobei sich das Gesäß immer höher bewegt. Anschließend tippelst du wieder in die Ausgangsposition mit fast gestreckten Beinen zurück. Fortgeschrittene können dies mit Band machen (G)-(I).
Eine weitere Option ist die Übung mit Gymball.

73 Fersenanziehen in Bauchlage

KRÄFTIGUNG
++ hintere Oberschenkelmuskulatur
+ Gesäß- und untere Rückenmuskulatur

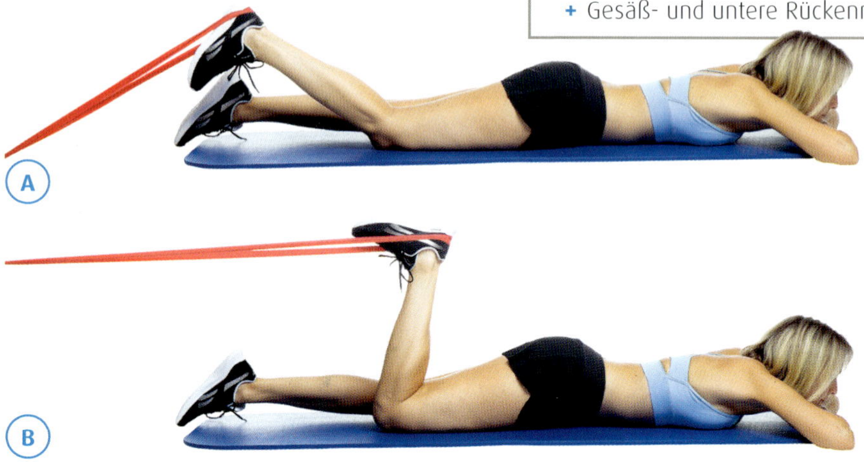

Die Ausgangs- und die Endposition.

SO GEHT´S

- Du hast ein Theraband® oder ein anderes Fitnessband um einen tiefen Gegenstand (z. B. Bettkasten) gebunden. Du liegst auf dem Bauch und hast das Band um den rechten Fuß gelegt. Du kannst das Band großflächig oder eng um die Ferse legen, wähle, was dir angenehmer ist. Der Kopf ist entspannt abgelegt.
- Hebe den rechten Unterschenkel etwas an, damit sich das Band in Vorspannung befindet. Der linke Fuß ist auf dem Boden fixiert (A).
- Ziehe den Unterschenkel so weit wie möglich zum Gesäß (B) und atme dabei aus. Halte kurz die Position und spanne die hintere Oberschenkelmuskulatur fest an.
- Senke den Unterschenkel ganz langsam in die Ausgangsposition zurück, jedoch nicht darüber hinaus, damit das Band auf Spannung bleibt. Gleichzeitig atmest du ein. Dann wiederholst du die Übung.
- Führe die Übung kontrolliert aus und achte darauf, dass das Becken auf dem Boden bleibt. Danach trainierst du das linke Bein.

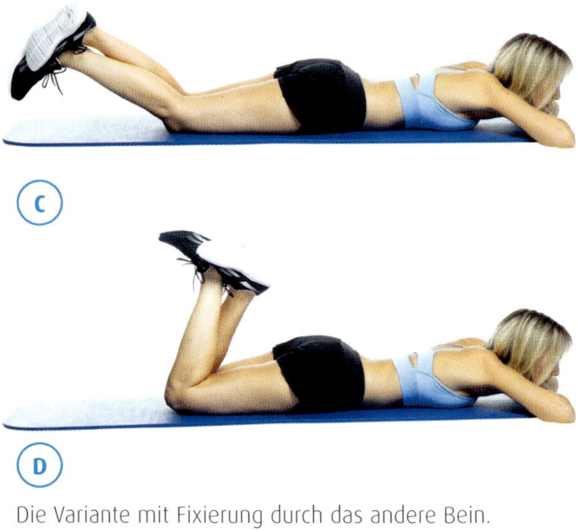

Die Variante mit Fixierung durch das andere Bein.

VARIANTEN

Du kannst zwar auch beidbeinig üben, die Muskulatur lässt sich jedoch einbeinig konzentrierter aktivieren.
Wenn du kein Band verfügbar hast, dann kannst du mit dem anderen Unterschenkel Widerstand geben (C)-(D).

74 Oberkörpervorbeugen fast gestreckt

»Rumänisches Kreuzheben«

KRÄFTIGUNG

++ hintere Bein-, untere Rücken- und Gesäßmuskulatur

+ vordere Bauch-, obere Rücken-, hintere Schulter- und Nackenmuskulatur

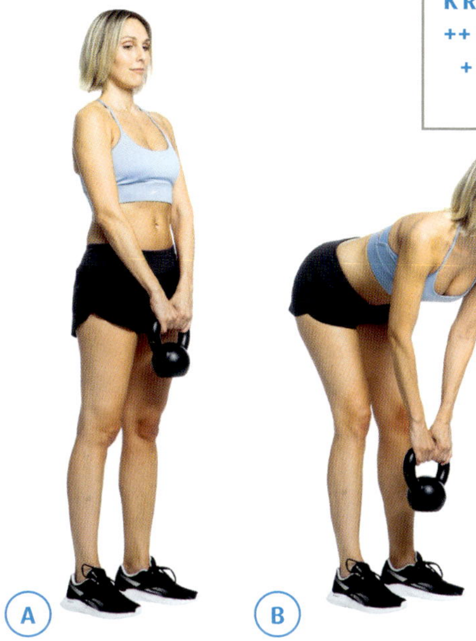

Der Bewegungsablauf mit Kettlebell.

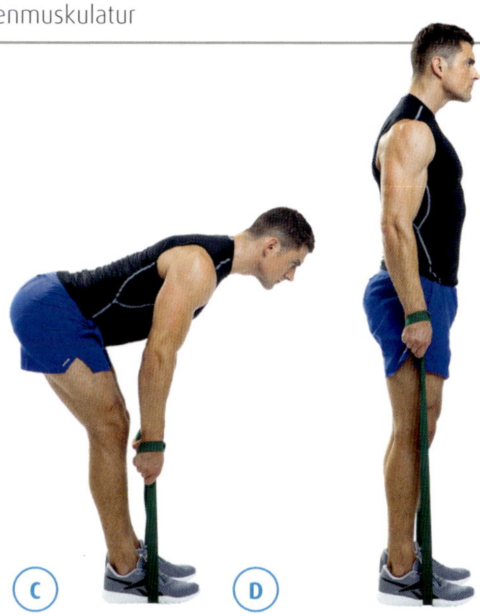

Die Variante mit Fitnessband.

SO GEHT´S

- Du stehst etwa hüftbreit, die Arme hängen nach unten und in den Händen hast du eine Kettlebell. Der Rücken ist in neutraler Position, d.h. leicht gewölbt, was wie ein minimales Hohlkreuz wirkt. Die Beine sind fast gestreckt. Spanne die Bauch- und die Gesäßmuskulatur an und die Schulterblätter nach hinten unten (A).
- Schiebe das Gesäß soweit nach hinten wie möglich, und bewege langsam den geraden Oberkörper aus den Hüften nach vorn (B). Die Beine werden nicht gebeugt und der Rücken wird nicht gerundet. Du sollst nun eine Beanspruchung in der hinteren Oberschenkelmuskulatur spüren. Die Arme bewegen sich gerade nach unten, eng an den Schienbeinen lang. Gleichzeitig atmest du ein. Halte kurz die tiefe Position.
- Spanne das Gesäß nach, bewege es wieder vor und hebe den Oberkörper in die Ausgangsposition zurück. Dabei atmest du aus. Vermeide es den Rücken nach hinten zu überstrecken. Dann wiederholst du die Übung.
- Übe mit fast gestreckten Beinen, allerdings nicht vollständig gestreckt. Achte zudem auf Rumpfspannung und halte durchgehend den Rücken in neutraler Position.

VARIANTEN

Du kannst mit Kurzhanteln üben, die du vor den Beinen nach unten senkst.

Du kannst alternativ mit einem Fitnessband üben, auf dem du beidbeinig stehst. Greife es in tiefer Position mit leicht gebeugten Beinen und mittlerer Spannung (C)–(D).

75 Einbeiniges Oberkörpervorbeugen fast gestreckt

»Einbeiniges Rumänisches Kreuzheben«

KRÄFTIGUNG
++ hintere Bein-, untere Rücken- und Gesäßmuskulatur
+ vordere Bauch-, obere Rücken- und Nackenmuskulatur

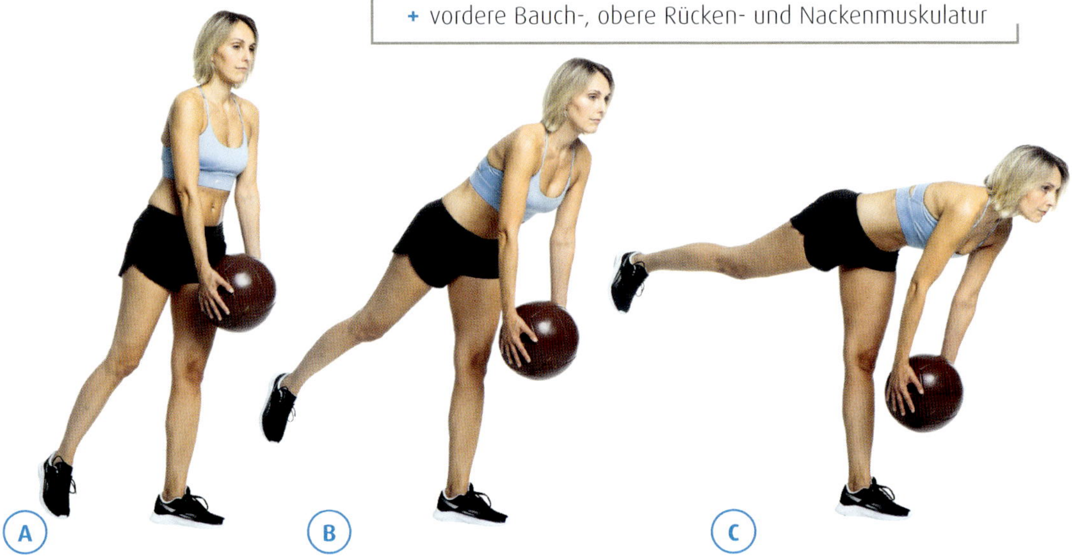

Der Bewegungsablauf mit Medizinball.

SO GEHT´S

- Du stehst etwa hüftbreit, mit fast gestreckten Beinen. Die Arme hängen und in den Händen hast du einen Medizinball oder ein anderes Gewicht. Der Rücken ist in neutraler Position, d.h. leicht gewölbt. Spanne die Bauch- und Gesäßmuskulatur an.
- Bringe dein Körpergewicht auf das linke Bein; belaste Fußballen, Fußkante und Ferse. Hebe das rechte Bein gestreckt nach hinten etwas an (A).
- Bewege den geraden Oberkörper in den Hüften nach vorn und hebe dabei das gestreckte rechte Bein hoch (B)–(C), ohne Beugen des Standbeins. Die Arme bewegen sich gerade nach unten. Gleichzeitig atmest du ein. Halte kurz die tiefe Position.
- Hebe den Oberkörper und senke das rechte Bein in die Ausgangsposition zurück. Dabei atmest du aus. Dann wiederholst du die Übung.
- Achte darauf, dass die Bewegung durch Hüftbeugen erfolgt und der rechte Fuß gerade nach unten zeigt. Vermeide es, das Standbein zu beugen, die Hüften seitlich zu drehen und den Rücken zu runden.
- Anschließend trainierst du die andere Seite.

VARIANTEN

Fortgeschrittene halten mit einer Hand eine Kurzhantel oder eine Kettlebell, und zwar auf der Körperseite, mit der auch das Bein angehoben wird. Um diese intensive Variante zu lernen, kannst du dich mit der anderen Körperseite seitlich an eine Wand oder an einen hohen Gegenstand stellen und dich ganz leicht abstützen.

76 Seitlicher Ausfallschritt

KRÄFTIGUNG

++ Oberschenkel-, insbesondere innerer Anteil, und Gesäßmuskulatur
+ Rumpf- und Wadenmuskulatur

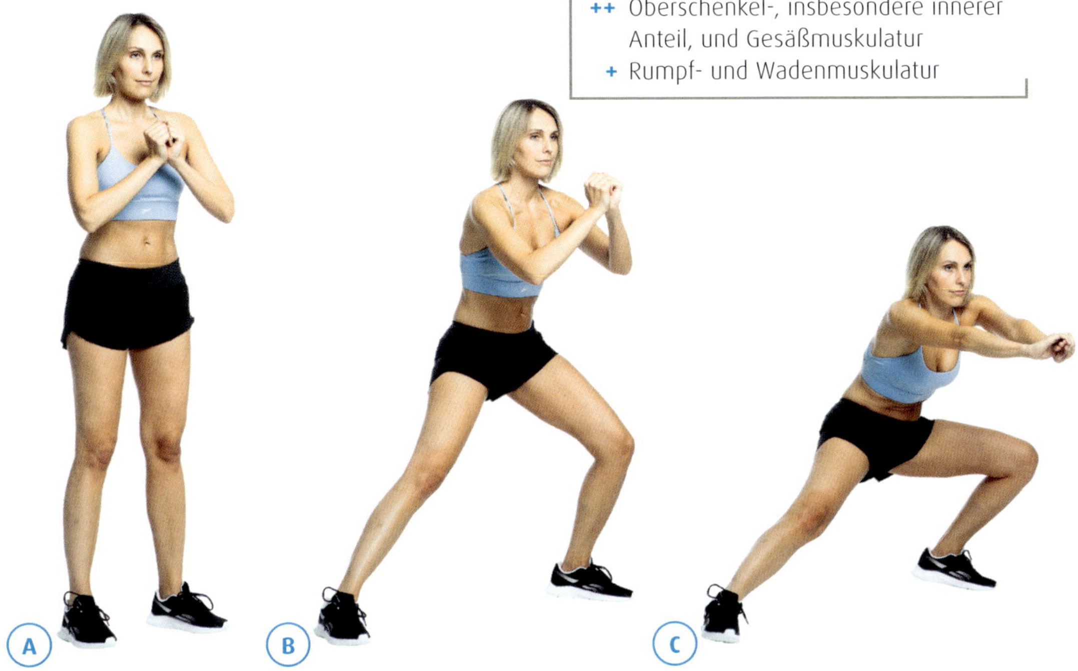

Der Schritt nach links.

SO GEHT´S

- Du stehst aufrecht im hüftbreiten Stand. Die Hände kannst du vor der Brust halten (A) oder in die Hüften stemmen. Spanne die Bauch- und Gesäßmuskulatur an und die Schulterblätter nach hinten unten.
- Mache einen großen Schritt nach links. Beuge das linke Knie, schiebe das Gesäß zurück und verlagere das Gewicht mit nach hinten. Dabei atmest du ein. Das rechte Bein bleibt unbewegt und ist zur Seite gestreckt. Gleichzeitig kannst du, um besser Gleichgewicht halten zu können, die Hände vorstrecken (B)-(C). Halte kurz die tiefe Position.
- Drücke den linken Fuß fest auf den Boden, dich so wieder nach oben und mit Schritt in die Ausgangsposition zurück. Dabei atmest du aus. Dann wiederholst du die Bewegung.
- Halte das Brustbein möglichst hoch, den Rücken gerade und weiche nicht nach vorn aus.
- Anschließend führst du die Schritte zur rechten Seite aus.

VARIANTEN

Du kannst die Wiederholungen abwechselnd nach links und rechts machen.

Fortgeschrittene können eine Kettlebell durchgehend vor der Brust halten oder Kurzhanteln hängend neben den Oberschenkeln. Auch mit einem Rucksack lässt sich die Übung intensivieren.

Als weitere Option kannst du den Fuß des gestreckten Beines so drehen, dass die Fußspitze hochzeigt »Cossack Squat«.

77 Sumo-Kniebeuge

KRÄFTIGUNG
++ Gesäß- und Oberschenkelmuskulatur, insbesondere innerer und vorderer Anteil, und untere Rückenmuskulatur
+ Wadenmuskulatur

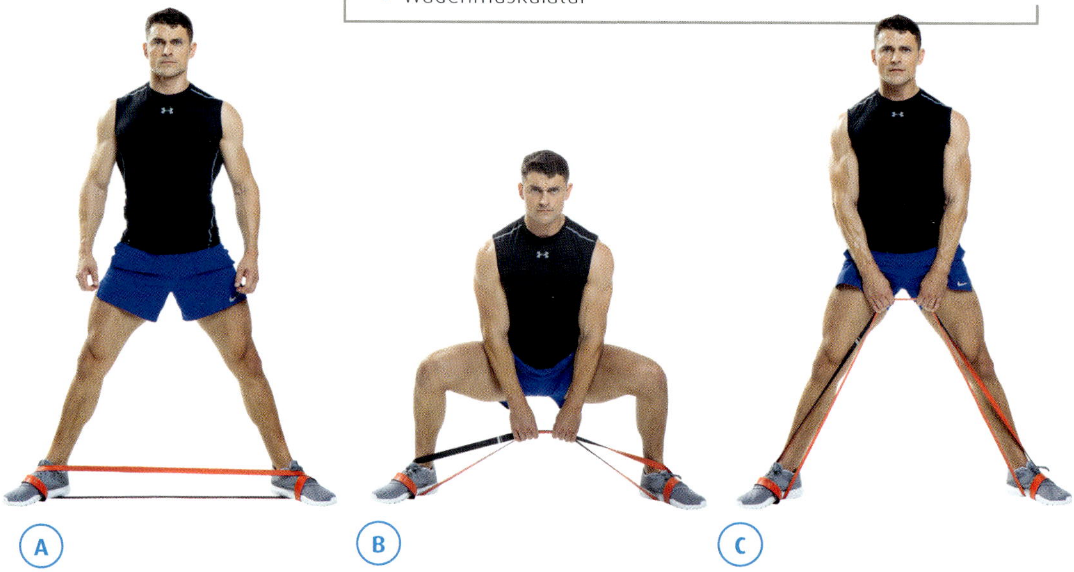

Der Bewegungsablauf.

SO GEHT´S

- Du befindest dich im breiten Stand, die Zehen zeigen 45 Grad nach außen. Du hast das Band um die Füße gewickelt, damit es vorgespant ist (A). Gehe in die Kniebeuge und greife ein oder beide Bandteile, abhängig von der gewünschten Intensität der Spannung.
- Richte den Oberkörper auf, spanne Gesäß- und Rumpfmuskulatur an, die Schulterblätter nach hinten unten und atme ein. Das ist die Ausgangsposition (B).
- Drücke dich mit Ausatmung in die Streckung hoch. Halte kurz die Position (C).
- Beuge langsam tief die Beine und senke das Gesäß nach hinten ab. Gleichzeitig atmest du ein. Dann wiederholst du die Übung.
- Halte den Oberkörper aufrecht, das Brustbein soll möglichst wenig vorkommen, und bringe dein Gewicht gerade nach unten.
- Achte darauf, dass die Knie in die gleiche Richtung wie die Fußspitzen zeigen; sie sollen nicht nach innen ausweichen.

VARIANTEN

Wenn du den Fußabstand vergrößerst, wird die Übung deutlich intensiver.
Du kannst alternativ zum Band eine Kettlebell oder eine Kurzhantel mit hängendem Armen vor den Oberschenkeln halten.
Wenn du stattdessen den Oberkörper absenkst, dann wird die Bewegung zu »Sumo-Kreuzheben« und die Aktivierung verlagert sich mehr auf den unteren Rücken.

78 Zehenanziehen

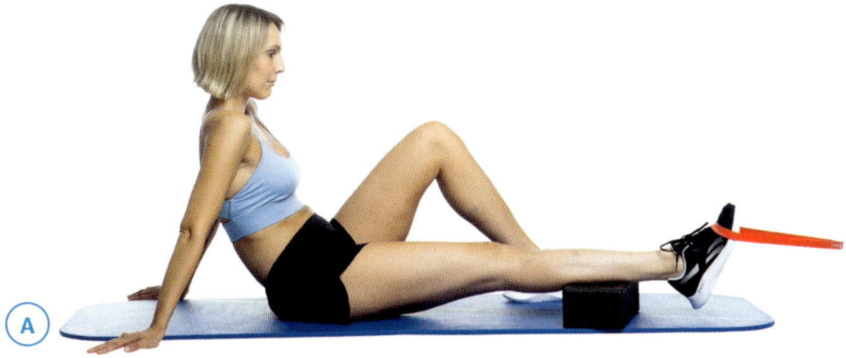

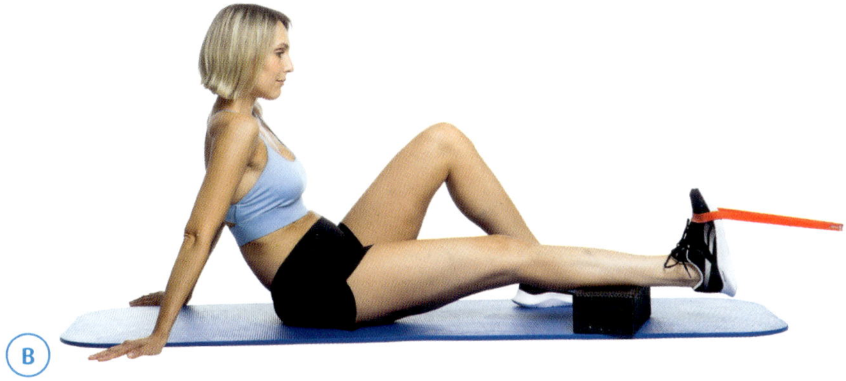

Die Ausgangs- und die Endposition.

SO GEHT´S

- Du hast ein kleines Band um einen tiefen Gegenstand (z. B. Bettkasten) befestigt und sitzt mit gestrecktem Übungsbein in Richtung Befestigung. Das Band ist um den rechten Spann gelegt. Die Zehen zeigen nach vorn und das Band ist leicht gespannt.
- Die Ferse muss frei in der Luft sein. Du kannst einen kleinen Gegenstand (z. B. Yoga-Block) unterlegen (A) oder den anderen Fuß unter dem Übungsbein positionieren.
- Ziehe die Zehen des Übungsbeins gegen den Bandwiderstand heran und halte kurz die Position (B). Ziehe die Zehen fest an.
- Gib bewusst langsam nach, um in die Ausgangsposition zurückzukommen und dann die Übung zu wiederholen. Nutze den vollen Bewegungsumfang.
- Atme durchgehend gleichmäßig und mache 15–20 langsame Wiederholungen.
- Danach trainierst du das andere Bein.

VARIANTE

Du erreichst die Muskulatur auch gut, wenn du deine Zehen unter einem stabil stehenden Gegenstand (z. B. Sprossenwand) einklemmst und dich zurücklehnst. Mit den Händen greifst du den Gegenstand oder ein Seil oder Band, um das Zurücklehnen und Heranziehen des Körpers zu unterstützen.

79 Fersenheben

KRÄFTIGUNG
++ Wadenmuskulatur

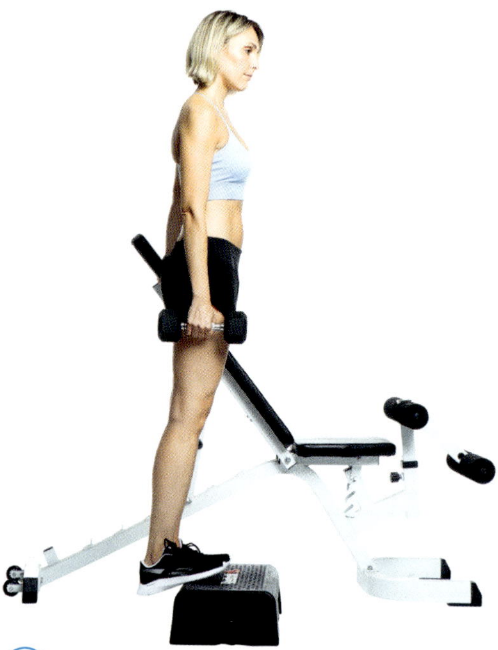

Ⓐ

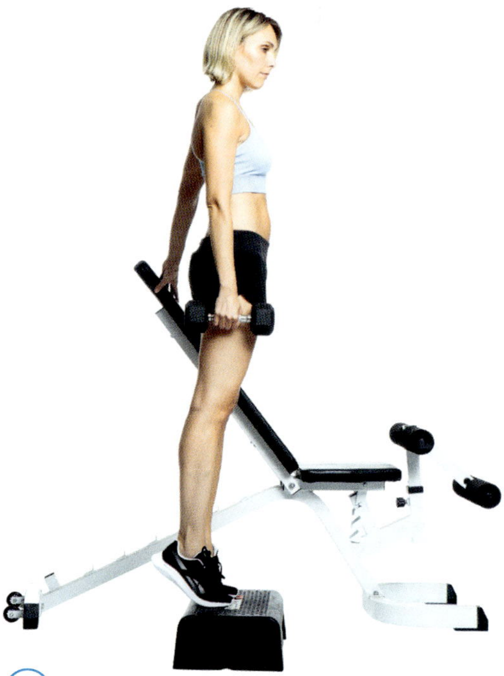

Ⓑ

Der Bewegungsablauf.

SO GEHT´S

- Du stehst mit den Fußballen auf einer kleinen Erhöhung wie Stepper, Fuß der Hantelbank oder Treppenstufe. Die Fersen sind in der Luft. Die Füße sind hüftbreit auseinander und nach vorn gerichtet. Mit einer Hand stützt du dich leicht ab, und in der anderen Hand hast du eine Kurzhantel neben dem Oberschenkel.
- Ziehe die Schulterblätter nach hinten unten und spanne die Bauch- und die Gesäßmuskulatur an.
- Senke langsam die Fersen so tief wie möglich Ⓐ, ohne das Gleichgewicht zu verlieren, und atme ein. Halte kurz die Position.
- Bewege die Fersen so hoch wie möglich Ⓑ und atme aus. Drücke in oberer Position die Fußgelenke vor, spanne die Waden fest an und halte kurz die Position.
- Senke die Fersen wieder langsam so tief wie möglich, um die Übung zu wiederholen.
- Achte darauf, dass du mit der Wadenmuskulatur arbeitest, ohne Ausweichbewegung und Schwungholen. Nutze den gesamten Bewegungsspielraum.

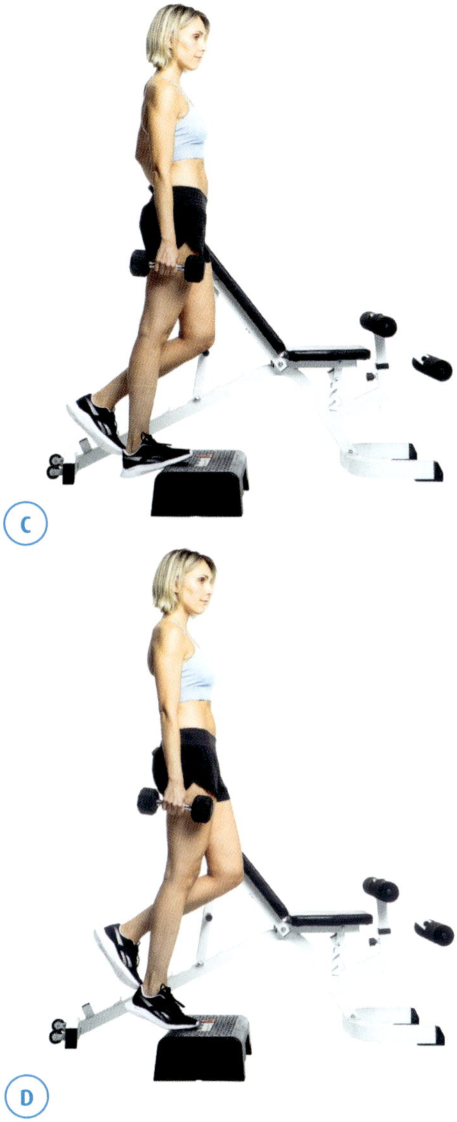

C

D

Die einbeinige Variante.

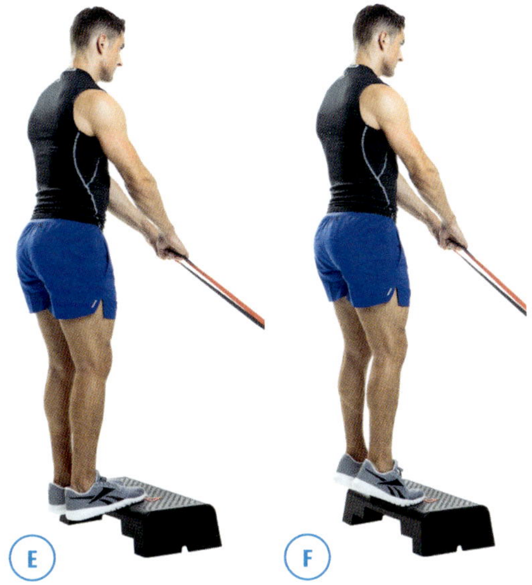

E F

Die Variante mit Fitnessband.

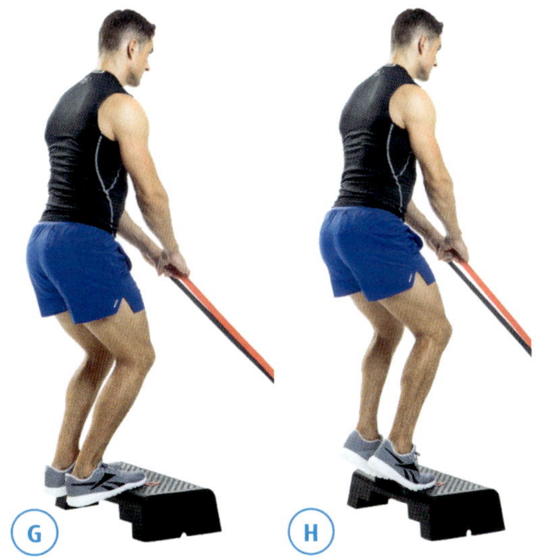

G H

Die Variante mit gebeugten Knien und Fitnessband.

VARIANTEN

Einsteiger können auf die Hantel verzichten und sich mit beiden Händen abstützen.

Fortgeschrittene können frei üben und in jeder Hand eine Kurzhantel halten, was aber nur sinnvoll ist, wenn du die Übung so ausbalancieren kannst und hoch genug kommst.

Fortgeschrittene können auch einbeinig üben (C)-(D).

Anstatt der Hantel kannst du ein Fitnessband in tiefer Position anbringen (E)-(F), und gegen den Widerstand des Bandes üben.

Als Option kannst du mit gebeugten Knien üben (G)-(H), um die tiefliegende Wadenmuskulatur zu erreichen.

Quellenverzeichnis

Bücher

Boyle, M.: *Functional Training*, 5. Aufl., München 2013.
Delp, C.: *Perfektes Training mit Fitnessbändern*, Stuttgart 2023.
Delp, C.: *Kraft Solotraining*, Stuttgart 2022.
Delp, C.: *Dehnen für Kampfsportler*, 4. Aufl., Stuttgart 2021.
Delp, C.: *Perfektes Hanteltraining*, 5. Aufl., Stuttgart 2021.
Delp, C.: *Beweglichkeit durch Dehnen, Faszienmassage und Mobility-Training*, Stuttgart 2020.
Delp, C.: *Bodyweight-Training*, Stuttgart 2019.
Delp, C.: *Thai-Boxen Training*, 3. Aufl., Stuttgart 2019.
Delp, C.: *Kampfsport Solotraining*, 2. Aufl., Stuttgart 2018.
Delp, C.: *Selbstverteidigung für Kerle*, Stuttgart 2018.
Delp, C.: *Thai-Boxen basics*, 3. Aufl., Stuttgart 2018.
Delp, C.: *Best Stretching*, 2. Aufl., Stuttgart 2017.
Delp, C.: *Fit mit Faszientraining*, Stuttgart 2017.
Delp, C.: *DMAX Power für echte Kerle*, Stuttgart 2016.
Delp, C.: *Kickboxen Basics*, 3. Aufl., Stuttgart 2016.
Delp, C.: *Funktionelles Hanteltraining*, München 2016.
Delp, C.: *Krafttraining für Kampfsportler*, Stuttgart 2016.
Delp, C.: *Medizinball-Training*, München 2015.
Delp, C.: *Fitness für Kampfsportler*, 3. Aufl., Stuttgart 2013.
Page, P./Ellenberger, T.: *Strength Band Training*, 2. Aufl., Champaign (USA), 2011.
Verstegen, M.: *Jeder Tag zählt.*, München 2014.

Zum Schluss

In diesem Buch findest du ein effektives Konzept zum selbstständigen Krafttraining. Du lernst beliebte Übungen aus dem Bodyweight-Training kennen sowie Übungen mit Tools, die sich für das Training zu Hause eignen. Zudem sind Work-outs zum Nachmachen enthalten, die du an deine Anforderungen anpassen kannst. Wichtig ist beim Training, dass du auf deinen Körper achtest, regelmäßig trainierst und behutsam die Anforderungen steigerst. Protokolliere dein Training und ernähre dich gesund und mit ausreichend Eiweiß – so wirst du deine Trainingsziele erreichen.

Ich werde oft gefragt, welche meiner Bücher ergänzend für das Training eingesetzt werden können. Ich nenne hier einige Bücher und beschreibe, für welche Ziele sie sich am besten eignen. Die Auflistung bedeutet nicht, dass du diese Bücher für dein Training benötigst.

Für das Krafttraining findest du weitere Konzepte und Übungen in den Büchern *Perfektes Training mit* Fitnessbändern (2023), *Kraft Solotraining* (2022), *Perfektes Hanteltraining* (2021), *Bodyweight-Training* (2019) und *Medizinball-Training* (2015).

Möchtest du dich detailliert über Beweglichkeit und Faszientraining informieren, dann können die Bücher *Beweglichkeit durch Dehnen, Faszienmassage und Mobility-Training* (2020), *Dehnen für Kampfsportler* (2021) und *Fit mit Faszientraining* (2017) helfen.

Hintergründe und Techniken zur Selbstverteidigung findest du in den Büchern *Selbstverteidigung für Kerle* (2018) und *Wehr Dich!* (2017), sowie Techniken in *Kampfsport Solotraining* (2018).

Informationen zum Kraft- und Fitnesstraining von Kampfsportlern sind enthalten in den Büchern *Krafttraining für Kampfsportler* (2016) und *Fitness für Kampfsportler* (2013).

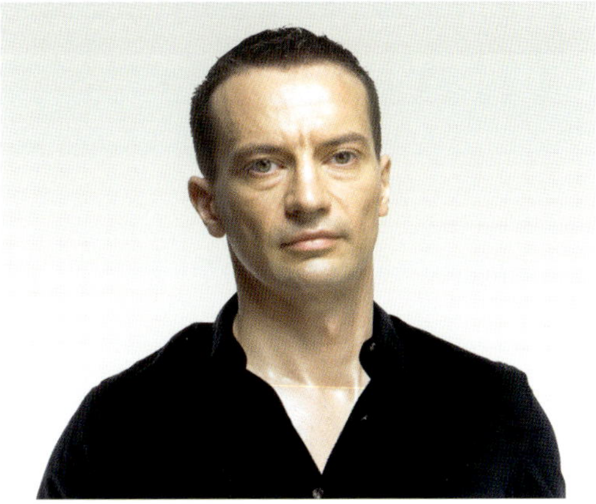

Christoph Delp

Sportautor, Medienproduzent, Diplom-Betriebswirt Personaltrainer für Fitness, Muay Thai und Selbstverteidigung.

Interessierst du dich für Muay Thai, dann findest du detaillierte Informationen in *Muay Thai: Die komplette Serie*, als App (2020), Online-Training (2019) und DVDs (2022) verfügbar, sowie in den Büchern *Thai-Boxen basics* (2018) und *Thai-Boxen Training* (2019).

Ich freue mich und bin dankbar über Rückmeldungen von Lesern. Über den Newsletter auf meiner Homepage www.christophdelp.de kannst du dich über neue Projekte informieren lassen.

Gern stehe ich für Personal Training in Deutschland zur Verfügung. Zudem biete ich Fitness-Urlaube an (z. B. Kroatien 2024). Bei Interesse erreichst du mich über: **christophdelp@t-online.de**.

www.christophdelp.de
www.muaythai.de
www.instagram.com/Chris_Delp_Trainer

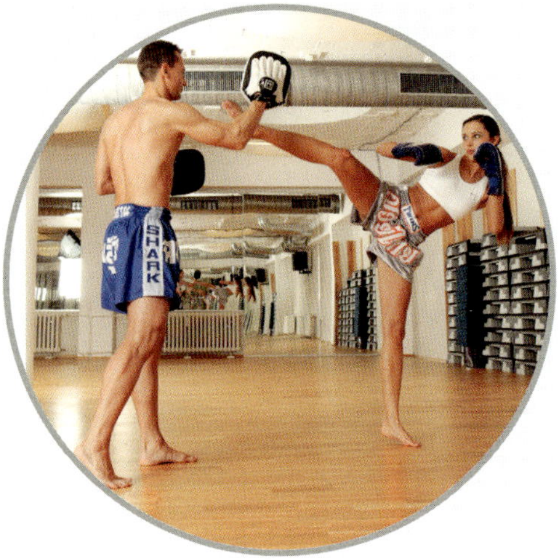

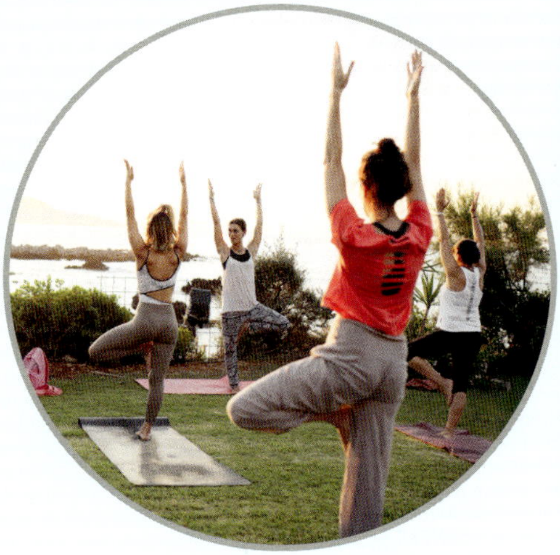

ZUM WEITERLESEN

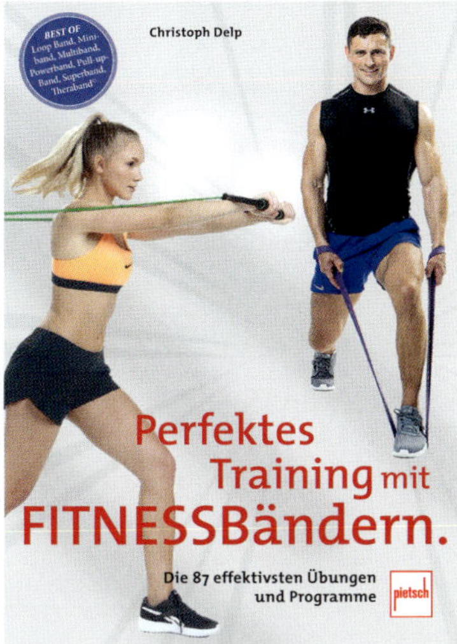

Mit dem Fitnessband kann der Körper effektiv und ausgewogen trainiert werden. Die Bänder können leicht mitgeführt werden, was das Training auch auf Reisen ermöglicht. Dieses Buch stellt die wichtigsten Fitnessbänder vor und erklärt, welche sich für das Training eignen. Eine umfangreiche Übungsauswahl sowie Work-outs zur Kraft- und Körperentwicklung ermöglichen es dem Leser, seinen Körper effektiv zu trainieren.

176 Seiten, 280 Bilder, 170 x 240 mm
ISBN: 978-3-613-50940-5
€ 24,90/€ (A) 25,60

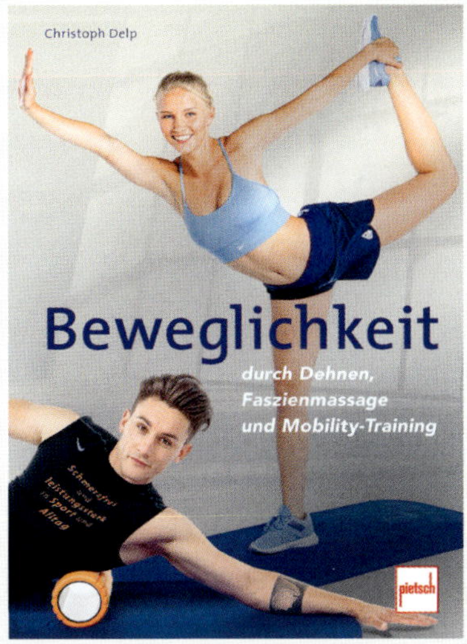

Alles was man über Beweglichkeitstraining wissen muss, wird in diesem Buch erklärt: Die ausgewählten Übungen sind für Einsteiger leicht verständlich. Sie stammen aus dem Dehnen, Faszien- und Mobility-Training und zielen auf unterschiedliche Trainingsziele und Leistungsklassen ab.

224 Seiten, 320 Bilder, 170 x 240 mm
ISBN: 978-3-613-50909-2
€ 19,95/€ (A) 20,60

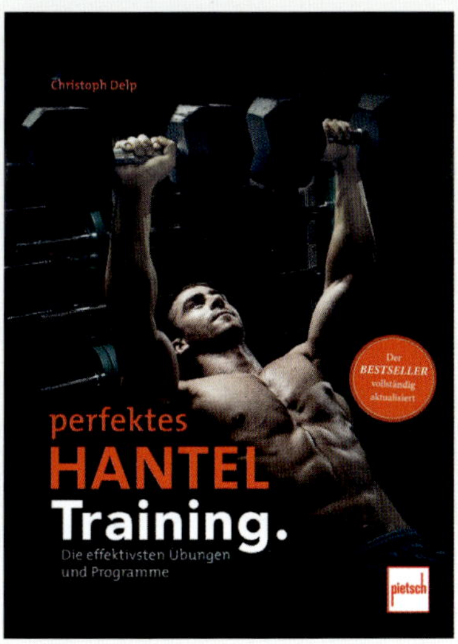

Der Autor und Profi Christoph Delp erklärt alles, was man über ein effektives Training wissen muss, inklusive fertiger Trainingspläne. Mit diesem Buch und einem Paar Kurzhanteln kann's sofort losgehen.

128 Seiten, 172 Bilder, 170 x 240 mm
ISBN: 978-3-613-50883-5
€ 14,95/€ (A) 15,40

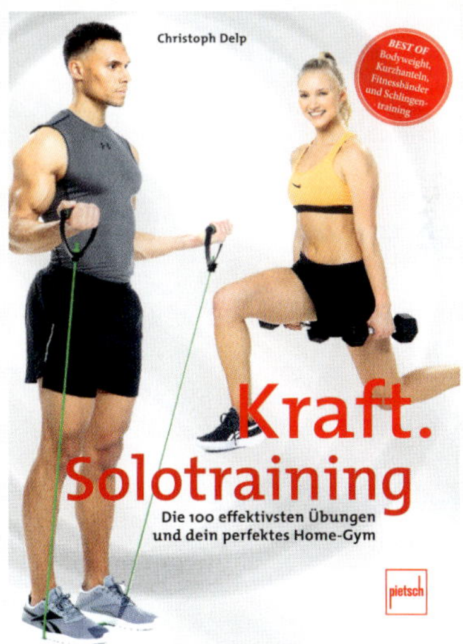

Dieses Buch zeigt, wie das Training daheim mit effektiven Übungen und Methoden gelingt. Es erklärt die Grundlagen zum Krafttraining, beschreibt, welche Trainingsgeräte geeignet sind und was für ein eigenes Gym benötigt wird. Die Kraftübungen sind übersichtlich unterteilt in Druck-, Zug-, Bein- und Rumpfübungen.

192 Seiten, 340 Abbildungen, Format 170 x 240 mm
ISBN 978-3-613-50930-6
€ 22,00/€ (A) 22,70

Überall, wo es Bücher gibt, oder unter
WWW.MOTORBUCH-VERSAND.DE
Service-Hotline: 0711/78 99 21 51

pietsch

Stand Oktober 2023
Änderungen in Preis und Lieferfähigkeit vorbehalten.

ZUM WEITERLESEN

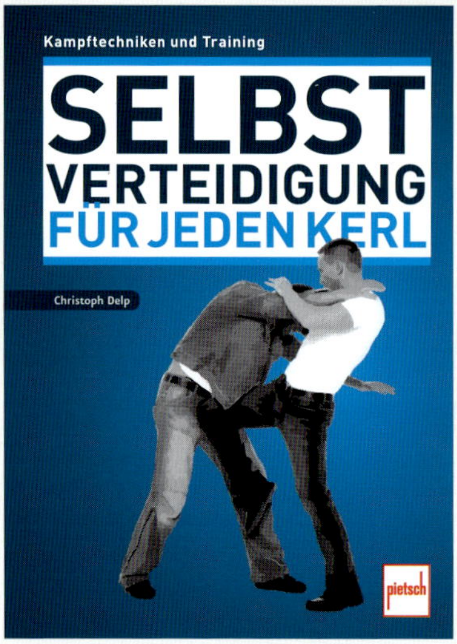

Dieser Ratgeber bietet Strategien zur Selbstverteidigung für jedermann. Christoph Delp zeigt, wie man körperliche Auseinandersetzungen vermeidet bzw. ihnen aus dem Weg geht. Er vermittelt einfache, auch unter Stress abrufbare Techniken, für die man nicht den Schwarzen Gürtel besitzen muss. Tipps zu Verteidigungs- und Befreiungstechniken werden ebenso erläutert, wie richtiges Selbstverteidigungtraining.

256 Seiten, 444 Bilder, Format 170 x 240 mm
ISBN 978-3-613-50857-6
€ 24,90 / € (A) 25,60

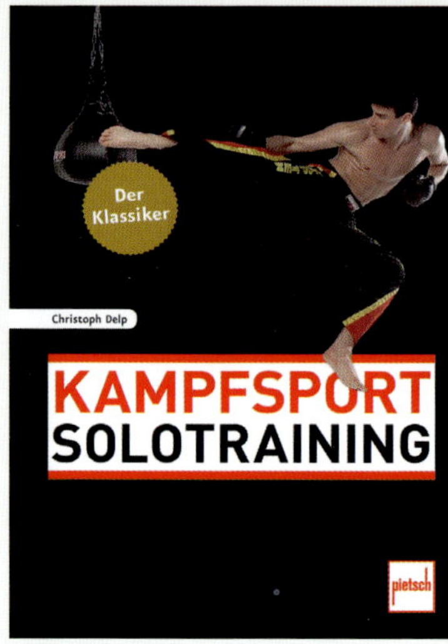

Gezieltes Solotraining lohnt sich für Kampfsportler aus unterschiedlichen Gründen: Um Kampftechniken zu üben und die Technik zu verbessern, oder um Kraft und Ausdauer durch zusätzliche Fitnesseinheiten zu verbessern.

144 Seiten, 294 Bilder, Format 170 x 240 mm
ISBN 978-3-613-50858-3
€ 19,95 / € (A) 20,60

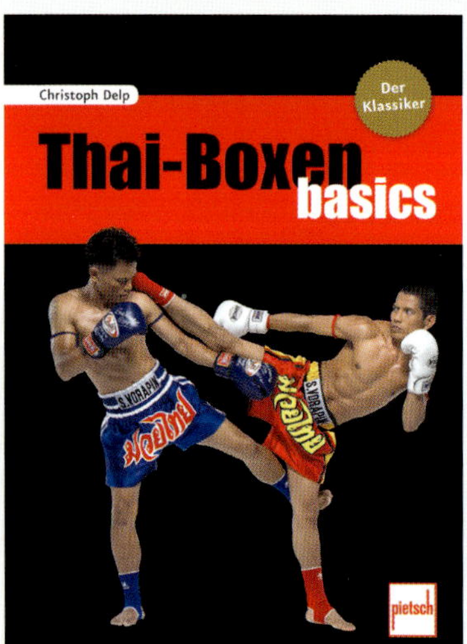

Das Buch nimmt den Leser mit auf eine Reise durch die ganze Welt des Muay Thai. Von den Hintergründen des Kampfsports über Angriffstechniken bis hin zum Training erfährt der Leser hier alles Wissenswerte.

192 Seiten, 400 Bilder, Format 170 x 240 mm
ISBN 978-3-613-50859-0
€ 24,90 / € (A) 25,60

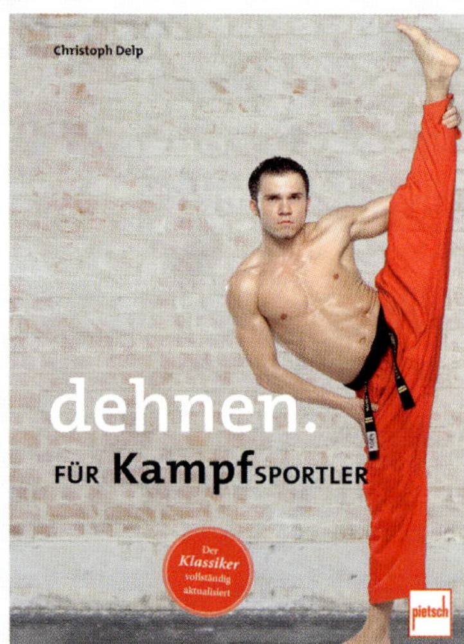

Für eine erfolgreiche Ausübung der Bewegungen und zur Vermeidung von Verletzungen sind Kampfsportler auf ein wirksames Dehntraining angewiesen. Dieser Ratgeber liefert die Grundlagen und stellt die wichtigsten Dehnmethoden und -programme für die populärsten Kampfsportarten vor.

144 Seiten, 240 Bilder, 170 x 240 mm
ISBN: 978-3-613-50890-3
€ 19,95 / € (A) 20,60

Stand Oktober 2023
Änderungen in Preis und Lieferfähigkeit vorbehalten.

Überall, wo es Bücher gibt, oder unter
WWW.MOTORBUCH-VERSAND.DE
Service-Hotline: 0711 / 78 99 21 51

pietsch